Phlebologie für die Praxis

H. Altenkämper, W. Felix, A. Gericke,
H.-E. Gerlach, M. Hartmann

Phlebologie für die Praxis

2., vollständig überarbeitete Auflage

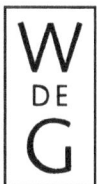

W
DE
G

Walter de Gruyter
Berlin · New York 2001

Das Buch enthält 97 Abbildungen und 22 Tabellen

Die Deutsche Bibliothek – CIP-Einheitsaufnahme

Phlebologie für die Praxis / H. Altenkämper .... – 2., vollst.
überarb. Aufl.. – Berlin ; New York : de Gruyter, 2001
ISBN 3-11-016875-8

Geleitwort

Die Phlebologie wurde in der Praxis des niedergelassenen Arztes geboren; hier ist sie aufgewachsen und angesiedelt. An dieser Entwicklung hat auch die Einführung von aufwendigen Methoden für die Diagnostik und Therapie nichts geändert. Dafür sind eine ganze Reihe von Gründen anzuführen; Venenkrankheiten betreffen einen großen Anteil unserer Bevölkerung und erfordern bei ihrem vorwiegend chronischen Charakter eine kontinuierliche Betreuung des Patienten; die meisten Aspekte der medizinischen Versorgung sind ambulant in optimaler Weise zu lösen; und letztendlich nimmt der Verlauf von chronischen Venenkrankheiten nur ausnahmsweise einen lebensbedrohlichen Zug an.

In Deutschland wurde die angewandte Phlebologie durch den Wiesbadener Arzt Heinrich Fischer um die Jahrhundertwende begründet und von unzähligen Kollegen in ihrer Praxis bis in unsere Zeit hinein fortgesetzt. Diese Kontinuität ist aber nur scheinbar vorhanden; abgesehen von Informationen auf Kongressen und über Zeitschriften blieb jeder Phlebologe ein Autodidakt. Erst in diesem Jahrzehnt ließen sich die Möglichkeiten für eine Ausbildung in der Phlebologie auf breiter Basis schaffen. Eine entscheidende Voraussetzung dafür war die solide Verankerung der Kenntnisse über Venenkrankheiten auf einer wissenschaftlichen, reproduzierbaren Basis. Hier hat die routinemäßige Einführung der Phlebographie einen entscheidenden Beitrag geleistet. Heute sind die Erkenntnisse aus den systematischen Röntgenuntersuchungen vielfach auf nichtinvasive Verfahren zu übertragen, insbesondere auf die verschiedenen Ultraschallmethoden. Damit konnte eine sehr differenzierte Diagnostik den Eingang in die Praxis des niedergelassenen Arztes finden. Mit den technischen Bedingungen steigen aber auch die Ansprüche bezüglich der Ausbildung und der Weiterbildung des Phlebologen an. Das vorliegende Buch will hier eine echte Lücke schließen.

Die Autoren der „Phlebologie für die Praxis" gelten als hervorragende Sachkenner der Thematik. Jeder von ihnen verfügt über eine jahrzehntelange Erfahrung in der angewandten Phlebologie, das ist aus jedem Kapitel, aus jedem Satz herauszulesen. Und darauf kommt es dem Leser ja auch an. Er findet eine umfassende Darstellung der Venenkrankheiten und ihrer Komplikationen. Die strenge Gliederung des Buches mit eindrücklichen Abbildungen und zahlreichen Tabellen sowie die Konzentration des Textes auf die wichtigen Belange vermitteln schnell die Übersicht. Der Rückgriff auf die aktuelle wissenschaftliche Literatur steigert den Informationswert, ohne die angenehme Lesbarkeit des Buches zu beeinträchtigen.

Die Phlebologie versteht sich als ein interdisziplinärer Wissenszweig der Medizin. Das kommt auch in der Zusammensetzung des Autorengremiums zum Ausdruck; dem Arzt für Allgemeinmedizin, dem Internisten, dem Dermatologen und dem Pharmakologen ist eine harmonische Darstellung gelungen, die das Buch wie aus einem Guß erscheinen läßt. Alle Kollegen, die sich schon in der Phlebologie auskennen, werden es deshalb mit Gewinn zur Hand nehmen; für den Lernenden ergibt sich jedoch eine Reproduktion des gegenwärtigen Wissens, die bei ihrem ausgewogenen Bezug auf die praktischen Aspekte durchaus als Basis der täglichen Arbeit gelten darf. In diesem Sinne wünsche ich der „Phlebologie für die Praxis" eine weite Verbreitung unter Kollegen und Studenten. Das Buch soll aber nicht nur die Qualität unserer ärztlichen Tätigkeit auf einem gleichen Niveau ansiedeln, es möge auch für das Verständnis einer modernen Phlebologie werben.

Wolfgang Hach

Vorwort

Nach Ablauf von zehn Jahren liegt die „Phlebologie für die Praxis" nun in der zweiten, vollständig überarbeiteten Auflage vor.

Neue Erkenntnisse in der Diagnostik und Therapie peripherer Venenerkrankungen haben eine aktualisierte Bestandsaufnahme geboten erscheinen lassen. So hat sich in der Diagnostik der Varikose und der thromboembolischen Erkrankungen eindeutig ein Trend zugunsten der technisch immer weiter verbesserten Ultraschalldiagnostik in Form der farbkodierten Duplexsonographie herausgebildet und hat invasive Techniken, insbesondere die Phlebographie, in ihrem Stellenwert verändert. Die Phlebographie als bisheriger Goldstandard in der Diagnostik ist zunehmend speziellen Fragestellungen vorbehalten.

Aber auch im Bereich der Therapie haben sich grundlegende Änderungen ergeben. Es sei hier nur die zunehmende Bedeutung der niedermolekularen Heparine erwähnt, nicht nur im Bereich der Thromboseprophylaxe, sondern auch zunehmend im Behandlungskonzept der Phlebothrombose in Zusammenhang mit einer sich immer breiter durchsetzenden Hinwendung zu einer ambulanten Therapie thromboembolischer Erkrankungen.

Auch die operative Therapie der Varikosis hat insbesondere durch die Verbreitung endoskopischer Techniken neue Akzente bekommen, während in jüngster Zeit publizierte Verfahren, welche noch nicht allgemein empfohlen werden können, hier nicht abgehandelt werden.

In diesem Zusammenhang sei auf die zwischenzeitlich von der Deutschen Gesellschaft für Phlebologie erarbeiteten Leitlinien hingewiesen, welche den aktuellen wissenschaftlichen Stand abbilden und in der Beurteilung der hier dargestellten Diagnose- und Therapieverfahren Einfluß gefunden haben.

Bedanken möchten wir uns bei allen Kolleginnen und Kollegen, die durch ihre Anmerkungen und Kritik an dem Buch zu seiner Weiterentwicklung beigetragen haben.

Unser herzlicher Dank gilt nicht zuletzt dem Verlag Walter de Gruyter und hier insbesondere Herrn Dr. Josef Kleine, der die Realisierung dieses Werkes mit großem Engagement verfolgt hat.

Die Autoren

Vorwort zur 1. Auflage

Die Bedeutung phlebologischer Erkrankungen wurde in der Vergangenheit vielfach unterschätzt; sie kommen in der Ausbildung der Medizinstudenten und des Allgemeinmediziners einfach zu kurz. Dabei erhellt ein Blick in die Statistik die epidemiologische und sozialmedizinische Bedeutung von Venenerkrankungen.

Das Krankheitsspektrum ist weitgefächert. Es reicht von symptomlosen Varizenträgern bis zur fulminanten Lungenembolie, deren häufigste Ursache die Thrombose der unteren Extremitäten ist. Diese phlebologische Akuterkrankung wird ausführlich dargestellt. Neue Entwicklungen auf dem Gebiet der Thromboseprohylaxe werden aufgezeigt.

Auf Klinik und Diagnose relevanter hämostaseologischer Krankheitsbilder ist nicht eingegangen worden.

Die Beiträge dieses Buches verstehen sich als aktuelle Bestandsaufnahme zum Gesamtgebiet der Phlebologie. Sie konzentrieren sich insbesondere auf jene Fragestellungen, mit denen der niedergelassene Allgemeinmediziner, Chirurg, Dermatologe, Internist konfrontiert wird – ein Buch für die Praxis. Theoretische Erläuterungen (Anatomie, Physiologie, Pathophysiologie) sind insoweit berücksichtigt, als sie für das Verständnis der Erkrankung und Behandlung unbedingt erforderlich sind.

Eine moderne Phlebologie ist ohne technische diagnostische Hilfsmittel heute nicht mehr vorstellbar. Wesentliche Aussagen erhält man bereits mit der kostengünstigen Doppler-Sonographie. Aufwendigere nichtinvasive Untersuchungsverfahren sind besonders hinsichtlich ihrer methodischen Grenzen und Fehlerquellen dargestellt. Grundsätzliche Informationen zur Phlebographie sollen die Kooperation mit dem Radiologen erleichtern.

Nicht nur die Diagnostik, sondern auch in der Therapie sind wesentliche Fortschritte zu verzeichnen, die die Beiträge widerspiegeln. Ausdrücklich wird die Kompressionsbehandlung, sozusagen als „Basistherapeutikum" nicht nur bei der Varikosis, sondern auch beim Ulcus cruris, betont. Auch stellt die langzeitkompressionstherapie (Verbände, medizinische Kompressionsstrümpfe) hinsichtlich ihrer physikalischen Wirkung sowohl eine prophylaktische als auch eine metaphylaktische Maßnahme dar.

Der Schwerpunkt der chirurgischen Therapie liegt eindeutig auf jenen operativen Methoden, die in der Praxis ausgeführt werden können. Dabei stehen moderne Operationstechniken im Mittelpunkt.

Nicht bei jedem phlebologischen Befund soll oder kann operiert werden. Die Sklerosierungs- und die medikamentöse Behandlung venöser Beinleiden ist daher Gegenstand eigener Beiträge. Die Autoren bekennen sich zu klaren Indikationen und zeigen Grenzen und Kontraindikationen der Behandlungsverfahren auf.

Die zur Sklerosierungsbehandlung in Konkurrenz stehenden, neuen Verfahren (Laserbehandlung, Kauterisation durch Ultraschall) besitzen derzeit keine allgemeine Praxisreife; Langzeitergebnisse liegen noch nicht vor, weshalb sie hier nicht berücksichtigt wurden.

Besonderen Dank schulden die Autoren Herrn Dr. sc. med. Radke vom Verlag Walter de Gruyter & Co., der ihnen bei der Abfassung des Werkes und insbesondere der Koordinierung der einzelnen Beiträge hilfreich zur Seite stand.

Die Autoren

Autorenverzeichnis

Dr. med. H. Altenkämper
Am Nocken 4
58840 Plettenberg

Prof. Dr. W. Felix
Walter-Straub-Institut
für Pharmakologie und Toxikologie
der Ludwig-Maximilians-Universität
Nußbaumstraße 26
80336 München

Dr. med. A. Gericke
Ludwigstraße 4–6
83278 Traunstein

Dr. med. H.-E. Gerlach
T6, 25
68161 Mannheim

Dr. med. M. Hartmann
Zäringer Straße 14
79108 Freiburg

Inhalt

1.   Epidemiologie und sozialmedizinische Bedeutung
     von Venenerkrankungen
     H. Altenkämper 1
1.1 Häufigkeit peripherer Venenerkrankungen 1

2.   Anatomie des Venensystems der unteren Extremität
     M. Hartmann 7
2.1 Venen des Fußes 7
2.2 Oberflächliche Venen 8
2.2.1 V. saphena magna 9
2.2.2 V. saphena parva 14
2.2.3 Vv. perforantes. 16
2.3 Tiefe Leitvenen 17
2.3.1 Unterschenkelvenen. 17
2.3.2 V. poplitea 18
2.3.3 Oberschenkelvenen 19
2.3.4 Beckenvenen 20
2.4 Lymphbahnen 21

3.   Physiologie, Pathophysiologie
     A. Gericke 23
3.1 Venöser Rückstrom in der unteren Extremität 24
3.2 Pathophysiologie der chronischen Veneninsuffizienz 26
3.2.1 Primäre und sekundäre Varikosis 26
3.2.2 Entstehungstheorien 26
3.2.3 Funktionelle Störungen 27

4.   Klinische Diagnostik peripherer Venenerkrankungen
     H. Altenkämper 31
4.1 Anamnese 31
4.2 Status praesens. 32
4.3 Funktionstests 34
4.4 Vv. perforantes Insuffizienz 34
4.5 Differentialdiagnose. 35

5.   Apparative Diagnostik peripherer Venenerkrankungen
          H. Gerlach 37
5.1   Ultraschall-Doppler-Sonographie (USD) bei primärer Varikosis 37
5.1.1   Prinzip 39
5.1.2   Untersuchungstechnik 40
5.1.3   Perforantes-Diagnostik 44
5.1.3.1   Primäre Stammvarikosis der Saphena magna
          mit Crossen-Insuffizienz 45
5.1.3.2   Kombinierte Stamm-Seitenast-Varikosis .46
5.1.3.3   Seitenast-Varikosis mit Crossen-Insuffizienz 47
5.1.3.4   Inkomplette Stammvarikosis vom Seitenasttyp 47
5.1.3.5   Inkomplette Stammvarikosis bei proximaler Leitveneninsuffizienz . . .47
5.1.3.6   Isolierte inkomplette Stammvarikosis 49
5.1.3.7   Isolierte Insuffizienz der V. saphena parva 50
5.1.3.8   Insuffizienz der V. saphena parva und tiefer Leitvenen 50
5.1.3.9   Inkomplette Stammvarikosis bei Giacomini-Anastomose 52
5.1.3.10 Laterale Profunda perforans-Insuffizienz 52
5.1.3.11 Leitveneninsuffizienz – postthrombotisches Syndrom (PTS) 54
5.2   Ultraschall-Doppler-Sonographie bei Thrombose 55
5.3   Duplex-Sonographie 58
5.3.1   Vor- und Nachteile, Stellenwert 60
5.3.2   Untersuchungsablauf 63
5.3.2.1   Saphena magna 64
5.3.2.2   Saphena parva 64
5.3.2.3   Perforanten 67
5.3.2.4   Thrombophlebitis superficialis 67
5.3.3   Thrombosediagnostik 68
5.4   Photoplethysmographische Verfahren 71
5.4.1   Untersuchungsablauf 73
5.4.2   Vor- und Nachteile 76
5.4.3   Thrombosediagnostik 77
5.4.4   Post-Thrombosediagnostik 77
5.5   Venenverschluß-Plethysmographie 77
5.5.1   Methodik 78
5.5.2   Stellenwert 81
5.5.3   Meßmethodik – Pumpfunktion 82
5.6   Periphere Venendruckmessung – Phlebodynamometrie 82
5.6.1   Untersuchungsablauf 85
5.6.2   Meßergebnisse 86
5.6.3   Stellenwert von apparativen Funktionstests 87

5.7   Phlebographie 88
5.7.1   Aszendierende Preßphlebographie nach Hach 89
5.7.2   Eigene modifizierte Technik 90
5.7.3   Untersuchungsablauf 94
5.7.4   Indikation bei primärer Varikosis 95
5.7.5   Indikationen bei Thrombose 96
5.8   Allgemeine Hinweise zur Thrombosediagnostik 97

6.   Akute Venenerkrankungen: Thrombophlebitis und
        Phlebothrombose
        A. Gericke 99
6.1   Thrombophlebitis 99
6.2   Phlebothrombose 102
6.2.1   Klinische Diagnostik 102
6.2.2   Therapie 105
6.2.2.1 Heparin 106
6.2.2.2 Orale Antikoagulantien 107
6.2.2.3 Nebenwirkungen 108
6.2.2.4 Die ambulante Thrombosebehandlung 109
6.3   Phlegmasia caerulea dolens 112
6.4   Thrombosephrophylaxe 112

7.   Ulcus cruris
        A. Gericke 115
7.1   Ulcus cruris varicosum et postthromboticum 115
7.1.1   Klinik und Diagnostik 115
7.1.2   Therapie 117
7.1.3   Therapiefraktäres Ulcus 120
7.2   Ulcus cruris arteriosum 121
7.2.1   Klinik und Diagnostik 122
7.2.2   Therapie 122
7.3   Begleitkrankheiten 123

8.   Ambulante Lokaltherapie des Ulcus cruris
        M. Hartmann 127
8.1   Prinzipien 127
8.2   Reinigung, Entquellung 128
8.3   Granulationsförderung, Epithelisation 129
8.4   Ekzem und Behandlung 131
8.5   Hautpflege 132

9.   Kompressionsbehandlung
        H. Altenkämper 133
9.1   Wirkung, Indikation, Voruntersuchung 133
9.2   Technik 136
9.3   Praktisches Vorgehen, Compliance 139
9.4   Intermittierende Kompression 144
9.5   Langzeittherapie mit medizinischen Kompressionsstrümpfen 147
9.6   Medizinische Thrombosephrophylaxestrümpfe (MTS) 155
9.7   Schwangerschaftsvarikosis 156

10.   Sklerosierungstherapie
        A. Gericke 159
10.1   Voruntersuchung und Behandlungsplan 160
10.2   Indikation 161
10.3   Verödungsmittel 162
10.4   Pathohistologie 163
10.5   Kompressionsbehandlung 164
10.6   Kontraindikation 164
10.7   Technik 165
10.7.1 Verödungsbehandlung nach Sigg 166
10.7.2 Stammvarikosis der V. saphena magna et parva 170
10.7.3 Insuffizienz der Vv. perforantes 171
10.7.4 Schwangerschafts- und Vulva-Varizen 171
10.7.5 Crossen 172
10.7.6 Varizenruptur 174
10.7.7 Chronische Veneninsuffizienz (CVI) 174
10.7.8 Varicophlebitis 175
10.7.9 Besenreiservarizen 175
10.8   Komplikationen 178
10.8.1 Periphlebitis, Nervenläsion 178
10.8.2 Pigmentierung 179
10.8.3 Nekrose 180
10.8.4 Intraarterielle Injektion 180
10.8.5 Allergische Reaktionen, anaphylaktischer Schock 181
10.8.6 Embolie 181
10.9   Verlaufs- und Nachkontrolle 182

11.   Chirurgische Behandlung
        M. Hartmann 185
11.1   Prinzipien der operativen Varizenbehandlung 185
11.2   Technische Voraussetzungen 186
11.3   Indikation zur Varizenoperation 187
11.3.1 V. saphena magna 188
11.3.2 V. saphena parva 190
11.3.3 Vv. perforantes 191
11.4   Operationstechnik bei Stammvarikosis der V. saphena magna 192
11.4.1 Crossektomie 193
11.4.2 Crossektomie und Stripping 195
11.4.3 Crossektomie, Stripping und Exhairese von Seitenästen 197
11.4.4 Crossektomie mit Exhairse von Seitenästen ohne Stripping 197
11.4.5 Seltener durchgeführte operative Verfahren 198
11.5   Operationstechnik bei Stammvarikosis der V. saphena parva 199
11.5.1 Crossektomie 200
11.5.2 Crossektomie und Stripping 202
11.5.3 Crossektomie und Stripping mit Exhairese von Seitenästen 203
11.5.4 Kniekehlenperforansvene 203
11.6   Operation der Vv. perforantes 204
11.6.1 Selektive Unterbindung der Vv. perforantes 206
11.6.2 Endoskopische Verfahren 208
11.6.3 Paratibiale Fasziotomie nach Hach 210
11.6.4 Operative Behandlung von therapieresistenten, großflächigen,
        Ulcerationen am distalen Unterschenkel 211
11.7   Spezielle technische Verfahren 212
11.7.1 Operation in Blutsperre 212
11.7.2 Operation am elevierten Bein 212
11.7.3 Kosmetische Schnittführung, Mikrochirurgie 213
11.8   Anästhesieverfahren bei Varizenoperationen 215
11.9   Rezidive 215
11.10   Operation bei postthrombotischem Syndrom (PTS) 218
11.11   Ambulante Varizenchirurgie 219

12.   Pharmakotherapie: Diuretika, venenkontrahierende
        Pharmaka, Ödemprotektiva
        W. Felix 221
12.1   Latentes und manifestes Ödem 222
12.2   Diuretika 224
12.2.1 Pharmakologische Grundlagen 224

12.2.2   Indikationen 227
12.2.3   Kontraindikationen und unerwünschte Wirkungen 228
12.2.4   Anwendung in der Praxis 228
12.3   Venenkontrahierende Pharmaka 229
12.3.1   Physiologische, pathophysiologische und pharmakologische
          Grundlagen 230
12.3.2   Anwendung in der Praxis 234
12.4   Ödemprotektiva 215
12.4.1   Pharmakologische Grundlagen 237
12.4.2   Substanzen: Saponine, Flavonoide 237
12.4.3   Unspezifische Membranstabilisierung 239
12.4.4   Weitere Wirkungen 242
12.4.5   Aufnahme – Verteilung – Ausscheidung 243
12.4.6   Dosis-/Wirkungs-Beziehungen 247
12.5   Wirkungsnachweis 249
12.5.1   Diuretika und venenkontrahierende Pharmaka 249
12.5.2   Ödemprotektiva 249
12.6   Anwendung in der Praxis – Wahl des Präparates 250
12.7   Externa 252

1. Epidemiologie und sozialmedizinische Bedeutung von Venenerkrankungen

H. Altenkämper

Die Häufigkeit von Erkrankungen des venösen Systems steht im Gegensatz zur Aus- und Weiterbildung der Mediziner auf diesem Sektor. Immer noch wird vielfach ein erkanntes Krampfaderleiden als schicksalhaft betrachtet und allzu häufig vordergründig als vorwiegend kosmetische Einschränkung verstanden. Die pathophysiologischen Vorgänge in der Entstehung der chronischen venösen Insuffizienz sind zu wenig bekannt und daraus folgt eine häufig viel zu späte therapeutische Intervention bei Krampfaderpatienten, leider nicht selten erst dann, wenn es zum Auftreten eines venösen Unterschenkelgeschwürs gekommen ist.

Durch frühzeitige Diagnose und Therapie könnte einer großen Zahl von Patienten mit Varizen das Auftreten von Komplikationen der chronischen venösen Insuffizienz erspart bleiben.

Die Phlebologie in der Praxis hat zwei wesentlich Zielsetzungen:

- Erkennung von Patienten mit venösen Durchblutungsstörungen und Veranlassung präventiv-medizinischer Maßnahmen
- Behandlung der chronischen venösen Insuffizienz

Hierbei spielt der niedergelassene Arzt, in der Regel der Hausarzt, als erstes Glied in der Kette eine wichtige Rolle in der Vorsorge und Diagnostik. Die Kenntnis über die Bedeutung venöser Erkrankungen und die Fähigkeit, eine entsprechende Basisdiagnostik durchführen zu können, sind für den Patienten von großer Wichtigkeit. Der Hausarzt kann bei entsprechender Kenntnis mit geringem diagnostischen Aufwand häufig bereits entscheiden, ob er die Therapie der Venenerkrankung selbst durchführen kann oder die Überweisung zum Spezialisten angezeigt ist.

1.1 Häufigkeit peripherer Venenerkrankungen

Die Häufigkeit peripherer Venenerkrankungen wird z.T. heute noch anhand der sogenannten Health-Survey-Studien der 30er Jahre beurteilt. Damals ergab die Befragung mehrerer tausend Amerikaner, Kanadier, Engländer und Dänen, daß periphere Venenerkrankungen sehr häufig vorkommen. Sie belegten von 30 chronischen Erkrankungen wie Diabetes, Rheumatismus, usw. den dritten Rang. Als Invaliditätsursache hingegen setzte man sie auf den zweitletzten und als Todesursache auf den letzten Platz. So wurden Varizen, chronische venöse Insuffizienz und Phlebitis lange Zeit als nebensächlich eingestuft.

Neuere epidemiologische Studien zeigen sehr deutlich die hohe Prävalenz venöser Beinleiden und die damit verbundenen volkswirtschaftlichen Kosten. Wegweisend war zunächst die sogenannte Baseler Studie, in der über 4.500 anscheinend gesunde Berufstätige in bezug auf das Vorliegen einer Venenerkrankung untersucht wurden. Im Ergebnis fand man bei 55 % der Untersuchten eine Varikosis, Besenreiser und Retikulärvarizen dreimal häufiger als Stammvarizen. Ausgeprägt im Sinne einer medizinischen Behandlungsbedürftigkeit war der Befall bei 15 % der Untersuchten. Veränderungen im Sinne einer chronischen venösen Insuffizienz wurden bei 15 % der Untersuchten gefunden, wovon 6 % bereits Hautveränderungen und 1 % ein Ulcus cruris [1] aufwiesen.

Bei der Erhebung wurde eine Bevorzugung des weiblichen Geschlechtes bei der Ausprägung von Varizen gefunden.

Erwähnt werden sollte an dieser Stelle, daß auch bei den vermeintlich nur kosmetisch störenden Besenreiser- und Retikulärvarizen häufig bereits pathologische Veränderungen der venösen Makrozirkulation im Sinne einer tiefen Leitveneninsuffizienz gefunden werden können. Auf diesen Umstand hat insbesondere Marshall nach eingehenden duplexsonographischen Untersuchungen hingewiesen [2].

Ergänzt wurden die epidemiologischen Daten durch die sogenannte Tübinger Studie, die 1981 veröffentlicht wurde [3]. Sie hat gezeigt, daß, bezogen auf die alte Bundesrepublik, bereits 24 Millionen Bundesbürger zwischen dem 20. und 70. Lebensjahr eine Venenwandveränderung aufwiesen. Es wurde deutlich, daß Venenleiden zwar stark altersabhängig, aber keineswegs nur ein Problem der Alten sind. 12 Millionen wiesen Zeichen einer Stammkrampfaderbildung auf und 5,3 Millionen Bürger hatten bereits die klinischen Zeichen einer fortgeschrittenen chronischen venösen Insuffizienz. 50 % der Frauen und 25 % der Männer haben nach eigenen Angaben ein Venenleiden. Mit anderen Worten: Nahezu jeder zweite Patient im Wartezimmer ist ein Venenpatient. Tabelle 1-1 und Abbildung 1-1 illustrieren die genannten Daten.

Bezüglich der schwersten Form der chronischen venösen Insuffizienz, dem floriden Ulcus cruris, ist nach neueren Zahlen von einer Prävalenz von etwa 1 % der Wohnbevölkerung auszugehen und mit einer Prävalenz von 4–5 % bei den über 80Jährigen. Es sind somit im deutschsprachigen Raum 1–1,5 Millionen Menschen an einem

Tab. 1-1: Häufigkeit von Venenerkrankungen und Komplikationen nach Geschlecht

Erkrankungen bzw. Komplikationen (Mehrfachnennungen)	% aller Männer	% aller Frauen
Varikosis	23	49
Venenentzündung	4	17
„dickes" Bein	4	16
„Thrombose"	3	8
Unterschenkelgeschwür	2	3
juckende Unterschenkel	5	7
Lungenembolie	2	2

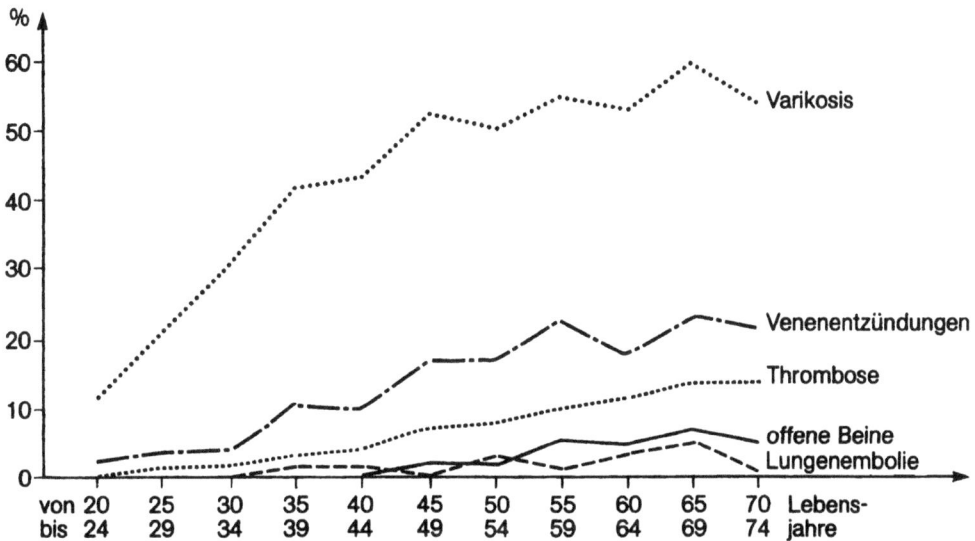

11,5	20,8	30,2	41,7	43,3	51,5	49,7	54,4	52,9	59,9	54,2	Varikosis
2,4	4,0	4,5	10,9	10,5	17,3	17,4	23,1	18,5	23,2	21,9	Venenentzündung
0,2	2,6	2,1	4,3	4,7	7,2	8,6	10,7	11,9	14,1	14,2	Thrombose
0,2	0,2	0,3	0,9	0,4	2,1	2,3	5,9	4,8	7,2	5,2	offene Beine
0,2	0,7	0,3	1,8	1,2	1,8	2,5	1,7	4,4	5,9	1,9	Lungenembolie

Abb. 1-1: Altersabhängigkeit der angegebenen Venenerkrankungen. Anamnese lt. Fragebogen: mindestens einmal durchgemacht. Grundgesamtheit: 4.026 (Männer und Frauen) = 100 %.

venösen Ulcus erkrankt. Für 1991 liegen Daten über 2 Millionen Arbeits-
unfähigkeitstage und 1,2 Millionen Krankenhaustage für Ulcus cruris Patienten vor
[4]. Die gesamten volkswirtschaftlichen Kosten haben sich in den letzten 15 Jahren
um über 40 % erhöht und belaufen sich auf ca. 2,5 Milliarden DM. Aktuelle
Schätzungen gehen allein beim Ulcus cruris von einem Einsparpotential von über
1 Milliarde DM aus, wenn durch eine weitgehend standardisierte Diagnose und
Therapie frühzeitige präventive Maßnahmen eingeleitet würden [5].

Abbildung 1-2 verdeutlicht die Kostenentwicklung für das Ulcus cruris in Deutschland (nach [5]).

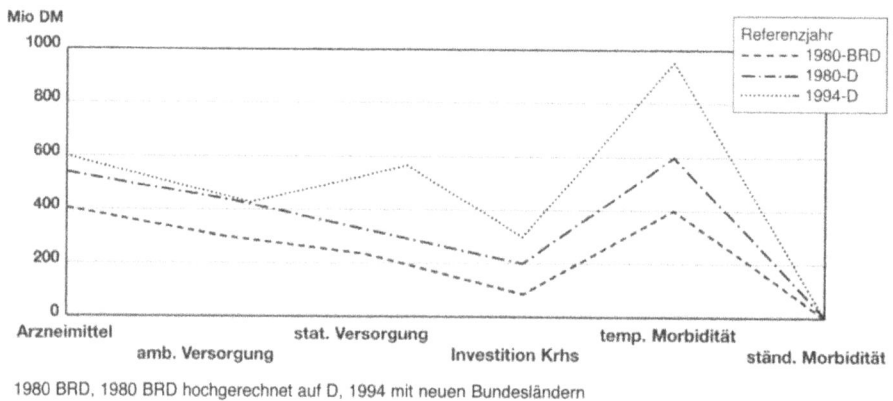

1980 BRD, 1980 BRD hochgerechnet auf D, 1994 mit neuen Bundesländern

Abb. 1-2: Kosten für Ulcus cruris in Deutschland, Beträge in Mio. DM pro Jahr.

Im Sinne der Prävention von Komplikationen der chronischen venösen Insuffizienz
ist die indikationsgerechte und frühzeitig einsetzende Kompressionstherapie in ihrem
Wert nicht hoch genug einzuschätzen. Von der medizinischen Notwendigkeit bei
konsequenter Kompression ausgehend, daß ein Kompressionstrumpf mindestens
zweimal jährlich erneuert werden muß, ergibt sich aufgrund der epidemiologischen
Daten ein Versorgungsbedarf von ca. 43 Millionen Kompressionsstrümpfen jährlich.
Berücksichtigt man ausschließlich die Patienten mit bereits fortgeschrittener CVI
(Stadium II und III), für die eine Kompressionstherapie die unverzichtbare
Basisbehandlung darstellt und läßt die Varizenträger ohne Zeichen der CVI hierbei
unberücksichtigt, ergibt sich immer noch ein Versorgungsbedarf von ca. 19 Millionen
Verordnungen [6].

Literatur

[1]   Widmer, L.K., H.B. Stählin, C. Nissen et al.: Venen-, Arterien-Krankheiten koronare Herzkrankheit bei Berufstätigen, prospektiv-epidemiologische Untersuchung. Basler Studie I–III, Verlag Hans Huber, Bern-Stuttgart-Wien, 1978.

[2]   Marshall, M.: Besenreiser: nicht nur ein kosmetisches Problem. Duplexsonographische Befunde bei Besenreiservarikose. Perfusion 1996 (9) 285–287.

[3]   Fischer, H.: Venenleiden. Eine repräsentative Untersuchung in der Bevölkerung der Bundesrepublik Deutschland (Tübinger Studie). Urban & Schwarzenberg, München 1981.

[4]   Gallenkemper, G., B.J. Bulling, B. Kahle et al.: Leitlinien zur Diagnostik und Therapie des Ulcus cruris venosum. Phlebologie 1998 (27) 60–64.

[5]   Pelka, R.B.: Ökonomie und Ethik – Ein Widerspruch bei chronischen Wunden? Phlebologie 1998 (27) 147–151.

[6]   Partsch, H., E. Rabe, R. Stemmer: Kompressionstherapie der Extremitäten. Editions Phlebologiques Francaises, Paris 1999.

2. Anatomie des Venensystems der unteren Extremität

M. Hartmann

Das Venensystem der unteren Extremität wird beherrscht von den tiefen Leitvenen, die 90% des arteriell eingepumpten Blutes dem Herzen wieder zuführen. Das Netz der subkutanen Venen leitet das Blut zu den 2 äußeren Hauptvenen: *V. saphena magna* und *parva*.

Diese wiederum führen das Blut über je ein Mündungsareal, die *Crossen*, den tiefen Leitvenen zu. Die Trennung des oberflächlichen und tiefen Venensystems erfolgt durch eine Körperfaszie. Diese Faszie wird an einer Extremität von ca. 120 *Vv. perforantes* durchbrochen. Dieselben führen das Blut von außen dem tiefen Leitvenensystem zu. Entsprechend sind ihre Venenklappen angeordnet.

Venenklappen gibt es in allen Venensystemen der unteren Extremität sehr zahlreich. In einigen Venenabschnitten des Fußes fehlen sie jedoch aus funktionellen Gründen. Alle Venen der unteren Extremität bilden eine funktionelle Einheit.

2.1 Venen des Fußes

Die Fußsohle ist, außer im Liegen, immer hohen Belastungen ausgesetzt. Im Gegensatz zu den anderen topographischen Abschnitten sind hier die wichtigsten Venenabschnitte im subkutanen Bindegewebe von Fußsohle und Fußrücken eingebaut. Die tiefen Venen sind hier von untergeordneter Bedeutung.

Neben den klappentragenden Verbindungen zwischen Fußsohle und Fußrückenvenen existieren je 6–12 klappenlose Perforansvenen (*Kuster-Perforansvenen*) (Abb. 2-1).

Diese avalvulären Verbindungen ermöglichen auch gegenläufige Strömung. Dadurch können die belastungsbedingt ausgepreßten Intermetatarsalräume unter anderem auch von dorsal nach plantar wieder aufgefüllt werden.

Zahlreiche weitere Vv. perforantes sorgen dank ihres ausgerichteten Klappenapparates für die durch Druck bedingte Blutverschiebung von plantar nach dorsal.

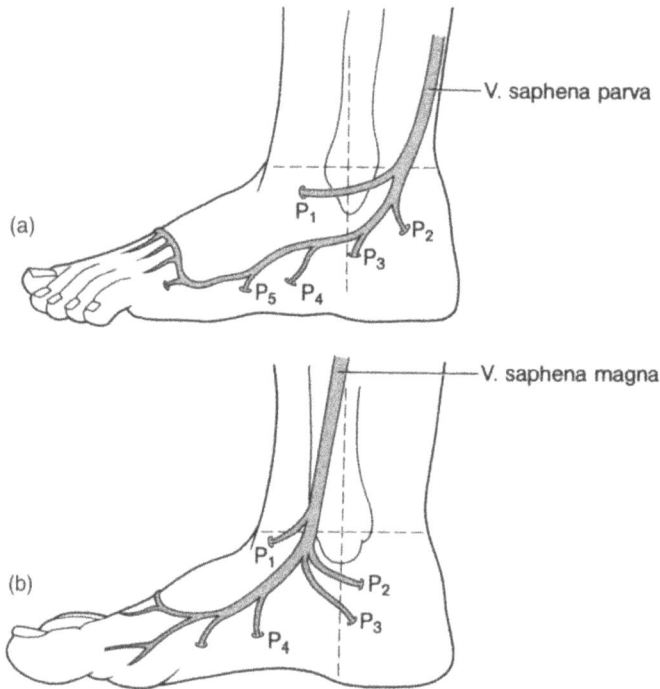

Abb. 2-1: Kuster-Perforansvenen am lateralen (a) und medialen Knöchel (b) sind klappenlos.

2.2 Oberflächliche Venen

Das Blut der *V. marginalis medialis* und der *Marginalis lateralis* wird nach proximal über die *Saphena magna* bzw. über die *Saphena parva* abtransportiert. Die Sahpena magna ist als Sammelvene der V. saphena parva hämodynamisch übergeordnet. So gibt es mehrere, meist nach proximal gerichtete Querverbindungen des Parva-Gebietes zur Magna (Abb. 2-2).

Die erste Querverbindung zieht vom *Rete perimaleolare lateralis* über die Achillessehne zur *V. saphena magna* am Innenknöchel.

Es folgen zwei weitere Verbindungen im mittleren und oberen Wadenbereich, die ungefähr parallel verlaufen. Bei der proximalen Querverbindung handelt es sich um die *V. femoro-poplitea*, die Giacomini-Vene, die Blut aus der Crossen-Region der Saphena parva über eine subkutan verlaufende Querverbindung von dorsal nach medial zur Saphena magna leitet. Die Vene ist variabel angelegt und in ca. 50% vorhanden. Sie mündet entweder epifaszial in die Saphena magna oder subfaszial in die V. femoralis profunda.

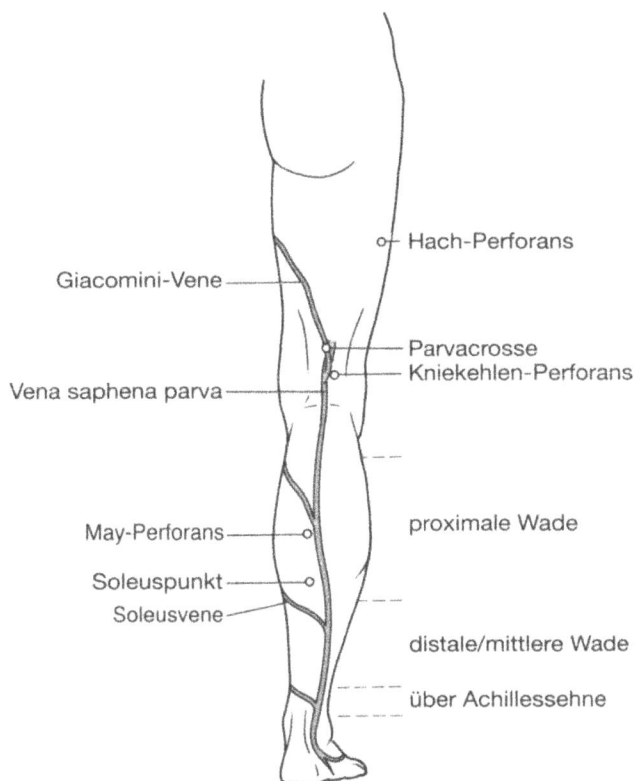

Abb. 2-2: Querverbindungen der V. saphena parva zur V. saphena magna und wichtige Perforansvenen.

Darüber hinaus gibt es noch zahlreiche Mündungsanomalien. Blut wird in dieser Vene immer in proximaler Richtung transportiert.

Die Querverbindung zwischen V. saphena magna und V. saphena parva ist klinisch wichtig, Veränderungen im Sinne einer chronisch venösen Insuffizienz am Außenknöchel können hierdurch auch über eine Insuffizienz im Magna-Gebiet erzeugt werden.

2.2.1 V. saphena magna

Als Fortsetzung der *V. marginalis medialis* zieht die *V. saphena magna* relativ geradlinig zwischen dem medialen Tibiarand und der Wadenmuskulatur nach proximal. Oft mit Variationen der Mündung, meist aber knapp unterhalb des Knies, nimmt die V. saphena magna zwei große Zuflüsse vom Unterschenkel auf: Rami anterior et posterior. Der *R. anterior* geht vom Fußrückengeflecht aus, sammelt Blut vom Bereich der Schienbeinkante, läuft oft parallel zur V. saphena magna und mündet knapp unterhalb des Kniegelenkes in diese Vene.

Der *R. posterior* ist bedeutender. Er sammelt Blut aus der Retromaleolar-Gegend des Innenknöchels. Arkadenartige Verbindungen der Cockett-Perforansvenen und weiter paralleler Verlauf zur V. saphena magna nach proximal, mit Mündung im Bereich der Tuberositas tibiae, führten zum Begriff der „*hinteren Bogenvene*" durch Dodd und Cockett. Diese Venen befinden sich im Bereich der Linton-Linie (Abb. 2-3).

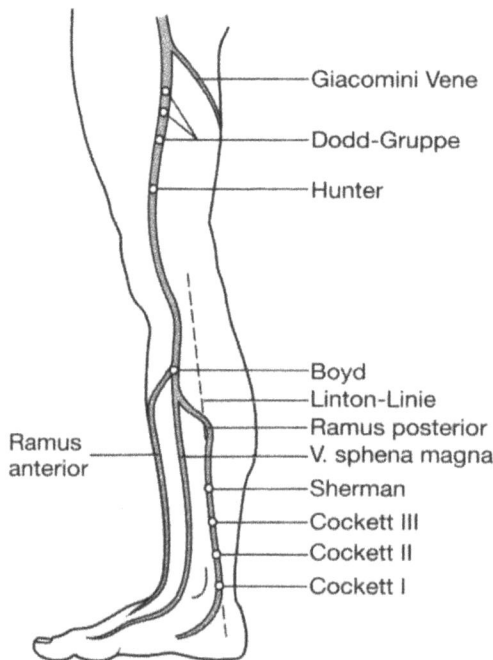

Abb. 2-3:   Wichtige Perforansvenen und ihre ungefähre Lokalisation.

Zwei bis drei mediale Zuflüsse können, wie schon erwähnt, Blut aus dem Parva-Gebiet der V. saphena magna zuführen. Sind diese Zuflüsse kaliberstark, kann die Saphena parva selbst im proximalen Anteil sehr zartkalibrig sein.

Nach Eintritt der V. saphena magna in die vordere, distale Femoralregion findet man sie auf der Fascia lata, bedeckt von der subkutanen Fettschicht. In knapp 30% der Fälle ist sie teilweise, seltener auf der Gesamtlänge des Oberschenkels, doppelläufig.

Im Leistenbereich mündet die V. saphena magna in das tiefe Leitvenensystem, die *V. femoralis superficialis*, ein. Der Durchtritt durch das *Foramen ovale* ist auf einer

Strecke von 3–4 cm bogig. In diesem Teil ist die sog. Mündungsklappe, die einen retrograden Bluteinstrom in die V. saphena magna verhindert.

Der bogig verlaufende oberste Teil der Saphena magna mit dem „Venenstern" wird unter Bezug auf den bogigen Teil des Bischofsstabes *Crosse* genannt.

Im Bereich des Venensterns gibt es eine Vielzahl von Varianten, die aber bei der Operation mit genügend großem Schnitt in der Leiste immer gut zu präparieren sind.

Die Zahl der Einmündungen schwankt zwischen zwei und zwölf Venen; fünf Venen haben einen eigenen Namen, während weitere Venen oft doppelt angelegte Gefäße des Venensterns sind.

Der *Venenstern* bildet eine proximale und distale Gruppe:

proximal:
- V. pudenda externa
- V. epigastrica superficialis
- V. circumflexa ilium

distal:
- V. saphena accessoria lateralis
- V. saphena accessioria medialis

Die proximalen Venen sammeln Blut aus der Umgebung, die in der Bezeichnung der Venen zum Ausdruck kommen.

Die distale-laterale Gruppe wird bei Varizenträgern oft durch einen ausgeprägten Seitenast deutlich, der quer über den Oberschenkel nach lateral zieht. Die *Saphena accessoria lateralis* leitet das Blut aus der lateralen Knieregion in die Saphena magna.

Die distale-mediale Gruppe sammelt das Blut aus der medialen Oberschenkelregion. In manchen Fällen hat die Accessoria medialis Anastomosen zur V. femoro-poplitea, die „*Giacomini-Vene*" heißt.

Gelegentlich münden einzelne Venen des proximalen Venensterns auch direkt in die V. femoralis superficialis. In ca. 50 % mündet dort von medial die V. pudenda externa profunda, die oft auf 5–7 mm Durchmesser erweitert ist (Abb. 2-4, 2-5).

Wie bei allen anderen Venen des Venensterns kann die unterbliebene Ligatur bei der Crossektomie Ursache für eine Rezidiv sein.

Bei fast allen Fällen quert eine kleine *A. pudenda* die *Fossa ovalis*. Sie teilt sich häufig, über- oder unterkreuzt die V. saphena magna und legt sich im *Hiatus saphenus* ganz dicht an den Mündungsbereich der Crossen.

Die A. pudenda ist die häufigste Ursache für Nachblutungen im Crossen-Bereich nach Operationen.

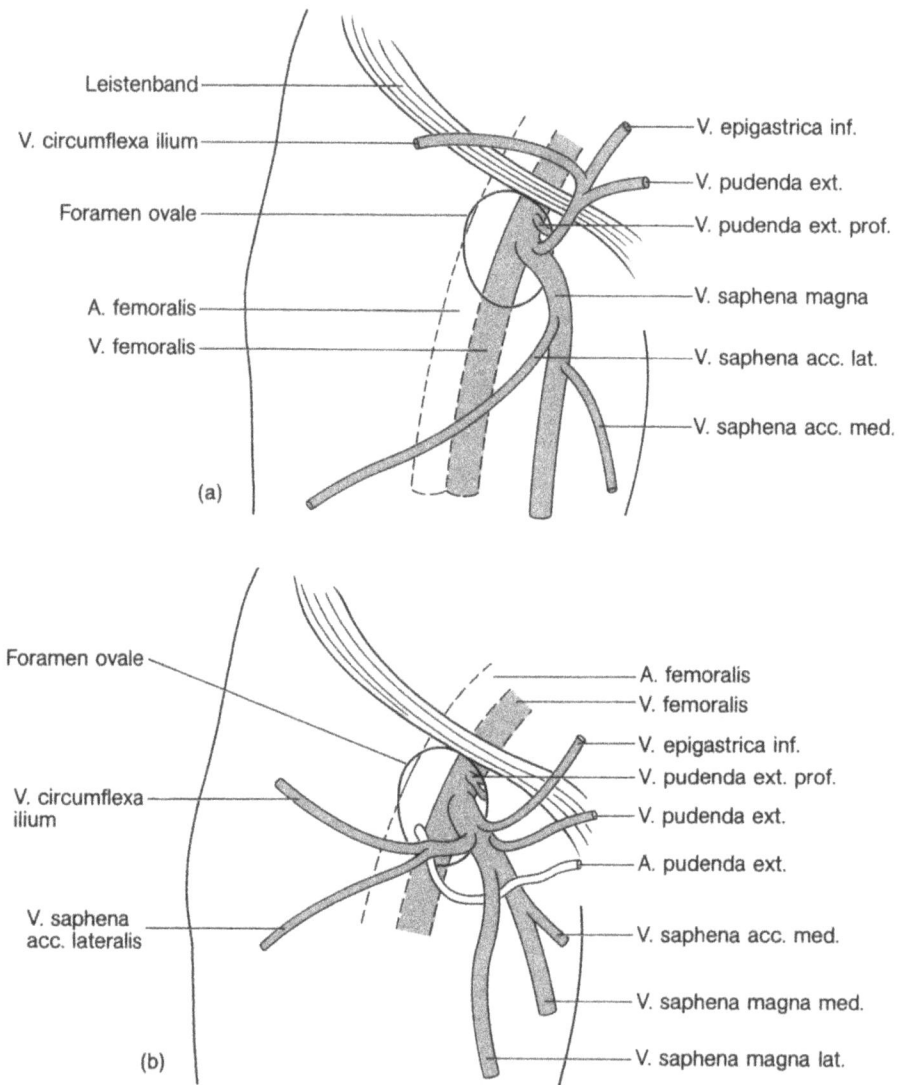

Leistenband
V. circumflexa ilium
Foramen ovale
A. femoralis
V. femoralis
(a)

V. epigastrica inf.
V. pudenda ext.
V. pudenda ext. prof.
V. saphena magna
V. saphena acc. lat.
V. saphena acc. med.

Foramen ovale
V. circumflexa ilium
V. saphena acc. lateralis
(b)

A. femoralis
V. femoralis
V. epigastrica inf.
V. pudenda ext. prof.
V. pudenda ext.
A. pudenda ext.
V. saphena acc. med.
V. saphena magna med.
V. saphena magna lat.

Abb. 2-4: Die anatomische Vielfalt im Bereich der Crosse der V. saphena magna läßt sich nur schwer veranschaulichen. Exemplarisch werden zwei Möglichkeiten dargestellt:

a: Crosse der *V. saphena magna* mit proximaler Einmündung von *V. circumflexa ileum*, *V. epigastrica inferior* und *V. pudenda externa* und getrennten Einmündungen von *V. saphena accessoria lateralis* und *medialis* sowie getrennte Einmündung direkt in die *V. femoralis* der *V. pudenda externa profunda*.

b: Gedoppelte *V. saphena magna*, jeweils getrennte Einmündung von *V. circumflexa ileum*, *V. epigastrica inferior* und *V. pudenda externa* im Crossen-Bereich sowie getrennte Einmündung der *V. pudenda externa profunda*, die sich dazu noch teilt. Die *A. pudenda externa* verläuft zwischen den Ästen der *V. saphena magna*.

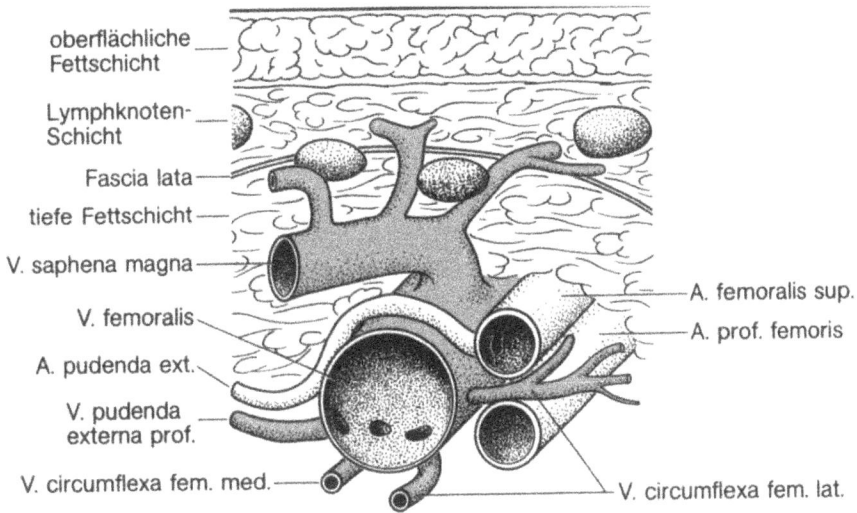

Abb. 2-5: *V. pudenda externa profunda* im Mündungsbereich der Crosse (nach Eigenuntersuchung in über 50% vorhanden).

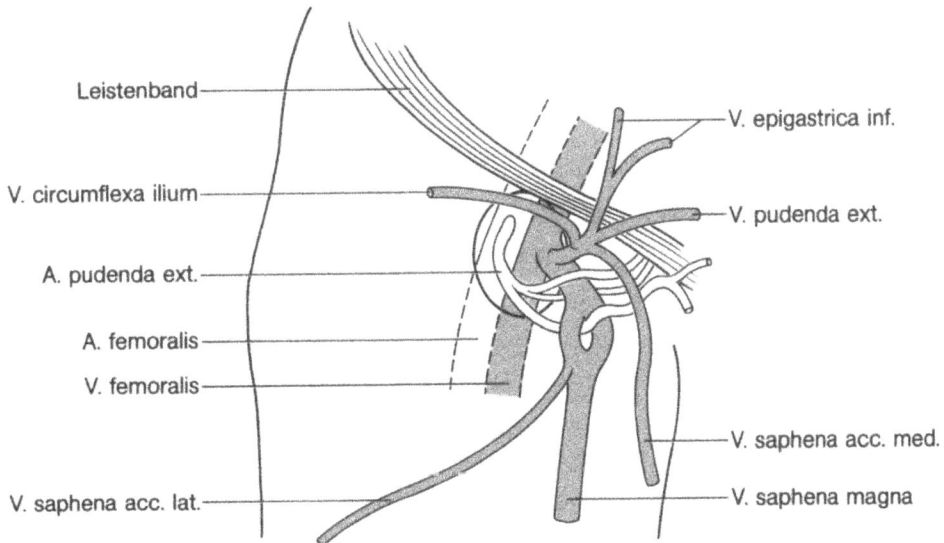

Abb. 2-6: Möglicher Verlauf der *A. pudenda externa* im Crossen-Bereich („Korbhenkel").

Nicht selten teilt sich die V. saphena magna und läßt in ihrer Mitte einen Teil der manchmal auch dreiteiligen *A. pudenda externa* passieren (Abb. 2-6) („Korbhenkel").

Die Nerven spielen im Crossen-Bereich bei der Vorbereitung zur Operation keine Rolle. Sie liegen weit lateral der Saphena magna-Mündung.

Ab und zu findet man eine rechtwinklige Abknickung der Crosse um den scharf-
kantigen Hiatus saphenus. Dies könnte die Ursache dafür sein, daß beim Valsalva-
Preßversuch trotz Stammvarikosis Grad III ein Reflux mit der Ultraschallsonde über
der distalen Saphena magna nicht registrierbar ist. Dabei könnte der Hiatus saphenus wie eine „Ersatzklappe" fungieren.

Grundsätzlich kann man von einem Leistenschnitt die Vielzahl der Variationen des
Venensterns gut überblicken. Die Überkreuzung der A. femoralis superficialis oder
eines Astes, wie des *Truncus profundo-circumflexus medialis*, ist äußerst selten (0,3 %
nach eigenem Krankengut).

2.2.2 V. saphena parva

Die Fortsetzung der *V. marginalis lateralis* ist die *V. saphena parva*. Vom Maleolus lateralis
kommend, verläuft sie zunächst am lateralen Rand der Achillessehne bis zur Wadenmitte
und dann weiter in der Mittellinie zwischen den beiden Gastrocnemiusköpfen.

Die *V. saphena parva* verläuft distal epifaszial, durchbohrt dann die Fascia cruris
oder verläuft eine Strecke lang intrafaszial und kommt im proximalen Anteil subfaszial zu liegen. In 9 % gelangt sie bis zur Fossa poplitea subkutan und durchbricht
dann die Fascia cruris. In der Fossa ovalis mündet die V. saphena parva in nahezu
80 % 3–6 cm oberhalb des Kniegelenkspaltes mit einem C-förmingen Bogen von lateral in die *V. poplitea*. Auch dieser Teil wird Crosse genannt.

Das Mündungsareal der V. saphena parva ist im Gegensatz zur Magna-Mündung
äußerst variabel. In der Literatur werden Mündungen von 2 cm unterhalb bis 14 cm
oberhalb des Kniegelenkspaltes angegeben. Eigene Untersuchungen konnten sogar
Mündungshöhen bis 20 cm oberhalb des Kniegelenkspaltes nachweisen.

Selten finden wir im Bereich des Unterschenkels eine Varikosis, die wie eine Parvava-
rikosis aussieht. Bei der Suche nach dem Insuffizienzpunkt in der Kniekehle fällt jedoch auf, daß diese Vene neben der oft vorhandenen V.saphena parva subfaszial
durch die Fossa poplitea hindurch nach proximal läuft. Ihr Mündungsareal ist oft
nicht sicher auszumachen, sie läuft weder zur V. femoralis profunda noch zur V. femoralis communis, noch als atypische Giacominivene und hat auch keine Verbindung zur V.s.acc.medialis. Es handelt sich dann um die unter anderem von Scho-
binger 1975 publizierte sogenannte *Ischiadicus Varikosis*, wahrscheinlich durch
Insuffizienz der V. glutea inferior.

In Anatomiebüchern findet man selten etwas über die sogenannte *Kniekehlenperforansvene*. Bei Insuffizienz bildet sie eine Krampfader, die besonders in der
Kniekehle sichtbar wird. Die Kniekehlenperforansvene mündet fast immer von lateral

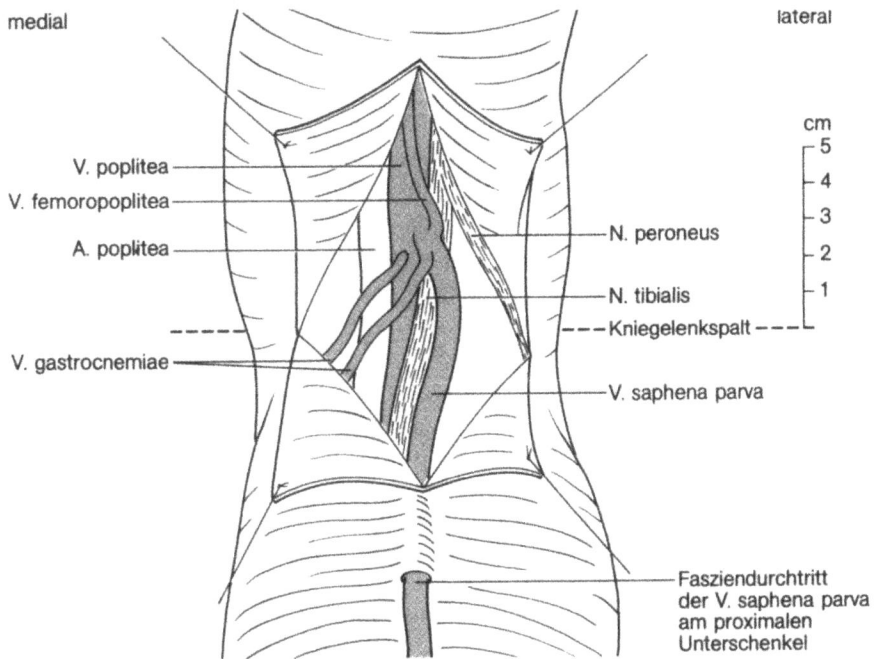

medial   lateral

V. poplitea
V. femoropoplitea
A. poplitea

cm
5
4
3
N. peroneus
2
N. tibialis
1
Kniegelenkspalt

V. gastrocnemiae

V. saphena parva

Fasziendurchtritt
der V. saphena parva
am proximalen
Unterschenkel

Abb. 2-7: Die *V. saphena parva-Crosse* mit Mündung einer Gastrocnemiusvene in die Parva-Crosse.

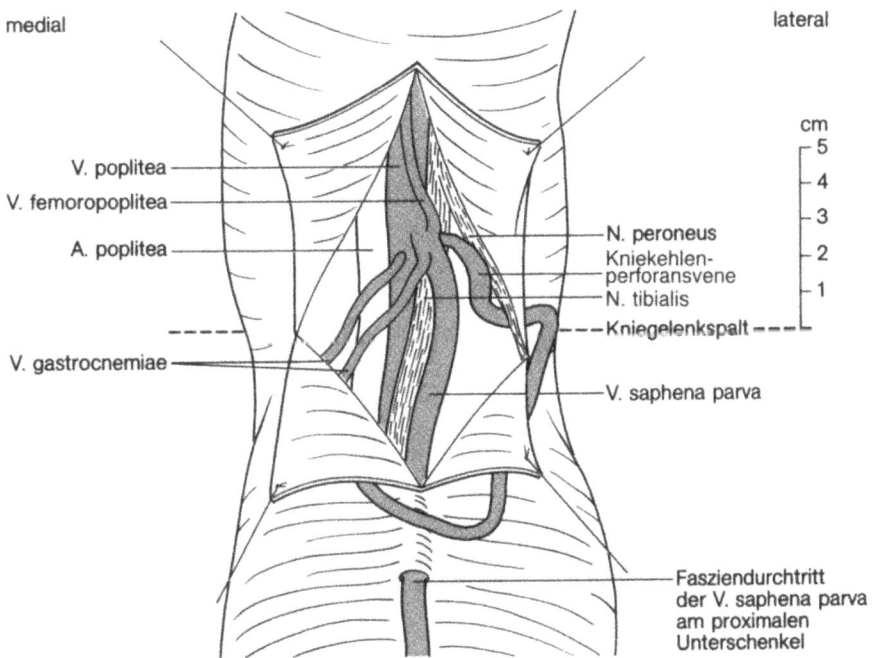

medial   lateral

V. poplitea
V. femoropoplitea
A. poplitea

cm
5
4
3
N. peroneus
Kniekehlen-
perforansvene
2
N. tibialis
1
Kniegelenkspalt

V. gastrocnemiae

V. saphena parva

Fasziendurchtritt
der V. saphena parva
am proximalen
Unterschenkel

Abb. 2-7a: Kniekehlenperforansvene.

direkt in die V. poplitea oder in den ganz proximalen Anteil der V. saphena parva ein, sie liegt dem N.peronaeus ganz nahe und unterfährt manchmal den *N. tibialis*. Nicht immer findet man in dieser Region die V. saphena parva. (Abb. 2-7).

Der Varizenchirurg muß bei der Beurteilung der Fossa poplitea folgende Strukturen auseinander halten:
*   Möglichkeit der Dopplung der V. poplitea.
*   V. saphena parva mit Mündungsanomalien
*   Kniekehlenperforansvene
*   Giacominivene
*   Insuffizienz der V. gastrocnemia
*   Ischiadicus Varize

Besonders sei hier der oft lateral neben der Saphena-Mündung gelegene N. tibialis erwähnt (Abb. 2-7a), der manchmal die Vene selbst „umspinnt", so daß eine komplette Präparation des Mündungstrichters der Parva kaum möglich ist.

Der N. peroneus communis liegt, bei hoher Mündungsanomalie, ebenfalls dicht im Präparationsgebiet und mußt geschont werden.

Das Corpus adiposum popliteum füllt die Kniekehlenregion aus und macht sie damit unübersichtlich.

Am Außenknöchel verläuft, ähnlich wie am Innenknöchel, ein Nerv direkt neben der Vene: Am Außenknöchel ist es der *N. suralis*, der die Haut der lateralen Hälfte des Fußrückens sensibel versorgt, am Innenknöchel der *N. saphenus*, der immer noch bei operativen Eingriffen in bis zu 10 % verletzt wird und dadurch zu Taubheitsgefühl am medialen Fußrand und Innenknöchel führt. Eine bedeutungsvolle Perforansvene verbindet die V. saphena parva mit einer V. gastrocnemia, also einer Muskelvene. Diese Perforansvene heißt Gastrocnemiusvene. Sie ist nach May benannt (s. Abb. 2-2) und befindet sich im mittleren bis oberen Wadenbereich.

2.2.3 Vv. perforantes

Van Limborgh fand knapp 120 Perforansvenen an einer Extremität. Sie stellen die Faszie durchbrechende Querverbindungen zwischen dem oberflächlichen und tiefen Venensystem dar. Je nach Verlauf der oberflächlichen und tiefen Venen sind dies transfasziale Querverbindungen, unterschiedlich lang, singulär, manchmal paarig vorhanden oder Y-artig verzweigt.

Sie enthalten 1–3 Klappen, die immer subfaszial gelegen sind. Der Blutfluß ist, bis auf eine Perforansvene am Fuß, von außen nach innen gerichtet. Insuffizient werden meist nur kurze, intermuskulär verlaufende, direkte Vv. perforantes.

Die Durchtrittsstellen durch Faszien sind loch-, trichter- oder schlitzförmig. Pirner glaubt, daß bei Bewegung ein zusätzlicher Abklemmechanismus zur Wirkung kommt.

Eine kleine Arterie begleitet die Perforansvenen. Wichtige Perforansvenen tragen Eigennamen ihrer Beschreiber (s. Abb. 2-2 und 2-3). Ihre Namen sind Hach, Dodd, May, Boyd, Sherman und Cockett, weitere wichtige Perforansvenen sind die Kniekehlenperforansvene sowie, aber viel seltener, die Hunter Perforansvene. Alle genannten Perforansvenen haben bei Insuffizienz eine pathologische Bedeutung durch Bildung sogenannter inkompletter Stamm- oder Seitenastvarizen. Manche sind der chirurgischen Therapie einigermaßen gut zugänglich (Dodd, Kniekehlenperforansvene, Cockett) andere hingegen können, vor allem durch kombiniertes Verfahren mittels Verödungsbehandlung nach proximal und Exhairese nach distal, beseitigt werden (Hach, Boyd).

Die Lage der Perforansvenen ist nie genau lokalisierbar. Neuere Untersuchungen nach Staubesand besagen, daß die genaue Zentimeterangabe zur Lokalisation der sog. „Cockett"-Perforansvenen, wie sie von Cockett, aber auch von Häger, Kubik und May angegeben wurde, nicht mehr haltbar ist.

Insuffiziente Perforansvenen sind häufig am „blow-out" zu erkennen. Jede Muskelkompression läßt Blut mit hohem Druck von innen nach außen schießen. Diese Druckwelle bewirkt, daß es zur Ausbeulung der epifaszialen Vene mit der darüber befindlichen Haut kommt.

2.3 Tiefe Leitvenen

2.3.1 Unterschenkelvenen

Am Unterschenkel bilden drei paarig angelegte Gefäße das tiefe Leitvenensystem. Ihre Mündungsabschnitte sind unpaar. Sie sind Begleitvenen der entsprechenden Arterien.

Die *Vv. tibiales anteriores* sind die Fortsetzung der *Vv. dorsales pedis*. Sie verlaufen an der Vorderseite der Membrana interossea nach proximal und vereinigen sich nach Durchtritt durch die Membrana interossea mit dem *Truncus tibio-fibularis* zur *V. poplitea*. Starke Verbindungen bestehen im distalen Unterschenkelbereich zwischen dieser Vene und den *Vv. fibulares* sowie den *Vv. tibiales posteriores*. Ca. 10 Klappenpaare sind in diesen Venen zu finden.

Die Vv. tibiales posteriores entstehen aus den *Vv. plantares medialis lateralis* und verlaufen zunächst am medialen Rand der Achillessehen, dann zwischen M. triceps
surae und tiefen Unterschenkelmuskeln zum Truncus tibio-fibulares. Auch hier sind
üblicherweise 10 Klappenpaare zu verzeichnen.

Die *Vv. fibulares* verlaufen an der Dorsalseite der Fibula. Sie vereinigen sich vor der
Fossa poplitea zum Truncus tibio-fibularis. Auch sie tragen 10 Klappen je Vene.
Truncus tibio-fibularis und die *Vv. tibialis anteriores* bilden danach die *V. poplitea.*
Dieser Übergang erfolgt nach May und Nissel in

- 47,5 % unterhalb des Kniegelenks
- 8,3 % in Höhe des Kniegelenks
- 44,2 % oberhalb des Kniegelenks

Die Vv. fibulares werden nicht von Nerven begleitet. Der *N. tibialis* liegt in Nachbarschaft zu den Vv. tibiales posteriores, der *N. peroneus* nahe der Vv. tibiales anteriores.

Die Vv. gastrocnemiae (Abb. 2-8), fast immer paarig angelegt, von medial oder lateral in die V. saphena parva, teils in die V. poplitea direkt, oder auch in die Truncus
tibio-fibularis einmündend, sind für den Röntgenologen oft sehr auffällige Venen. Sie
können varikös verändert sein (Abb. 2-8b) und sind oft sinusartig erweitert. Ähnlich
sind die Vv. musculae soleae. Aus diesen Muskelgefäßen gelangt bei Betätigung der
Wadenmuskelpumpe eine große Menge Blut in das tiefe Leitvenensystem. Die praktisch wichtigste Verbindung zwischen epifaszialem Venensystem und der Wadenmuskulatur besteht über die Gastrocnemius-Perforansvene (May-Vene).

Bei Insuffizienz der Klappen kommt es zum „blow out" im oberen Teil der Wade.
Nicht ganz geklärt ist, ob die in die V. saphena parva eimmündenden Vv. gastro-
cnemiae bei der Crossenektomie der V. saphena parva ligiert werden sollten. Eigene
Untersuchungen ergaben keinen klinisch relevanten Nachteil bei Ligatur dieser
Venen.

2.3.2 V. poplitea

Die V. poplitea wird durch die Vereinigung des *Truncus tibio-fibularis* und der *Vv. ti-*
bialis anteriores gebildet. Die Vereinigungsstelle ist, wie beschrieben, variabel.

In seltenen Fällen kann es bei der Lokalisation des Mündungsareals der V. saphena
parva Probleme geben, wenn die Vereinigung von Truncus tibio-fibularis und Vv. tibialis anteriores unterbleibt und Vv. gastrocnemiae auch noch für „Unordnung" bei
der Betrachtung des Phlebographiebildes sorgen.

Die V. poplitea besitzt 2–5 Klappen.

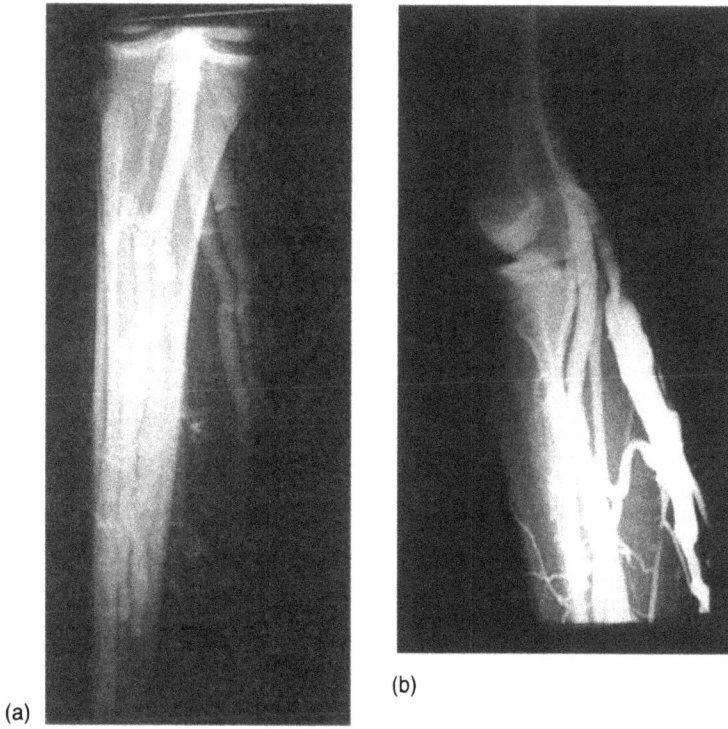

(a)

(b)

Abb. 2-8: Darstellung von *Vv. gastrocnemiae* mittels Preßphlebographie.
a: Normalbefund. **b:** Ektasie.

2.3.3 Oberschenkelvenen

Am proximalen Ende des Adduktorenkanals setzt sich die *V. poplitea* in die *V. femoralis superficialis* fort. Ca. 2–7 cm distal des Leistenbandes vereinigt sie sich mit der *V. profunda femoris* zur *V. femoralis communis*, auch einfach *V. femoralis* genannt. Vom distalen Oberschenkel windet sich die *V. femoralis superficialis* in einer von lateral nach medial gerichteten Schraube um die *A. femoralis superficialis* nach proximal. Im Leistenbereich liegt sie dann medial der A. femoralis superficialis.

Kleine Begleitvenen, sogenannte *Korbhenkel-Venen*, können bei Verschluß des tiefen Leitvenensystems im Oberschenkel einen wichtigeg Umgehungskreislauf bilden.

Die V. profunda femoris dient der Drainage der Oberschenkelbeugemuskulatur.

Die V. femoralis superficialis ist bei ca.
• 20% zweigeteilt
• 14% drei- und mehrgeteilt.
Meist besitzt sie 4 Klappen.

2.3.4 Beckenvenen

Schließlich setzt sich die V. femoralis unter dem Leistenband in die *V. iliaca externa*
fort und nimmt hier keine größeren Äste mehr auf. Die *V. iliaca communis* entsteht
am oberen Ende des Iliosakralgelenkes aus dem Zusammenfluß von *Iliaca externa*
und *interna*. Die linke V. iliaca communis ist 2 cm länger als die gegenseitige Vene.
Abbildung 2-9 gibt die Klappenhäufigkeit der Beckenvenen an. Die linke äußere
Beckenvene wird von 2 Arterien überkreuzt, der *A. iliaca communis* proximal und distal durch die *A. iliaca interna*.

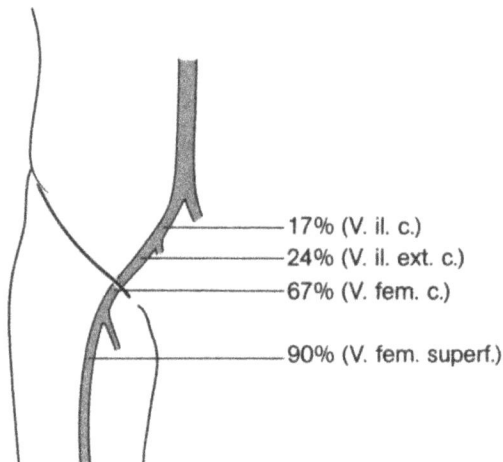

17% (V. il. c.)
24% (V. il. ext. c.)
67% (V. fem. c.)

90% (V. fem. superf.)

Abb. 2-9:   Häufigkeit von Venenklappen in der V. femoralis und im Beckenbereich.

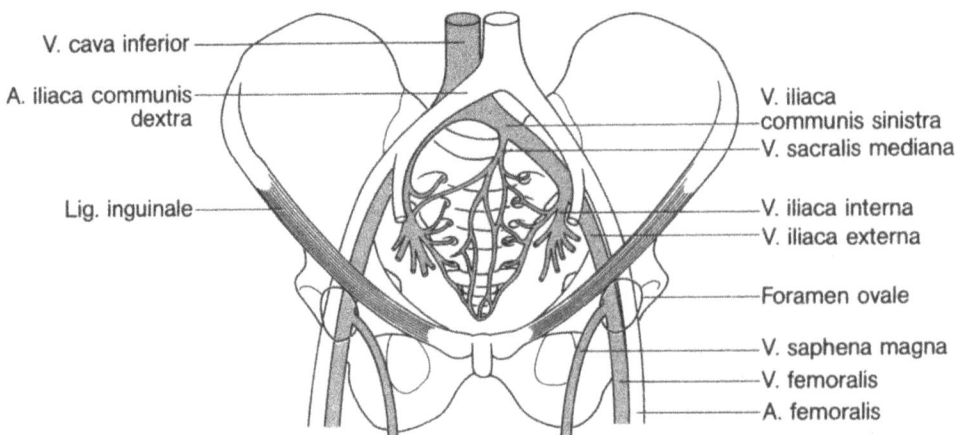

V. cava inferior

A. iliaca communis
dextra

Lig. inguinale

V. iliaca
communis sinistra
V. sacralis mediana

V. iliaca interna
V. iliaca externa

Foramen ovale

V. saphena magna
V. femoralis
A. femoralis

Abb. 2-10:   Topographie der Beckenvenenstämme.

An der Einmündungsstelle der *A. iliaca communis* zur *V. cava inferior* gibt es nicht selten den „Beckenvenensporn".

Drei verschiedene Sporntypen (Wandverdickungen) engen das Lumen der V. iliaca communis linksseitig zum Teil erheblich ein. Sie können Ursache der häufigeren linksseitigen Beckenvenenthrombose sein (Abb. 2-10).

Eine besondere Krampfaderform, die V. pudenda-Varikosis, macht Schwierigkeiten in der Behandlung dieser Varizenform. Über Kolateralen füllen sich Krampfadern an der Innen- und Dorsalseite des Oberschenkels auf. Sie kommen aus dem Pelvinenbereich und füllen über die Vagina die Krampfadern am Oberschenkel innen, bzw. über die V. glutaeae inferior und möglicherweise die V. ischiadica Varizen am Oberschenkel dorsal und Gesäß auf. Sie sind schwerpunktmäßig bei Frauen in 5 bis 25 % nachzuweisen. Oft sind sie ursächlich für „eine Rezidivvarikosis" verantwortlich.

2.4 Lymphbahnen

Neben den großen Gefäßen laufen zahlreiche Lymphbahnen in den Gefäßscheiden tiefer und oberflächlicher Venen, sowie Arterien. Während initiale Lymphgefäße und auch Präkollektoren meist resorbierende Funktion haben, sind Lymphkollektoren und Ductus thoracicus sowie Ductus lymphaticus dexter als Transportgefäße anzusehen. Die Extremitäten verfügen über ein oberflächliches und tiefes Lymphgefäßsystem. Dazwischen bestehen Verbindungen, so daß der Lymphtransport sowohl von distal nach proximal als auch von außen nach innen erfolgt. Die oberflächlichen Lymphbahnen folgen vorwiegend der V. saphena magna und parva. Das ventromediale Bündel zieht von der Streckseite der Malleolargegend bis zu den Leistenlymphknoten, während das dorsolaterale Bündel die Oberfläche des lateralen Fußrandes und Knöchels sowie den Wadenbereich bis in die Kniekehlengegend drainiert. Von hier führen femorale Lymphbahnen nach proximal und verbinden sich hier mit den inguinalen Lymphbahnen aus dem V.-saphena-magna-Gebiet. Der weitere Anschluß zum abdominalen Teil des Ductus thoracicus erfolgt über das pelvine und lumbale Gefäßsystem.

Jeder Operateur sollte sich über die anatomische Nähe der Lymphbahnen zu oberflächlichen und tiefen Venen bewußt sein. Ein besonders schonendes operatives Vorgehen in den Gegenden der Lymphknotengruppen ist notwendig.

3. Physiologie, Pathophysiologie

A. Gericke

Im venösen Schenkel des Kreislaufsystems – auch als venöses Niederdrucksystem bezeichnet – zirkulieren ca. 85 % der gesamten Blutmenge des Organismus (Abb. 3-1). Um Füllungszustand und Druck in den einzelnen Regionen ständig den unterschiedlichsten hämodynamischen Bedürfnissen anpassen zu können, wird der Venentonus über humorale, neurale und in der Venenwand lokalisierte Regulationsmechanismen beeinflußt. Die lokale Steuerung scheint der zentralen übergeordnet zu sein. Experimentell konnte nachgewiesen werden, daß beim Gesunden eine lokale Erwärmung der Gliedmaßen ein Nachlassen des Venentonus bewirkt, eine Kühlung hingegen eine anhaltende Steigerung der Venenwandspannung hervorruft. Fehlen z. B. bei hohen Umgebungstemperaturen die übrigen, den venösen Rückfluß stabilisierenden Faktoren (etwa zu langes bewegungsloses Stehen), kommt es unter Umständen auch zum Kollaps.

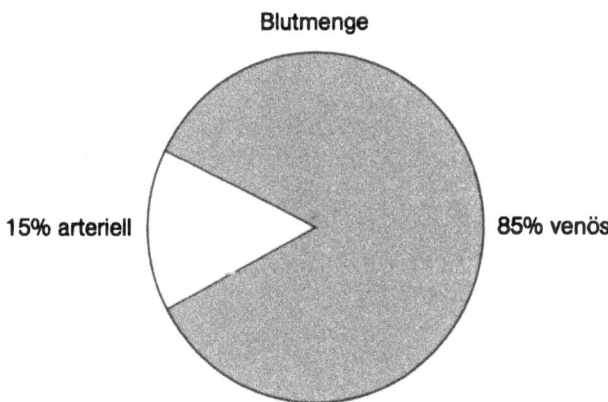

Abb. 3-1: Blutverteilung im venösen und arteriellen Schenkel des Kreislaufsystems; 75 % des venösen Rücktransportes aus der unteren Extremität erfolgt über die tiefen Beinvenen. Nach Versagen dieser Depot- und Leitfunktion tritt eine irreversible Störung der peripheren venösen Hämodynamik auf (chronische Veneninsuffizienz).

3.1 Venöser Rückstrom in der unteren Extremität

Strukturelle Voraussetzungen: Parallel zu der im Rahmen der Evolutionsgeschichte vor ca. 1,5 bis 2 Mio. Jahren einsetzenden Entwicklung des aufrechten Ganges mußte das Venensystem in den unteren Extremitäten anatomisch den neuen funktionellen Gegebenheiten angepaßt werden. Drei untereinander kommunizierende Systeme bilden nun zusammen mit den Muskeln und Gelenken eine so sinnreiche Einheit, daß angesichts ihrer Bedeutung für das gesamte Kreislaufsystem mit Fug und Recht vom „peripheren Herz" gesprochen werden kann.

Während die inter- bzw. intramuskulär gelegenen tiefen Leitvenen – paarig den jeweiligen Arterien zugeordnet – als Blutsammler dienen, drainieren die suprafaszialen Venen, untereinander vernetzt durch die Vv. communicantes, entweder unmittelbar (Saphena magna in die V. femoralis bzw. Saphena parva in die V. poplitea) bzw. über die Vv. perforantes das Oberflächenblut in die tiefen Venen. Die Segelklappen der Venenwände gestalten die Gefäße zu „Einbahnstraßen" für den venösen Blutfluß, von distal nach proximal, von der Oberfläche in die Tiefe.

Die zentrale funktionelle Rolle der Vv. perforantes für die normale venöse Hämodynamik in den unteren Extremitäten wird durch eine zusätzliche anatomische Anpassung dokumentiert: Die Gefäße sind mit je einem Klappenpaar an Mündung und Ursprung ausgestattet, um so den erheblichen Druckbelastungen und Scherkräften bei voller Aktivität der Wadenmuskelpumpe gewachsen zu sein.

Antriebskräfte: Die Wadenmuskelpumpe steht im Mittelpunkt jenes funktionellen Geschehens, welches die sog. Antriebskräfte des venösen Rückstroms umfaßt:

- Herztätigkeit
- Venentonus
- atembedingte Druckdifferenz
- Fußsohlenpumpe
- Sprunggelenkspumpe
- *Muskelvenenpumpe*
- Venenklappen

Beim Aufrichten aus der Horizontalen steigert sich der Anteil des in den unteren Extremitäten zirkulierenden Blutvolumens kurzfristig von 8% auf ca. 23%, wobei bis zu 400 ml Blut in der Peripherie versacken können. Die normale arterio-venöse Druckdifferenz wird durch folgende, der Orthostase gegensteuernde Kräfte rasch wieder hergestellt:

vis a tergo = systolische Restenergie nach Passage der Kapillaren (ca. 20 mmHg);
vis a fronte = Saugwirkung der abdomino-thorakalen Zweiphasenpumpe, durch die sich dabei atmungsabhängig aufbauenden Druckunterschiede besteht ein ständig herzwärts gerichteter Blutstrom in der V. cava.

Im Stehen reichen Zweiphasenpumpe und die kinetische Restenergie gerade noch aus, das arteriell einströmende Blut abzuleiten. Die nach Belastung auftretenden zusätzlich anfallenden Blutvolumina können jedoch nur über einen aktiven Pumpmechanismus abgeschöpft werden.

Die Wadenmuskulatur bildet nach Modellvorstellungen mehrere Pump- und Funktionseinheiten einzelner, durch gemeinsame Faszien verbundener Muskelgruppen mit jeweils einheitlicher arterieller Versorgung, venöser Drainage und nervaler Aktivierung (Abb. 3-2).

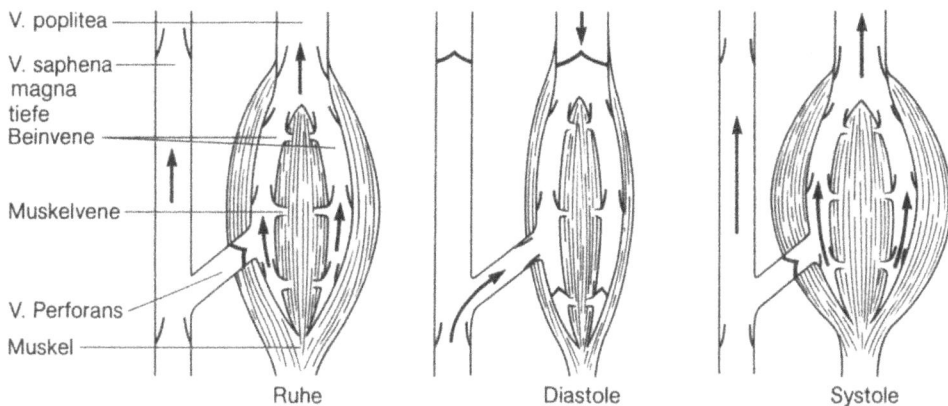

Abb. 3-2: Wirkung eines Abschnittes der Wadenmuskelpumpe auf das epifasziale und tiefe Venensystem in Ruhe, während der Diastole und Systole. *In Ruhe*: zentrale Strömung in beiden Systemen. *Systole*: Verschluß der Vv. perforantes und Komprimierung der Muskelvenen, zentraler Abstrom vorwiegend über die tiefen Leitvenen. *Diastole*: Eintrom in die tiefen Leitvenen über die Vv. perforantes, Auffüllung der Muskelvenen, keine zentrale Strömung in beiden Systemen.

Zusammen mit den zugehörigen Venenabschnitten bedingen diese Pumpeinheiten eine phasenweise Entleerung des venösen Pools mit ausschließlich herzwärts gerichteter Strömung. Die Ventilfunktion der Venenklappen in den oberflächlichen und tiefen Blutleitern verhindert in der Muskeldiastole einen Reflux nach distal bzw. während der Systole ein Abströmen des Blutes über die Perforansvenen in das extrafasziale Venensystem. Unter physiologischen Voraussetzungen resultiert hieraus beim Gehen eine Druckreduktion um 50–60 mmHg.

Es muß betont werden, daß trotz entsprechender experimenteller Untermauerung obige Darlegungen in vielerlei Hinsicht noch immer ein Denkmodell darstellen und daß die physiologischen, sehr komplexen Funktionsabläufe und -zusammenhänge nur teilweise aufgeklärt werden konnten. Gesichert ist, daß die der Einfachheit halber *Wadenmuskelpumpe* genannte komplexe Funktionseinheit bei Bewegung im Mittelpunkt eines programmierten Ablaufes im Sinne einer sog. Aktivitätskette (Wuppermann) steht.

3.2 Pathophysiologie der chronischen Veneninsuffizienz

3.2.1 Primäre und sekundäre Varikosis

Generell wird zwischen primärer und sekundärer Varikosis unterschieden, erstere ist fallweise, letztere immer mit einer bleibenden Störung des venösen Abflusses, der chronischen Veneninsuffizienz, vergesellschaftet.

Die Ätiologie der Varikosis ist bis heute nicht zur Gänze aufgeklärt. Familiäre, polyätiologische Disposition, Übergewicht, Bewegungsmangel, Stehberuf, orale Kontrazeptiva und Östrogentherapie begünstigen offensichtlich die Ausbildung einer Varikosis.

Schwangerschaftsvarizen entstehen weniger durch mechanische Ursachen (Kompression der Beckenvenen durch den sich vergrößernden Uterus) als durch einen endokrin hervorgerufenen Tonusverlust der Venenwände bei hormonell verursachter „Durchsaftung" und Auflockerung des subkutanen Gewebes (s. Abschnitt4.1).

3.2.2 Entstehungstheorien

Wandmodell: Es konnte nachgewiesen werden, daß lysosomale, proteoglykanabbauende Enzyme den Hauptbestandteil der Venenwand, das Kollagenfasergerüst, schädigen und der Verlust von Wandelastizität und venösem Tonus Klappenschäden bewirkt. Aus der signifikant gesteigerten Serumaktivität derartiger Enzyme bei Varizenträgern wird ein Ursache-Wirkungs-Prinzip hinsichtlich der Entstehung der Varikosis hergeleitet (= Mediadysplasie nach Staubesand). Trotz aller bisher gewonnener Erkenntnisse bleibt aber die Frage offen, ob die abnorme Enzymaktivität bereits vor den Wandveränderungen einsetzt und diese somit verursacht oder nur deren Folge ist.

Die regelmäßig mit einer venösen Stase einhergehenden Hypoxien bewirken ebenfalls die oben beschriebenen, strukturellen Veränderungen der Venenwand.

Hämodynamisches Modell: Die durch insuffiziente Klappen verursachten pathologischen Refluxe führen zu einer peripheren Volumenüberlastung mit entsprechender Gefäßdilatation und hieraus wiederum resultierender, neuerlicher Klappeninsuffizienz. Prognostisch ungünstig scheint vor allem eine frühzeitig auftretende Crosseninsuffizienz der Magna zu sein.

3.2.3 Funktionelle Störungen

Hypo- und Aplasien der tiefen Beinvenen manifestieren sich bereits im Kindesalter bzw. in früher Jugend in Form einer primären Varikosis. Hierbei handelt es sich allerdings um einen für den venösen Rückstrom unerläßlichen Kollateralkreislauf.

Solange ein intakter Klappenapparat in den Perforans- und tiefen Leitvenen eine weitgehend unidirektionale venöse Drainage der unteren Extremitäten garantiert, manifestiert sich die *primäre* Varikosis funktionell lediglich in einer erhöhten Speicherfähigkeit des suprafaszialen Venensystems.

Erst der Verlust der Steuerbarkeit des venösen Rückstroms infolge einer Degeneration oder entzündlichen Destruktion der Venenklappen führt zu schwerwiegenden hämodynamischen Störungen. Die *sekundäre* Varikosis ist somit immer nur ein Symptom einer irreversiblen hämodynamischen Fehlsteuerung.

Voraussetzung für die Entstehung eines venösen Hypertonus ist das Vorliegen eines „Privatkreislaufes" bei Klappeninsuffizienz einzelner oder mehrerer Perforansvenen. Die Verschiebung von größeren Blutvolumina nach extrafaszial bedingt eine ständige Druck- und Volumenüberlastung des suprafaszialen Venensystems. Postthrombotische Klappenzerstörungen, Restthromben und Klappenaplasie in den tiefen Leitvenen sowie andere, mechanisch bedingte Abflußhindernisse (Venensporn, raumfordernde Prozesse im kleinen Becken, Lymphknotenmetastasen, Ausfall der Wadenmuskelpumpe usw.) verstärken die venöse Hypertonie. Je nach Höhe und Dauer der Druckbelastung entwickeln sich früher oder später die Zeichen der chronisch venösen Insuffizienz (CVI), deren Gradeinteilung nach Widmer sich ausschließlich am klinischen Bild orientiert. Neuere, nicht-epidemiologische Studien bedienen sich hingegen immer häufiger der sog. CEAP-Klassifizierung (Tab. 3-1).

In Abb. 3-3 sind die pathophysiologischen Veränderungen bei einer mit tiefer Leitveneninsuffizienz einhergehenden CVI dargelegt.

Tab. 3-1: CEAP-Klassifizierung

C – Clinical Signs
für klinische Zeichen (Grad 0–6), ergänzt durch (A) für asymptomatische und (S) für symptomatische Präsentation

E – Etiological Classification
für ätiologische Klassifizierung
(congential, **p**rimär, **s**ekundär)

A – Anatomic Distribution
für anatomische Verteilung
(**s**uperficial, **d**eep [= tief], **P**erforanten)
allein oder in Kombination

P – Pathophysiological Dysfunction
für pathophysiologische Dysfunktion
(**R**eflux oder **O**bstruktion)
allein oder in Kombination

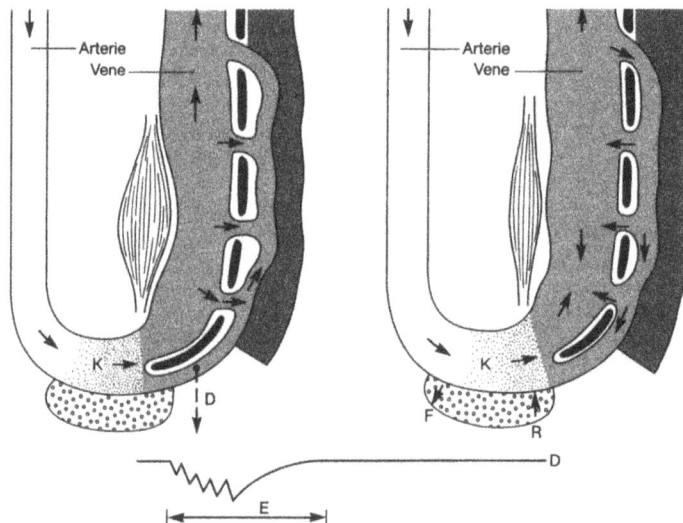

Abb. 3-3: Insuffizienz des oberflächlichen und tiefen Venensystems: In der Systole ungenügender zentripetaler Abtransport des Venenblutes und seitliche Verschiebung des „Venenpools" über die insuffizienten Vv. perforantes; in der Diastole ungenügender, nur kurzdauernder Abfall (E) des peripheren Venendruckes (D), Behinderung des kapillären Abstroms und Überwiegen des Filtrationsdrucks (F) gegenüber dem Resorptionsdruck (R) (trophische Störungen im tissulären Raum, Neigung zu hydrostatischem Ödem im Interstitium). Aus: A. Kappert, Lehrbuch und Atlas der Angiologie, 9. Auflage, Hans Huber, Bern-Stuttgart-Wien.

Durch eine venöse Hypertonie entsteht dann ein Ödem, wenn die interstitielle Flüssigkeitszunahme durch vermehrten Lymphabfluß nicht mehr kompensiert werden kann. Durch den erhöhten Filtrationsdruck werden bei gesteigerter Kapillarpermeabilität größere Eiweißmoleküle abgepreßt, die hieraus resultierende Erhöhung des onkotischen Druckes im Gewebe führt zu weiterer Flüssigkeitseinlagerung. (s. a. „Starling-Gleichung": Tab. 3-2). Diese neuerliche interstitielle Druckerhöhung verursacht perivaskuläre Fibrosierungs-, Degenerations- und Entzündungsprozesse mit aus Ernährungsstörungen resultierenden trophischen Hautveränderungen. Über weitere, obliterierende Entzündungsabläufe an den Venolen und Arteriolen (atrophie blanche) entwickelt sich schließlich aufgrund der mikrozirkulatorisch bedingten kutanen Zellstoffwechselstörungen zunächst in Arealen mit ungünstiger venöser Hämodynamik ein Ulcus cruris als nunmehr sichtbares Zeichen eines dekompensierten venösen Hypertonus.

Tab. 3-2: Starling-Gleichung

F	=	$K_F([P_K-P_G]-[P_P-P_{OG}])$
F	=	Filtrat
K_F	=	Kapillarpermeabilitätsfaktor
P_K	=	hydrostatischer Druck in der Kapillare
P_G	=	mechanischer Gewebedruck
P_P	=	kolloidosmotischer Druck des Plasmas
P_{OG}	=	onkotischer Druck des Gewebes

4. Klinische Diagnostik peripherer Venenerkrankungen

H. Altenkämper

Die Diagnose venöser Abflußstörungen ergibt sich aus der Anamnese, der Symptomatik, dem Status praesens, einfachen klinischen Untersuchungsmethoden und Tests sowie der apparativen nicht-invasiven und invasiven Exploration. Wie bei fast allen anderen Erkrankungen auch, spielt die gründliche Anamneseerhebung eine wesentliche Rolle innerhalb der diagnostischen Strategie.

4.1 Anamnese

Venenleiden kommen familiär gehäuft vor. Die Familienanamnese ist deshalb von besonderer Bedeutung. Gefragt werden sollte zum Beispiel nach „offenen Beinen", Thrombose oder Lungenembolie bei Eltern und Geschwistern. Ebenso führen Angaben aus der *Eigen-, Berufs- und Allgemeinen Anamnese* häufig zumindest zur Verdachtsdiagnose.

- Liegt beispielsweise eine ausschließlich sitzende oder stehende Tätigkeit vor?
- Besteht Übergewicht mit Bewegungsmangel (akute Thrombosen nach Interkontinentalflügen)?
- Welche Medikamente werden eingenommen?
- Das Thromboserisiko erhöht sich bei Applikation einiger Diuretika, Östrogene (Ovulationshemmer), insbesondere in Kombination mit Nikotingenuß.
- Schwangerschaften und Wochenbett gehen mit erhöhtem Thromboserisiko einher.
- Bei einigen Erkrankungen, z.B. Herz- und Niereninsuffizienz, arterielle Verschlußkrankheit, Tumoren, Polytraumata, hämatologische Leiden, werden Venenabflußstörungen gehäuft beobachtet.
- Die ungewohnte akute körperliche Belastung kann bei entsprechender Prädisposition ebenfalls das Risiko erhöhen („thrombose par effort").
- Rezidivierende Thrombophlebitiden können auf ein paraneoplastitisches Syndrom hinweisen. Auch gibt die Inspektion der Haut wichtige Hinweise auf ein Venenleiden (s. Tab. 7-1, S. 124/125).

Bei der weiteren Exploration sollte in Erfahrung gebracht werden, inwieweit durch die Ödemneigung eine Beeinträchtigung der *Arbeitsfähigkeit* vorliegt, vor allen Dingen dann, wenn entsprechende Risikofaktoren eine Rolle spielen (sitzende oder stehende Berufe), die die Aktivierung der Muskelvenen-, Sprunggelenks- und Fußsohlenpumpe beeinträchtigen. Die Motivation des Patienten zur Konsultation erscheint ebenfalls bemerkenswert, festgehalten zu werden. Sind es ausschließlich kosmetische Gründe, die vor allem Patientinnen veranlassen, einen Arzt aufzusuchen, oder liegen vorwiegend venös bedingte Beschwerden vor, die eine Behandlung notwendig erscheinen lassen, oder sind es vorbeugende Maßnahmen, die einer weiteren Abklärung bedürfen?

Der Zeitpunkt des Auftretens erster Varizen ist anamnestisch zu eruieren, wobei bei Frauen sehr häufig die *erste Schwangerschaft* den Anlaß zum Entstehen von Varizen bietet. Es können aber auch Operationen oder Traumata den Beginn einer Varikosis sichtbar werden lassen.

Besonders bedeutsam ist die Befragung nach bereits abgelaufenen Komplikationen wie *Phlebothrombose* mit einem unter Umständen zum Zeitpunkt der Untersuchung bestehenden, aber bisher noch nicht erkannten *postthrombotischen Syndrom*. *Lungenembolien* spielen eine außerordentliche Rolle bei der Erhebung der Anamnese sowie die Angaben über abgelaufene epifaszial gelegene *Thrombophlebitiden*. Die Analyse nach bisher abgelaufenen Behandlungen durch konservative oder aktive Maßnahmen ist ebenfalls ein selbstverständlicher Bestandteil des Erhebungsbogens.

Symptomatik: Venenerkrankungen treten am häufigsten an den unteren Extremitäten auf. Sie manifestieren sich hauptsächlich als nächtliche *Wadenkrämpfe*, tagsüber als *Unruhe-, Spannungs- und Schwellungsgefühl* in den Beinen, die im Laufe des Tages, prämenstruell, in der warmen Jahreszeit, nicht aber beim Gehen zunehmen. Parallel können *Ödeme* entstehen.

4.2 Status praesens

Inspektion. Die Untersuchung sollte prinzipiell am bis auf die Unterwäsche entkleideten Patienten sowohl im Stehen als auch im Liegen durchgeführt werden. Der Untersuchungsstuhl („Beinbehandlungsstuhl", Art. 6005) ist für phlebologische Zwecke sehr gut geeignet.

Palpation. Die oberflächliche Palpation am liegenden Patienten vermittelt Aufschluß über *druckdolente Venen*, zeichen einer *lokalen Thrombophlebitis*. Sie ermöglicht die

Prüfung der *Temperatur* und *Konsistenz* von Haut und Unterhaut, der *Lymphknoten* in der Fossa poplitea und Regio inguinalis. Die tiefe Palpation des dorsalen Unterschenkels gibt gelegentlich Hinweise auf Venenerkrankungen (z. B. Schmerzäußerung).

Auf *Ödeme* ist sorgfältig zu achten: Man übe einen etwa 5 s dauernden Fingerdruck auf die vordere Tibiakante aus. Man prüfe ferner die *Pulse* der unteren Extremität an typischer Stelle.

Entzündliche Veränderungen des oberflächlichen und tiefen Venensystems lassen sich häufig bereits mit einfachen klinischen Handgriffen nachweisen:

- *Homan-Zeichen.* Ein Schmerz bei forcierter passiver Dorsalflexion des Fußes bei umfaßter Wade ist thromboseverdächtig.
- *Payr-Fußsohlenschmerz.* Mit beiden Daumen wird auf die Fußsohle entlang der medialen Plantarfläche ein kräftiger Druck ausgeübt. Ein deutlicher Schmerz ist verdächtig auf eine tiefe Thrombose.
- *Lowenberg-May-Test.* Eine Blutdruckmanschette wird um das mittlere Drittel des Unterschenkels gelegt und vorsichtig aufgepumpt. Die Druckhöhe, bei welcher der Patient Schmerz äußert, wird notiert und mit der Gegenseite verglichen. Bei einer Schmerzäußerung unter 150 mmHg Manschettendruck wird die Differenz zur gesunden Seite registriert. Eine vorzeitige Schmerzangabe mit einer Differenz von mehr als 20 mmHg zur Gegenseite gilt als positiv.
- *Wadendruckschmerzen nach Meyer.* Die entspannte Wade wird mit einer Hand umgriffen, die Muskulatur vom Schienbein abgezogen und dabei gleichzeitig komprimiert. Bei Auftreten von Schmerzen gilt das Zeichen als positiv. Erhärtet wird der Befund durch Druckempfindlichkeit der Wadenmuskulatur (Komprimierung derselben gegen die Tibiakante). Im unteren Unterschenkeldrittel wird der Druck ca. 2 cm neben der Tibia ausgeübt.
- *Sigg-Zeichen.* Das gestreckte Bein wird mit einer Hand leicht angehoben, die Hand übt einen Druck auf die Patella aus, das Kniegelenk wird somit überstreckt. Schmerzen in der Kniekehle gelten als Hinweis auf eine Thrombose.

Die Thrombose ist also durchaus klinisch zu diagnostizieren, muß aber sonographisch bzw. phlebographisch gesichert werden (vgl. Abschn. 5.7.5). Genauso ist die klinische Verdachtsdiagnose des postthrombotischen Syndroms bei entsprechender sorgfältiger Anamneseerhebung durchaus möglich, wenn z.B. sekundäre Varizen nachgewiesen werden. Auch kann hier die seitenvergleichende Umfangsmessung aussagekräftige Hinweise geben, z.B. in Hinblick auf einen Verschluß der tiefen Venen mit entsprechender Höhenangabe. In jedem Fall muß eine weiterführende Diagnostik erfolgen.

4.3 Funktionstests

Erste funktionelle Eindrücke vom Venensystem und von der Art der Varikosis erhält
man von einfach durchzuführenden *Funktionstests*:

- *Trendelenburg-Test.* Diese Untersuchung dient dem Nachweis von Klappeninsuffi-
  zienzen der Vv. saphena magna et parva.
  Ausführung: Das Bein wird über die Horizontale angehoben, wodurch sich die
  Varizen entleeren. In diesem Zustand wird je ein Stauschlauch in Oberschenkel-
  mitte und unterhalb des Kniegelenks angelegt. Geübte drücken die V. saphena
  magna mit dem Finger ab. Bei einer Magna-Insuffizienz füllen sich die Varizen im
  Stehen von proximal auf, wenn die Stauung aufgehoben wird. Eine Parva-
  Insuffizienz kennzeichnet die retrograde Füllung bei Lösung der unteren Stauung.
  Je schneller die Füllung der Krampfadern nach Beendigung der Stauung erfolgt,
  desto stärker (z. B. 2 s) ist die Funktion der Klappen eingeschränkt.
- *Perthes-Test.* Diese Untersuchung weist die Durchgängigkeit der tiefen Beinvenen
  und die regelrechte Funktion der Vv. perforantes nach.
  Ausführung: Der Krampfader-Patient erhält im Stehen unterhalb des Kniegelenks
  eine Stauung und belastet das Bein (z. B. zügiges Gehen). Die einsetzende Muskelpumpe sorgt dafür, daß sich bei intakten Vv. perforantes und ungehindertem tiefen Venenstrom die Krampfadern entleeren, die sich nach Abnahme der Stauung
  erneut auffüllen.

4.4 Vv. perforantes Insuffizienz

Von Bedeutung ist die Erfassung der insuffizienten Perforansvenen, die mit klinischen
Methoden nicht immer gelingt und mit etwa 34% Treffsicherheit angegeben wird.
Die Insuffizienz der Perforansvenen manifestiert sich nach übereinstimmenden
Untersuchungen nicht nur an den immer wieder angegebenen typischen Punkten.
Dies gilt insbesondere für die Cockett-Perforansvenen des Unterschenkels, die vom
Typ und von der Lage her erhebliche Variationen aufweisen können. Die bisherigen
Angaben über die angegebenen topographischen Punkte der vier Cockett-Perforans-
venen sind daher allenfalls als Anhaltspunkte zu betrachten.

Zusammenfassend kann festgestellt werden, daß die *exakte Anamnese* und ein *gründ-
licher Status praesens* die Diagnose stellen läßt, die *apparativen Methoden* präzisiert dieselbe und vermittelt wichtige Hinweise für die Therapie. Differentialdiagnostische
Erwägungen sind dabei selbstverständlich.

4.5 Differentialdiagnose

Leistungsabhängige Schmerz- und Spannungsgefühle vorwiegend in den Waden
sind typisch für die *Claudicatio intermittens*, Stadium II. Das *Stadium III* der arteriellen Durchblutungsstörung macht sich mit nachts auftretenden Ruheschmerzen in
Fuß und Zehen und später zusätzlichen Hautveränderungen (*Präsklerose-Zeichen*)
bemerkbar. Im *Stadium IV* nach Fontaine bestehen schlecht heilende, oft mit Ruheschmerzen einhergehene akrale Läsionen.

Orthopädisch bedingte Beschwerden umfassen den Anlaufschmerz bei *Arthrosen*,
Beschwerden bei statischer Insuffizienz der *Fußmuskulatur* nehmen bei zunehmender Belastung zu und sind hin und wieder von Ödemen begleitet.

Beinschwellungen bei *Lymphödemen* treten meist bei Jugendlichen oder nach rezidivierenden Infekten (*Erysipel, Fußmykose* etc.) auf und sind morgens nicht völlig ab-
geklungen. Das venös bedingte Ödem ist in der Regel einseitig, wobei die Extremität
tagsüber zunehmend anschwillt; nachts kommt es zur Abschwellung.

Differentialdiagnostisch sind weiter *kardiale, nephrogene, metabolische Ödeme* zu erwähnen, die in der Regel symmetrisch angelegt sind. Darüber hinaus findet man gelegentlich Ödeme bei Lähmungen (*Diskopathie, Poliomyelitis, Hemiplegie* etc.). Bei
akut auftretenden Beinschwellungen ist an eine *Phlebothrombose*, u.U. in Verbindung
mit einer *Lungenembolie*, zu denken.

5. Apparative Diagnostik peripherer Venenerkrankungen

H. Gerlach

Die Phlebologie verfügt inzwischen seit etlichen Jahren über zahlreiche Untersuchungsmöglichkeiten mit unterschiedlicher Aussagekraft und mit dem technischen Fortschritt von durchaus wechselnder Bedeutung (Tab. 5-1). Die moderne Phlebologie ist ohne diese technischen Verfahren nicht mehr denkbar. Therapeutische Entscheidungen basieren daher nicht mehr nur auf Erfahrungen. Sie sind vielmehr Folge objektiver diagnostischer Ergebnisse. Nachfolgend sollen die apparativen Untersuchungsmethoden hinsichtlich ihres differentialdiagnostischen Einsatzes und der Kosten-Nutzen-Analyse dargestellt werden.

Folgende Besonderheiten sind zu berücksichtigen:

- Das Venensystem kennt zahlreiche anatomische Varianten wie sonst kein Organgebiet.
- Die Funktion des Venensystems ist abhängig von hydrostatischen Kräften (Körperlage, Gehen).

5.1 Ultraschall-Doppler-Sonographie (USD) bei primärer Varikosis

Die Diagnostik der primären Varikosis sollte klären:

- Art der Varikosis
- Stamm- oder Seitenastvarikosis mit oder ohne Crossen-Insuffizienz
- Perforansinsuffizienz
- kleinkalibrige Astvarikosis
- retikuläre Varikosis oder isolierte Besenreiservarikosis

Von der Beantwortung dieser Frage hängt die grundsätzliche Therapieentscheidung ab.

- Liegen hämodynamische Auswirkungen oder irreversible Folgeschäden des tiefen Leitvenensystems vor?

Die Beantwortung dieser Fragen hat mittelbare therapeutische Konsequenzen.

Tab. 5-1: Nicht invasive (1–3) und invasive Methoden zur venösen Gefäßdiagnostik und ihre Aussagefähigkeit

Methode	Varikosis ja/nein	Schweregrad	Thrombose ja/nein	Lokalisation/ Ausdehnung	Verlaufskontrolle
Dopplersonographie	+++	– +	+	(+)	+ –
Duplexsonographie	+++	++	+++	++	+++
Photoplethysmographie (PPG, LRR, DPPG)	– +	++	–	–	+
Venenverschluß-plethysmographie	+ –	+	+	–	++
Venendruckmessung	+	+++	–	–	+
Phlebographie	+++	++	+++	+++	– +Spätkontrolle +

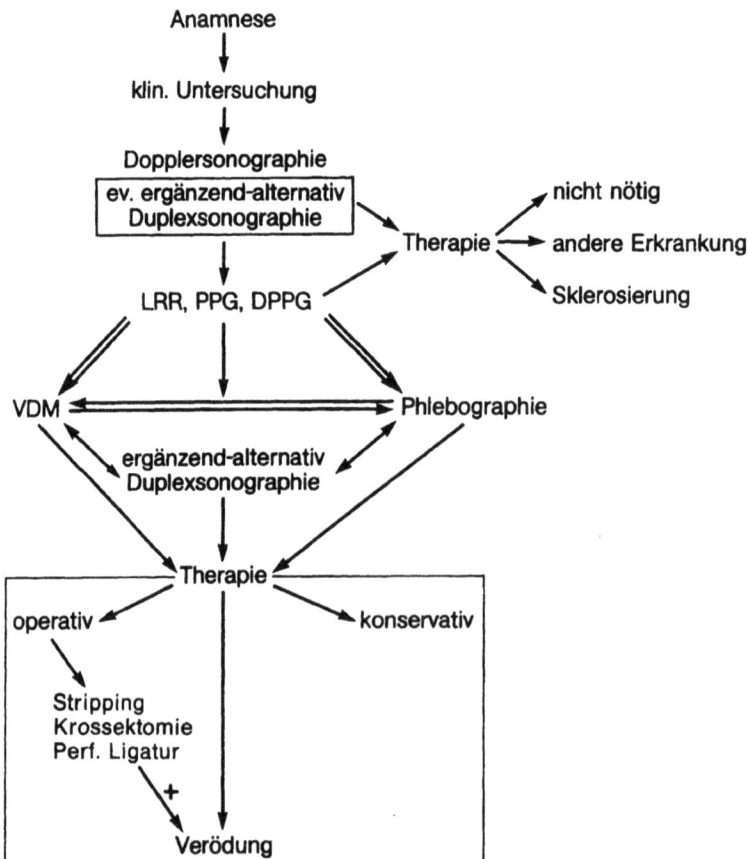

Abb. 5-1: Phlebologische Stufendiagnostik im Schema nach Hartmann – erweitert um die Einsatzmöglichkeiten der Duplexsonographie.

Unter Berücksichtigung der angeführten allgemeinen Vor- und Nachteile der Untersuchungsmethoden (Tab. 5-1) folgen wir dem Ablauf, wie er sich aus Abb. 5-1 ergibt.

Das Schema läßt erkennen, welche Bedeutung der Doppler-Sonographie (USD) als Screeningmethode zukommen kann. So wie aber das Bessere der Feind des Guten ist, so wird heute die Rolle des CW-Dopplers durch die Duplexsonographie verdrängt. Sie ist damit eigentlich nur noch Screeningmethode und ermöglicht erste Hinweise für therapeutische Maßnahmen, insbesondere, wenn sie durch Funktionsmessungen ergänzt wird. Auch bei unauffälligem Befund (kein Reflux) ist dann eine aufwendigere Diagnostik notwendig, wenn sich dieser nicht eindeutig mit dem klinischen Befund oder der Anamnese deckt. Dies gilt insbesondere auch unter dem Gesichtspunkt aufgeklärter Patienten und Rechtsanwälte, die erfahrungsgemäß ein Optimum an Diagnostik erwarten, und sicher oft genug auch gegen Aspekte einer ökonomischen Medizin.

Für die primäre Varikosis gilt (Abb. 5-1): *Je invasiver die abzusehende Therapie ist, desto invasiver muß auch die Diagnostik sein.*

Die operative Varizenentfernung oder Sklerotherapie größerer Varizenäste kann oft alleine nach duplexsonographischer oder phlebographischer Darstellung (incl. Phleboskopie) oder Funktionsuntersuchung mittels Phlebodynamometrie vorgenommen werden. Nur zum Teil bedarf es der Kombination verschiedener Methoden.

5.1.1 Prinzip

Bei der USD handelt es sich um eine kontinuierliche Beschallung (CW-Doppler) mit Ultraschallfrequenzen zwischen 4 und 10 MHz. Die durch die Reflexion der bewegten Erythrozyten nach dem Dopplerprinzip erhaltene Frequenzverschiebung (Dopplershift) ist akustisch und/oder graphisch zu erfassen. Dabei entspricht eine höhere Dopplershift auch einer höheren Strömungsgeschwindigkeit und umgekehrt. Eine höherfrequente Trägerfrequenz (8–10 MHz), nicht zu verwechseln mit einer durch die Dopplerverschiebung gewonnenen höheren Doppler-Shift, ist für die Beschallung oberflächlicher gelegener Gefäße bis maximal 3 cm Tiefe geeignet. Eine niedrigere Trägerfrequenz (3–5 MHz) wird für die Untersuchung tiefer gelegener Gefäße verwandt. Dennoch ist eine Tiefenortung mit dem CW-Doppler nicht möglich. Da der Gefäßverlauf von außen nicht sichtbar und die Dopplershift vom Beschallungswinkel abhängig ist (Abb. 5-2), muß durch Veränderung des Winkels das optimale, also lauteste Strömungssignal gesucht werden. Der Pocket-Doppler liefert bei erfahrenem Untersucher bedingt sichere akustische Befunde. Da keine Regi-

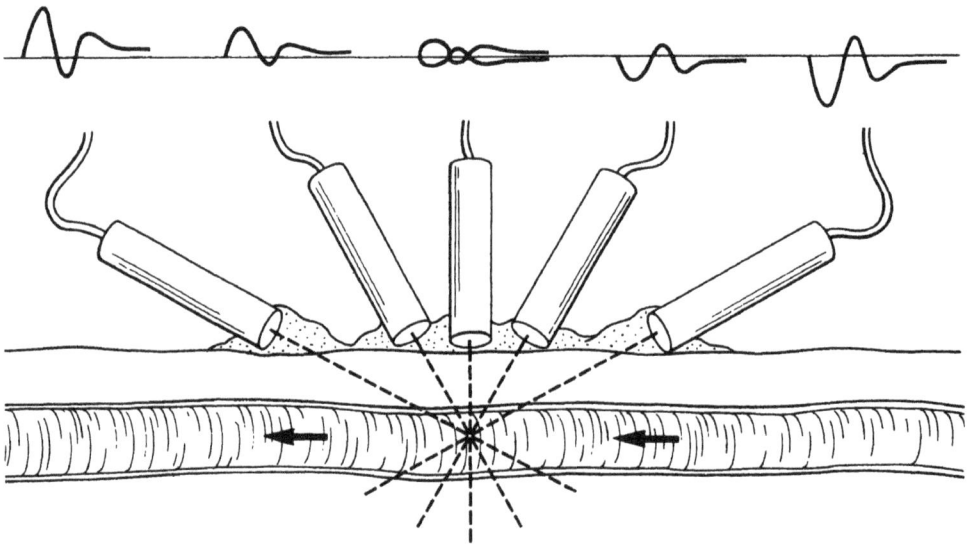

Abb. 5-2: Doppler-sonographische Strömungsanalyse. Darstellung der Abhängigkeit vom
Beschallungswinkel. Nur bei einem Beschallungswinkel von < 60° ist eine vernünftige Strömungsanalyse möglich.

strierung erfolgt, sind Irrtümer bezüglich der Strömungsrichtung möglich – die
Untersuchung ist somit nur als Screening zu verwerten. Das bidirektionelle Verfahren
mit gleichzeitiger Registrierung der Strömungsrichtung vermeidet derartige Fehlbeurteilungen weitgehend, was allerdings eine beständige fortlaufende Registrierung auf
Papier oder einem digitalen Speichermedium voraussetzt.

5.1.2 Untersuchungstechnik

Die normale Untersuchung für den Leisten- und Oberschenkelbereich erfolgt in
Rückenlage mit möglichst geringer Aufrichtung des Oberkörpers. Bis zum Unter-
suchungsbeginn sollten zum Ausgleich der Strömungsverhältnisse etwa 1 bis 2 min
vergangen sein. In dieser Lage wird zunächst die Strömung über der V. femoralis communis untersucht. Ich empfehle im Gegensatz zu den meisten Literaturangaben
auch die Überprüfung von Refluxphänomenen epifaszialer Venen zunächst in dieser
Position: Zwar sind epifasziale Varizen bei stehender Untersuchungstechnik besser gefüllt und leichter zu finden, aber sie sind bei ausgeprägter Varikosis in stehender
Untersuchungsposition auch schon weitgehend angefüllt. Beim Valsalva-Preßversuch
wird deshalb nur noch ein geringes Blutvolumen nach peripher verschoben, was

kaum nachweisbar ist. Ausgeprägte Venektasien bedingen eine so langsame Strömungsgeschwindigkeit, daß der Reflux doppler-sonographisch evtl. nicht mehr erfaßbar ist. Liegt klinisch eine epifasziale Varikosis vor, die eindeutige Refluxe im Liegen nicht erkennen läßt, sollte die Untersuchung zusätzlich im Stehen erfolgen. Die Erfassung der Poplitea-Region erfolgt in Seiten- oder Bauchlage, alternativ auch im Stehen bei leicht angewinckeltem Kniegelenk. Zur Entspannung der Fossa poplitea in Bauchlage trägt ein flaches Kissen unter den Füßen bei. Nach einigen Sekunden ist das Venensystem wieder ausreichend angefüllt (Lageänderung), so daß die Untersuchung beginnen kann.

Weil an den Extremitätenvenen insbesondere bei horizontaler Untersuchung keine hohen Druckwerte vorliegen, darf die Dopplersonde nur mit minimalem Druck aufgesetzt werden. Dies gilt besonders für die Ableitungsstellen von epifaszialen, aber auch von tiefen Venen. Damit die Ultraschallwellen eindringen, ist ein Gel zu verwenden, so daß die Sonde die Haut nicht direkt berühren muß.

Bei primärer Varikosis soll die USD-Untersuchung Auskunft geben über die

- freie Durchgängigkeit des tiefen Venensystems,
- Klappeninsuffizienz epifaszialer Stamm- oder Perforansvenen und
- Refluxphänomene in den tiefen Leitvenen (Tab. 5-2).

Hierzu ist das Verhalten der spontanen Strömung über dem jeweiligen Ableitungspunkt zu beschreiben, evtl. Überprüfung der Atemabhängigkeit durch forcierte Atmung. (Besonders bei asthenischen Patienten kann bei ausgeprägter erregungsbedingter Pulsamplitude auch eine pseudo-arteriell modulierte Strömung festgestellt werden. Diese geht jedoch bei forcierter Atmung in eine atemabhängige Strömung über. Ein solcher Befund ist physiologisch.) Die Gesamtheit der erwähnten Befunde nennt man S (spontaneous)-Sounds. Der Zustrom kann von peripher zur Sonde hin durch manuelle Kompression des distalen Oberschenkels oder der Wade verstärkt werden: A (augmented)-Sounds. Die Überprüfung der A- und S-Sounds dient der Feststellung eines ungehinderten Abstroms über die untersuchten Venenabschnitte.

Von elementarer Bedeutung ist die normale Funktion der Venenklappen, die durch das Valsalva-Preßmanöver oder manuelle Bauchkompression überprüft wird. Die dabei auftretende Druckerhöhung im Bauchraum führt zu einer Verschiebung venösen Blutes nach peripher, bis ein suffizienter Klappenschluß eintritt. Ein künstliches Husten ist für diesen Test nach meiner Ansicht nicht zu verwenden, da der Druckaufbau nur kurzzeitig erfolgt und die schnell abebbenden Druckwellen nicht immer Klappeninsuffizienzen erkennen lassen. Vielmehr sind falsch-positive und falsch-negative Untersuchungsergebnisse die Folge. Ein korrekter Valsalva-Preßversuch führt hingegen zu einer deutlich registrierbaren Verschiebung des Blut-

Tab. 5-2: Venöse Dopplersonographie: Standarduntersuchung bei primärer Varikosis

Standarduntersuchung	Befundabhängige Ergänzungen bei Abklärung Varikosis
Liegender Patient (ruhige Lage seit > 2 Minuten)	
1. V. fem. com., 4 MHzÜ – Atemabhängigkeit seitengleich – Overshoot nach Valsalva seitengleich – A-Sound bei Oberschenkelkompression seitengleich – Reflux bei Valsalva	1. falls Reflux – eventuell Valsalvamanöver wiederholen mit proximaler Kompression der VSM

2. VSM in Kniehöhe, 8 MHz
– Spontanflow und Refluxbeurteilung bei Valsalva
	2.1 Spontanflow
	– auf Atemabhängigkeit prüfen
	2.2 falls in Kniehöhe kein Reflux
	  a) Valsalvamanöver bei Ableitung proximal wiederholen
	  b) Valsalvamanöver bei Ableitung über Seitenästen wiederholen
	2.3 bei deutlichem Pendelfluß
	  – Refluxstrecke direkt nach dem Hinstellen vom Knie an aufwärts verfolgen
	2.4 bei Varikosis mit sichtbarem Ursprung am lateralen Oberschenkel
	  – isolierte Ableitung und Valsalva

3. V. poplitea in Bauchlage, 4 MHz – freier Abstrom bei Wadenkompression – spontaner Reflux bei Dekompression der Wade – Reflux bei Valsalva – Reflux bei Oberschenkelkompression	3. falls Reflux – Messung mit 8 MHz Sonde im Stehen wiederholen und eventuell Verbindung mit oberflächlicher Wadenvarikosis überprüfen mit Kompressionsmanöver zur Differenzierung zwischen Leitvenen- und Parva-Insuffizienz

volumens nach peripher. Dabei ist die Zeitdauer bis zum vollständigen Klappenschluß, d.h. dem Sistieren (akustische Stille) der Strömung entscheidend. Bei ungenügendem Valsalva-Preßversuch mit verzögertem Druckaufbau ist ein „Plopp"-ähnliches Klappenschlußgeräusch zu vernehmen. Eine Fehleinschätzung kann dadurch entstehen, daß der Patient trotz scheinbaren Herauspressens des Bauches gleichzeitig ausatmet und damit keinen ausreichenden Druck aufbaut. Thoraxbewegung und simultane abdominale Palpation (Anspannung der Bauchmuskulatur) lassen dies erkennen. In der Aufzeichnung der Strömungsrichtung liegt u. a. der wesentliche (medizinische und forensische) Vorteil einer bidirektionellen Doppler-Untersuchung. Für die Beurteilung des Valsalva-Preßmanövers ist weiterhin wichtig, daß – egal wie weit nach peripher hin ein direkt einsetzender Reflux nachgewiesen werden kann – dieser über eine durchgehend klappendefekte, d.h. insuffiziente Verbindung aus dem Beckenbereich angefüllt worden sein muß. Lokal-segmentäre Klappeninsuffizienzen lassen sich über das Valsalva-Preßmanöver nicht nachweisen. Hierzu sind manuelle Kompressionsmanöver proximal und distal der Ableitungsstelle notwendig. Im Bereich eines klappeninsuffizienten Abschnittes lassen sich hierbei Refluxphänomene auf die Sonde hin bei proximaler Kompression bzw. distaler Dekompression auslösen. In beiden Fällen wird dies als eine negative, nach peripher hin gerichtete Strömung registriert. Ähnliches gelingt durch Änderung des hydrostatischen Drucks, z.B. durch Lageänderung (Wechsel vom Liegen zum Stehen).

Die beschriebenen Untersuchungskriterien sind für jede der Ableitungsstellen anzuwenden und entsprechend zu beschreiben. Das Ergebnis der Gesamtuntersuchung ergibt ein funktionell-morphologisches Bild vom tiefen und oberflächlichen Venensystem und deren Refluxe.

Nicht jede Ableitungsstelle bietet die gleiche diagnostische Sicherheit. Dies trifft für die primäre Varikosis, besonders aber für die Thrombose zu. Durchgängigkeit und Reflux der oberflächlichen Gefäße ist leicht zu lokalisieren. Die V. femoralis communis ist in der Leistenregion relativ mühelos zu orten, sie liegt medial der A. femoralis communis, die stets zuerst geortet werden sollte. Die Dopplersonde folgt sodann einem leichten Schwenk von etwa 15 Grad nach medial und wird um etwa 1/2 bis 1 cm in diese Richtung verschoben. Ist das Dopplersignal eindeutig atemabhängig, liegt kein relevantes Beckenabstromhindernis vor. Folgt dem Valsalva-Preßmanöver ein Reflux, muß dessen Richtung festgestellt werden: ins oberflächliche Venensystem, in Seitenäste, in die V. femoralis superficialis oder in die V. profunda femoris. Unter der Voraussetzung, daß anamnestisch kein frischer thrombotischer Verschluß der V. femoralis superficialis vorliegt, kann als erwiesen gelten, daß die proximalen Femoralis-superficialis-Klappen normal schließen, wenn es zu keinem Reflux kommt. Es ist jedoch nicht gleichzeitig eine Mündungsinsuffizienz der V. saphena magna (VSM) ausgeschlossen, da von außen nicht zu lokalisieren ist, ob man sich proximal oder distal des VSM-Abgangs befindet. Zusätzliche Refluxphänomene über den epifaszialen Stämmen und Seitenästen sind nach Maßgabe des klinischen Befundes auszuschließen. Dies wird nachfolgend auch in den Einzelbeispielen dargestellt.

Noch größere anatomische Unsicherheiten bestehen bei der Beschallung der Poplitea-Region, da sich hier mit der CW-Doppler-Technik bei fehlender Tiefenortung die

einmündenden Wadenvenen, die V. saphena parva und die V. poplitea nicht differenzieren lassen. Hinzu kommt, daß in mehr als 50 % eine Dopplung der V. poplitea vorliegt. Weiterhin weist die V. saphena parva eine große Varianz in ihrer Einmün-
dungslokalisation auf: von 2 cm unter- bis 10 cm oberhalb des Kniegelenkspalts.
Nachgewiesene Refluxphänomene in dieser Region bedürfen somit immer der weiteren Differenzierung mittels bildgebender Verfahren.

Standard- und ergänzende Untersuchung beschreibt Tabelle 5-2.

5.1.3 Perforantes-Diagnostik

Eine Perforans-Insuffizienz ist in aller Regel von wesentlicher klinischer Bedeutung
und sollte grundsätzlich behandelt werden, bevor es durch den Blow-Out-Effekt zu
trophischen Störungen kommt. Dabei erscheint die doppler-sonographische
Untersuchung zur Perforanteslokalisation insbesondere bei den Möglichkeiten der
farbcodierten Duplexsonographie für den Praxisalltag kaum geeignet, auch wenn
Lehrbücher Gegenteiliges ausführen. Bei der Untersuchung muß ein Reflux aus dem
tiefen Leitvenensystem über die insuffiziente Perforansvene in oberflächliche Venen
nachgewiesen werden. Hierzu sind epifasziale Refluxphänomene mittels Pelottenkompression oder Auflage einer Ringkompression um die vermutete Perforans-
insuffizienz zu eliminieren. Gleichzeitig ist entweder eine manuelle Kompression im
Wadenbereich oder eine Dorsalflexion des Fußes notwendig, um entsprechendes
Volumen abzupumpen, das über die insuffiziente Perforans nach epifaszial durchtritt.
Klinisch sind aber vor allem die Cockett-Gruppen 1 und 2, seltener 3, für die
Ulkusentstehung von Bedeutung. Die Untersuchung der Cockett-Gruppen 1 und 2
ist aber durch Bewegung und Manipulation erschwert und in ihrer Validität beeinträchtigt. Die Treffsicherheit, eine isolierte Perforansinsuffizienz zu diagnostizieren,
liegt sowohl bei palpatorischer (Tastung nach Faszienlücken) als auch bei doppler-so-
nographischer Untersuchung bei je 70 %. Die Kombination beider Methoden erreicht eine Treffsicherheit von 75 %, welches den zeitlichen Aufwand der Doppler-
Sonographie nicht rechtfertigen dürfte.

Die CW-Doppler-Sonographie ist für die Perforansdiagnostik aus folgenden
Gründen entbehrlich:

– keine höhere Sensitivität als die Palpation
– zeitlich aufwendig
– falsch positive und negative Befunde (Artefakt)

Normalbefund: Bei oben beschriebenem Ablauf finden sich weder am liegenden
Patienten über der V. femoralis communis, der Saphena magna oder der Poplitea,

noch im Stehen über den Stämmen der Saphena magna und parva oder den Perforantes Refluxphänomene nach Valsalva-Preßversuch bzw. Kompressionstests. Klappenschäden sowohl im tiefen Leitvenensystem als auch größere transfasziale Insuffizienzen können so ausgeschlossen werden. Lokale Pendelflußphänomene über Seitenastvarizen sind bei lokaler Kompression-Dekompression Zeichen einer lokalen Varikosis mit Klappendestruktion, solange es sich hierbei um kleinere Äste handelt und Refluxphänomene beim Valsalva-Preßmanöver nicht nachweisbar sind (Abb. 5-3 a).

5.1.3.1 Primäre Stammvarikosis der Saphena magna mit Crossen-Insuffizienz

Bei Strömungsableitung über der Leistenregion kann ein Reflux nachgewiesen werden, wenn man sich mit der Dopplersonde oberhalb bzw. im Bereich des Saphena magna-Abgangs befindet. In diesem Falle wäre der Reflux zunächst nicht von demjenigen des tiefen Leitvenensystems zu unterscheiden. In der Literatur wird hierzu regelmäßig angegeben, man solle mittels Bandage den Reflux in die V. saphena magna unterbinden. Dann sei bei einer Wiederholung des Valsalva-Preßmanövers dieser Reflux nicht mehr nachweisbar. In der Praxis ist dies ein sehr unzuverlässiges Manöver, da man bei persistierendem Reflux nicht sicher sein kann, ob die entsprechende Bandage richtig angelegt wurde. Meist sind doch noch distal der Bandage über der epifaszialen Varikosis Refluxphänomene nachzuweisen. Andererseits kann durch eine Bandagierung die tiefe Vene so weit komprimiert werden, daß eine leichte Klappeninsuffizienz behoben wird. Man könnte so fälschlicherweise annehmen, der Reflux betreffe nur das oberflächliche Venensystem. Sind entlang der Stammvarikosis der Saphena magna Refluxphänomene positiv und über der V. poplitea negativ, so dürfte eine Crossen-Insuffizienz vorliegen. Eine weiter nach distal reichende Klappeninsuffizienz tiefer Venen wird somit unwahrscheinlich. Ein fehlender Refluxnachweis über der Leistenregion schließt zwar eine Crossen-Insuffizienz nicht aus, macht aber eine Klappeninsuffizienz der proximalen V. femoralis superficialis unwahrscheinlich. Die Crossen-Insuffizienz läßt sich durch den Reflux über der Varikosis beim Valsalva-Preßversuch nachweisen. Die doppler-sonographische Refluxstrecke nach distal korreliert streng mit dem phlebographischen Befund und wird nach Hach in 4 Stadien eingeteilt (Abb. 5-3 b). Ihre genaue Beschreibung ermöglicht eine selektive Varizenchirurgie mit Erhalt der noch gesunden Abschnitte. Läßt sich die Refluxsituation zwischen oberflächlichem und tiefem Venensystem nicht eindeutig differenzieren oder finden sich Reflux in beiden Bereichen, muß die Diagnostik mit funktionellen Messungen und duplex-sonographisch bzw. phlebographisch fortgesetzt werden. Die schon früher eher selten anzuwendende Becken-Preßphlebographie zur Abklärung einer atypische Refluxsituation in die V. femoralis superficialis oder in das Profunda femoris-System ist heute eigentlich nicht mehr notwendig.

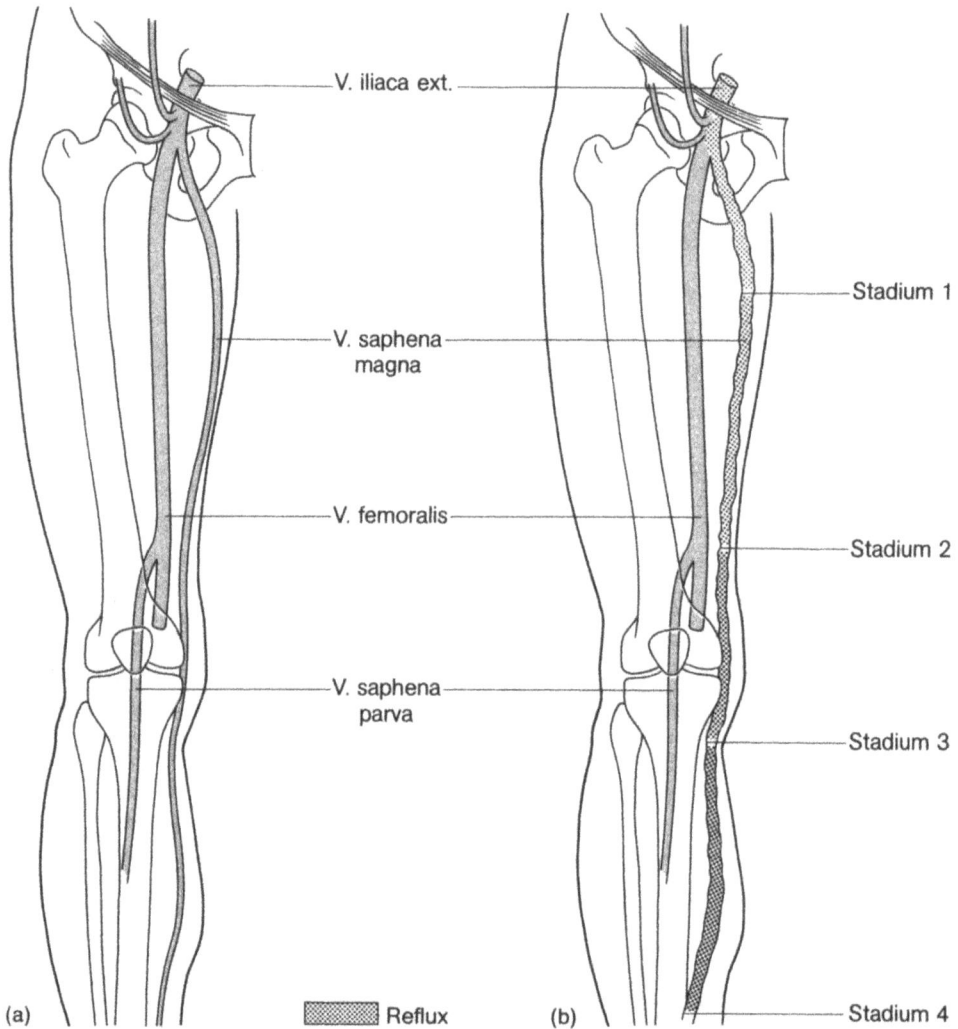

Abb. 5-3:   **a:** Schematisierte Darstellung der USD-Strömungsbefunde: Hellgrau gezeichnete
Bereiche zeigen einen Normalbefund. **b:** Stammvarikosis der V. saphena magna
mit der Bezeichnung der Refluxlängenstrecken nach Hach.

5.1.3.2 Kombinierte Stamm-Seitenast-Varikosis

Die grundsätzliche Problematik der Refluxdiagnostik im Leistenbereich behandelt
Abschnitt 5.1.3.1. Klinisch imponiert meist nur eine Seitenast-Varikosis, die ab
Mitte des Oberschenkels relativ medial und nahe dem Magna-Stammgebiet ent-
springt (Abb. 5-4 a). Doppler-sonographisch spürt man diesen Refluxtyp auf, indem
man den Befund während des Valsalva-Preßversuchs entlang der Seitenast-Varikosis

nach proximal verfolgt. Ein atypischer Verlauf einer separaten und parallel zum Magnastamm verlaufenden Saphena accessoria lateralis ist allerdings doppler-sono-graphisch nicht sicher auszuschließen. Besser differenziert die Duplex-Sonographie und noch eindeutiger die Phlebographie. Häufig ist der Befund auch mit einem weiter nach distal reichenden Reflux in der Saphena magna kombiniert, die deshalb bis Kniehöhe zu untersuchen ist, auch wenn keine ausgeprägte Unterschenkel-Varikosis besteht.

5.1.3.3 Seitenast-Varikosis mit Crossen-Insuffizienz

Läßt sich der Reflux nach proximal über eine Seitenast-Varikosis in Richtung ventraler Oberschenkel-Leiste verfolgen, so liegt der Verdacht auf eine isoliert abge-hende Seitenast-Varikosis mit Crossen-Insuffizienz nahe (Abb. 5-4 b). Ein differen-ziertes therapeutisches Vorgehen könnte sich ergeben, wenn Refluxe anderer Venen-stämme nicht vorliegen.

5.1.3.4 Inkomplette Stammvarikosis vom Seitenasttyp

Hierbei findet sich zunächst ein typischer Reflux über der V. saphena magna am di-stalen Ober- oder Unterschenkel (Abb. 5-5 a). Bei Verfolgung des Saphena magna-Stammes zur Leiste ist jedoch meist ein plötzlich atypischer Verlauf zum ventralen Oberschenkel hin festzustellen. Im Gegensatz zur Stammvarikosis vom Perforanstyp „verschwindet" jedoch hier nicht plötzlich die Refluxstrecke. In diesem Fall sollte in Abhängigkeit von der Klinik weitergehend bildgebend diagnostiziert werden.

5.1.3.5 Inkomplette Stammvarikosis bei proximaler Leitveneninsuffizienz

Über der V. saphena magna (distaler Oberschenkel) wird unter Valsalva-Preßversuch ein eindeutiger Reflux nachgewiesen, der nach proximal plötzlich verschwindet. Gelegentlich ist der Reflux auch nach ventral zu verfolgen, was die Abgrenzung gegen den unter Punkt 5.1.3.4 genannten Befund erschwert. Über der Leistenregion ist beim Preßversuch ein ausgeprägter Reflux vorhanden. Ist dieser über der Poplitea-Region nicht nachzuweisen, so ist eine Konstellation zu vermuten, wie sie Abb. 5-5 b schematisiert wiedergibt. Komplizierter wird jedoch die Situation, wenn gleichzeitig eine isoliert aus der Crosse abgehende Seitenast-Varikosis existiert. Des weiteren kann auch eine weiter nach distal reichende Leitveneninsuffizienz in Erscheinung tre-

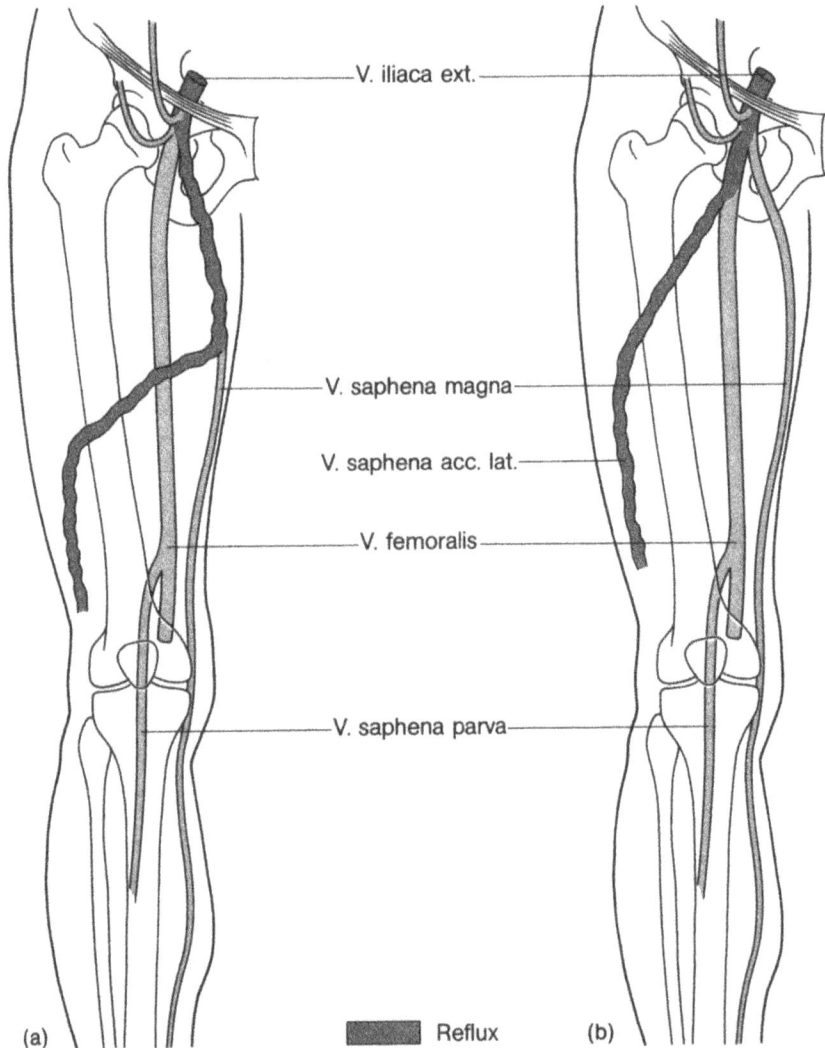

Abb. 5-4: **a:** Kombinierte Stamm-Seitenastvarikosis. **b:** Separat abgehende Seitenast-
varikosis mit Crossen-Insuffizienz.

ten, evtl. kombiniert mit einer Parva-Mündungsinsuffizienz (s. 5.1.3.8, Abb. 5-6).
Finden sich jedoch dabei in der Fossa poplitea unklare Flußsituationen während des
Valsalva-Preßmanövers, kann es sich auch um eine zusätzliche Variante mit
Verbindung einer Giacomini-Anastomose handeln (siehe 5.1.3.9, Abb. 5-7). In die-
sem Falle wird man nur durch die Duplexsonographie, evtl. sogar besser durch die
Phlebographie eine definitive Abklärung erwarten können.

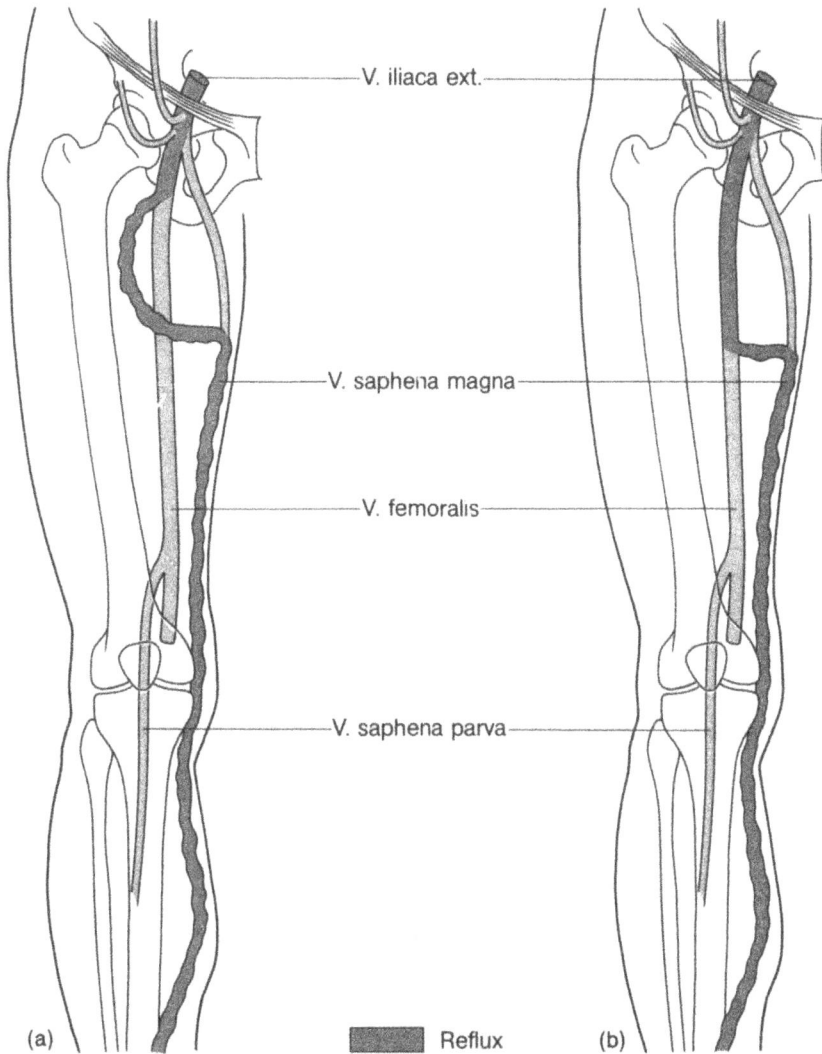

Abb. 5-5: **a:** Seitenastvarikosis mit Crossen-Insuffizienz als ursächliche Auffüllung einer inkompletten Stammvarikosis. **b:** Dodd-Perforansinsuffizienz mit proximaler Leitveneninsuffizienz.

5.1.3.6 Isolierte inkomplette Stammvarikosis

Refluxphänomene über dem tiefen Leitvenensystem sind hier nicht existent. Über der V. saphena magna (distaler Oberschenkel oder in Kniehöhe) finden sich typische Pendelflußphänomene, die auf eine lokale Ektasie hinweisen. Beim Valsalva-Preßversuch kommt es jedoch zu keinem Reflux. Um den Verdacht zu erhärten, muß die Refluxsituation, unmittelbar nachdem der Patient sich hingestellt hat, überprüft werden. Durch die hydrostatischen Veränderungen wird man über der Saphena magna einen Reflux nachweisen können, der ausgeprägt bis etwa Oberschenkelmitte zu verfolgen ist. Hier scheint der Reflux plötzlich abzubrechen und ist auch in der Umgebung nicht wieder aufzufinden. Beim Valsalva-Preßmanöver erfolgt keine sofortige Refluxverstärkung. Ist der varikös veränderte oberflächliche Venenabschnitt relativ vollgelaufen, stellt man auch nach Valsalva-Manöver keinen oder nur noch einen geringen Reflux fest, der sich aber nicht von proximal aus den Crossen herleitet. Im Gegensatz zu diesem setzt er eher zögernd ein und ist weniger intensiv, verstärkt sich jedoch bei peripherer Muskelkompression (Abb. 5-6 a). Bei verstärktem Blutangebot über das tiefe Venensystem wirkt dabei die Perforansinsuffizienz wie ein Leck, über das es zum Reflux kommt, da der Abstrom nach zentral durch das Valsalva-Preßmanöver verhindert ist. Im Gegensatz zu Refluxphänomenen, z. B. mit Crosseninsuffizienz, setzen diese nur verzögert und deutlich schwächer ein.

5.1.3.7 Isolierte Insuffizienz der V. saphena parva

Wie im Abschnitt Untersuchungstechnik schon erläutert, ist mit der cw-Dopplertechnik eine exakte Tiefenortung nicht möglich. Somit lassen sich Refluxphänomene in der Poplitea-Region nicht exakt differenzieren. Eine Parva-Insuffizienz kann aber dennoch „wahrscheinlicher" gemacht werden. Man untersucht hierzu den Patienten stehend mit der 8 MHz-Sonde. Durch Kompression-Dekompression im Saphena parva-Gebiet können bei isolierter Parva-Insuffizienz Pendelflußphänomene in der Kniekehle nachgewiesen werden (Abb. 5-6 b). Lassen diese sich über einen eindeutigen Stamm weiter bis in die proximale Wade verfolgen, so handelt es sich nicht um Refluxphänomene der tiefen, sondern viel wahrscheinlicher der oberflächlichen Venen. Zwischen Wadenvenen oder Saphena parva ist allerdings kaum zu unterscheiden. Hierzu bedarf es der Duplex-Sonographie, besser der Phlebographie (siehe dort). Beim Valsalva-Preßversuch tritt bei der isolierten Parva-Insuffizienz zunächst keine spontane Refluxverstärkung auf, allenfalls ein später einsetzender, schwacher, kontinuierlicher Reflux. Zur Erläuterung dieses Phänomens sei auf den Abschnitt 5.1.3.6 verwiesen.

5.1.3.8 Insuffizienz der V. saphena parva und tiefer Leitvenen

Zunächst fällt ein Reflux im Leistenbereich auf, für den sich keine Erklärung von Refluxphänomenen epifaszialer Stammvenen im Oberschenkelverlauf findet. Ggf. imponiert über der Poplitea-Region ein Reflux, der mit dem Valsalva-Preßmanöver einsetzt. Der Reflux bei hohem Saphena parva-Abgang entzieht sich oft des Nach-

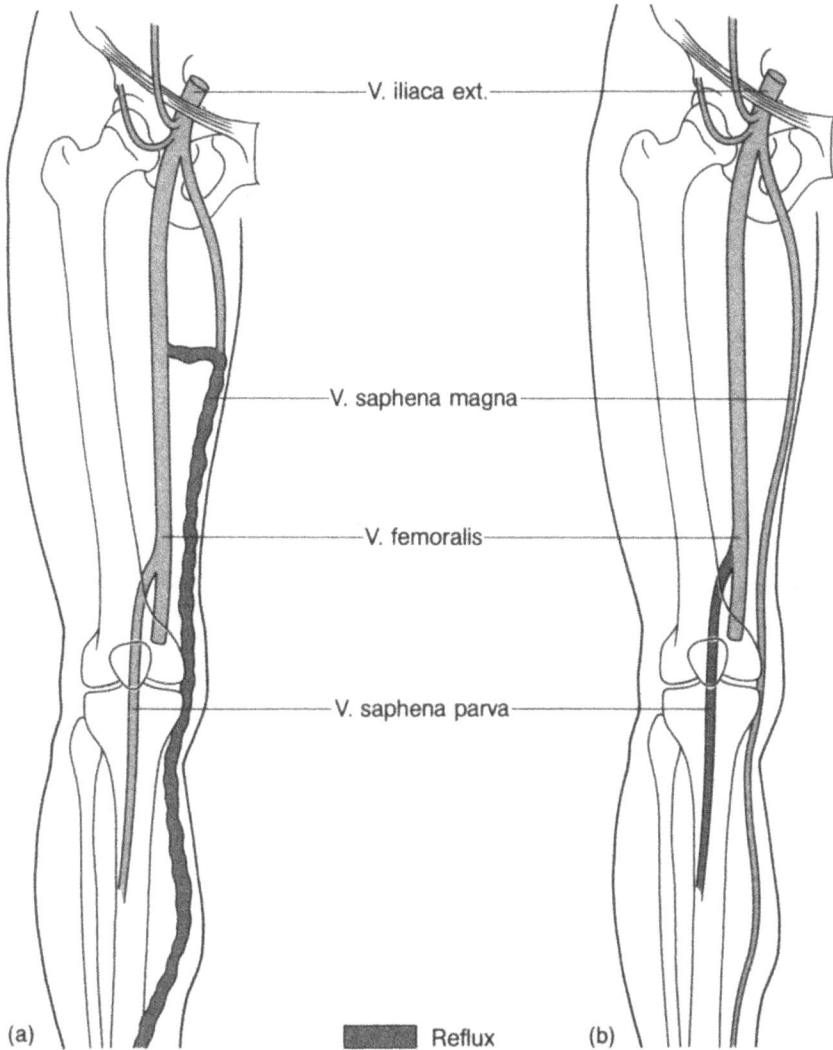

Abb. 5-6:   **a:** Dodd-Perforansinsuffizienz ohne proximale Leitveneninsuffizienz. **b:** Isolierte
V. saphena parva-Insuffizienz; Reflux nur als Pendelfluß nach Kompression der
V. saphena parva im Stehen.

weises, wenn die übliche 4 MHz-Sonde verwendet wird. Bei stehender Untersuchungsposition lassen sich mit der 8 MHz-Sonde zunächst Pendelflußphänomene
entlang der Parva auslösen. Direkt nach dem Hinstellen kann man u. U. eine
Leitveneninsuffizienz schon auf Grund des ausgeprägten und anhaltenden Refluxes
bei Lageänderung vermuten. Im Gegensatz zur isolierten Parva-Mündungsinsuffizienz kommt es dann jedoch zusätzlich beim Valsalva-Preßversuch zu einer spontanen und ausgeprägten Refluxverstärkung. Zusammen mit dem Reflux über der

V. femoralis ist der genannte Befund zu erheben (Abb. 5-7 a). Der Erkennung einer solchen zusätzlichen Leitveneninsuffizienz als Ursache für eine Saphena parva-Insuffizienz kommt wesentliche Bedeutung zu. Bei operativer Sanierung oder Verödung muß man mit einer ungleich höheren Rezidivquote rechnen. Trotz subfaszialer Ligatur der Parva besteht die Ursache für die in diesem Bereich erhöhten Druckverhältnisse mit der Leitveneninsuffizienz weiter.

5.1.3.9 Inkomplette Stammvarikosis bei Giacomini-Anastomose

Eine Verlängerung der V. saphena parva bildet oft die V. femoro-poplitea, die jedoch rudimentär angelegt ist. Die Parva-Mündungsinsuffizienz läßt u. U. einen Reflux entlang des Gefäßes vermissen. Statt dessen beobachtet man eine vermehrte Anfüllung der V. femoro-poplitea mit zunächst nach zentral gerichtetem Fluß. Vermutlich kommt es unter dieser zusätzlichen Volumenbelastung zu einer Ektasie der Femoropoplitea (siehe auch Kapitel Phlebographie). Die variköse V. femoro-poplitea kann in der Regel Anschluß an das Saphena magna-Stammgebiet über die V. saphena accessoria medialis gewinnen. Die V. saphena magna wird nun ihrerseits unter der Volumenbelastung deszendierend ektatisch, was zu einer inkompletten Stammvarikosis führt. Doppler-sonographisch sprechen die folgenden Kriterien für diesen Befund (Abb. 5-7 b):

a) Im Saphena magna-Stammgebiet finden sich Pendelflußphänomene und ein Reflux beim Hinstellen.
b) In der Poplitea-Region ergibt sich bei Valsalva-Preßmanöver ein über den dorsalen Oberschenkel verfolgbarer paradoxer, d. h. nach zentral gerichteter „Reflux". Dieser Befund ist allerdings doppler-sonographisch nicht eindeutig und mit der Duplex-Sonographie nur mühselig wirklich eindeutig anatomisch zu verifizieren, so daß sich häufig die phlebographische Abklärung empfiehlt.

5.1.3.10 Laterale Profunda perforans-Insuffizienz

Auch eine laterale Seitenastvarikosis kann eine transfasziale Insuffizienz aufweisen. Diese wird dann meist über das Profunda femoris-System gespeist, vereinzelt aber auch über atypische Muskelvenen. Doppler-sonographisch läßt sich nach dem Hinstellen ein auffällig kräftiger Reflux über dieser lateralen Seitenastvarikosis nachweisen (Abb. 5-8 a). Im Gegensatz hierzu kann man ilio-femoralen Refluxen weiter bis in den Hüft- und Gesäßbereich nachgehen. Verstärkt sich dieser beim Valsalva-Preßmanöver nur mäßig, so liegt nur eine isolierte Profunda perforans-Insuffizienz

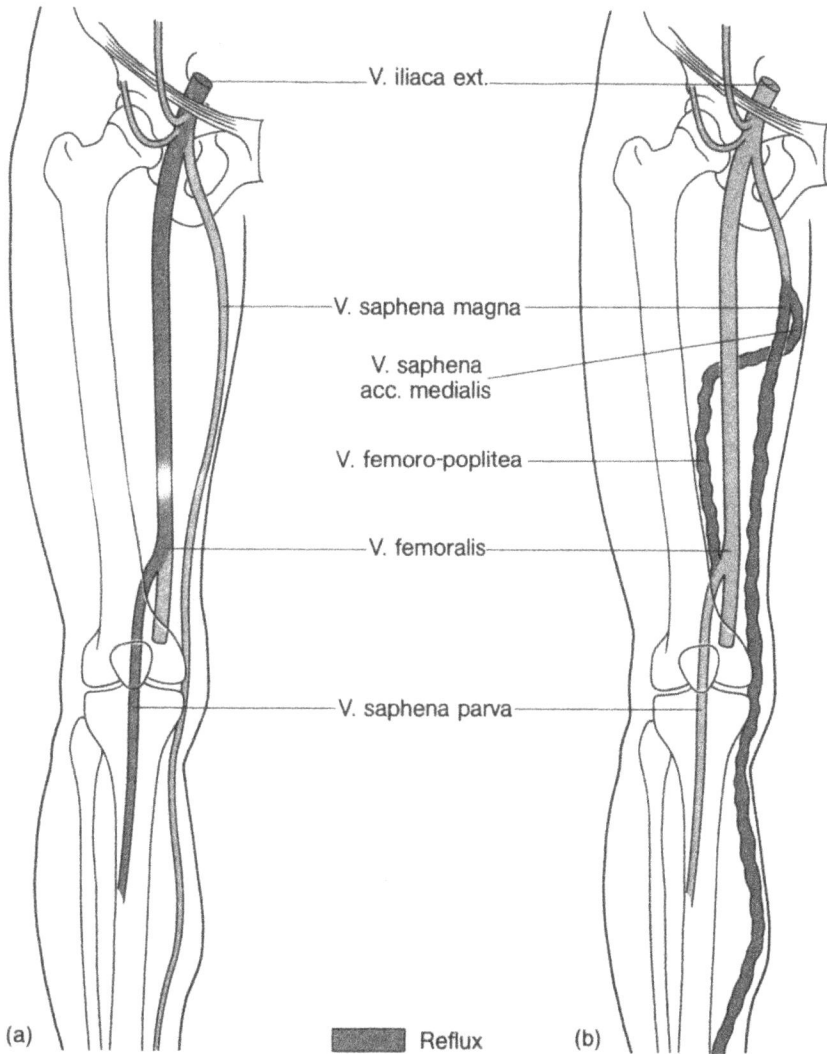

Abb. 5-7: **a:** Kombinierte Leitvenen- und Parva-Insuffizienz. **b:** Giacomini-Anastomose als Ursache für eine inkomplette Stammvarikosis der V. saphena magna.

vor. Kommt es vor allem beim liegenden Patienten zu einem starken Reflux, der nicht durch vom ventralen Oberschenkel her kommende Seitenäste erzeugt wird, so kann neben der Profundainsuffizienz auch ein Reflux im Sinne einer proximal vorgeschalteten Leitveneninsuffizienz angenommen werden. Bei letzterem Verdacht empfiehlt sich vor allem eine duplexsonographische Abklärung.

5.1.3.11 Leitveneninsuffizienz – postthrombotisches Syndrom (PTS)

Doppler-sonographisch ergeben Leitveneninsuffizienz und PTS den gleichen Befund: Nachweis einer Refluxsituation über den tiefen Leitvenen nach distal (Abb. 5-8 b). Die Doppler-Sonographie ist hierbei hoch sensitiv, wobei die Ätiologie jedoch nicht geklärt werden kann. Am Unterschenkel ist die Refluxdiagnostik über den tiefen Venengruppen deutlich eingeschränkt. Es kommt ihr allerdings eine höhere Bedeutung zu als der Untersuchung bei Verdacht auf eine tiefe Unterschenkelvenenthrombose. Im Gegensatz zu der geringen Spezifität – eine Strömung über einem be-

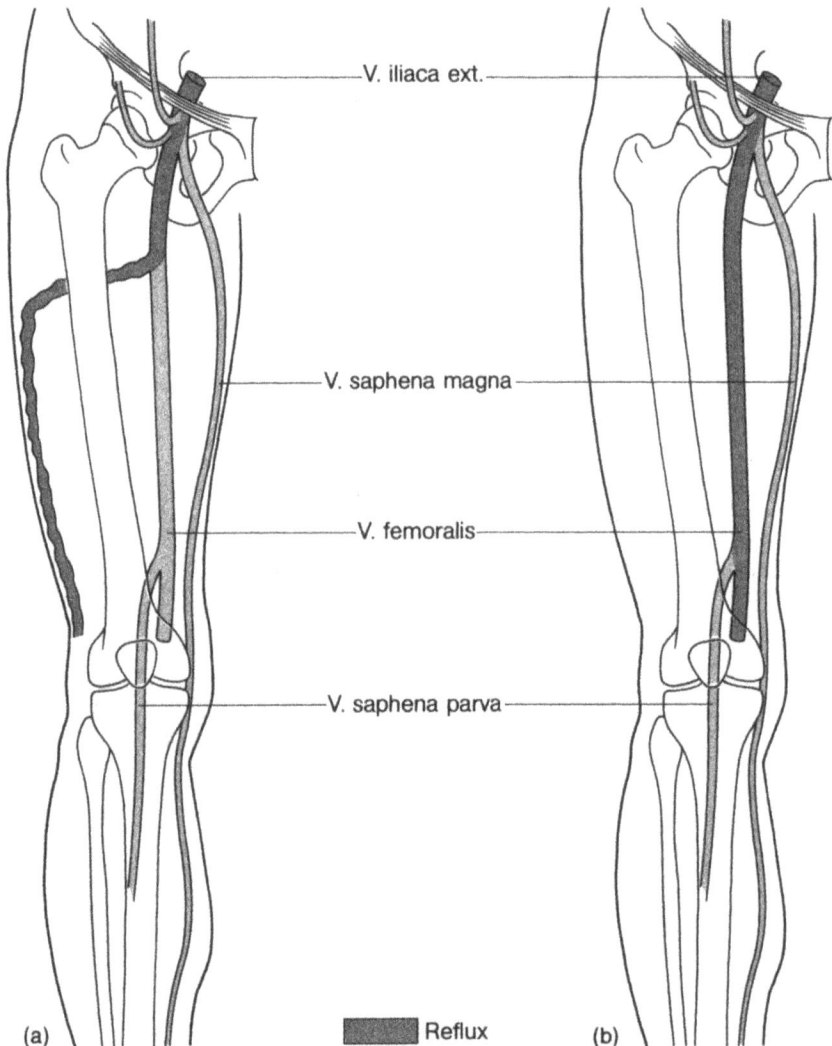

Abb. 5-8: **a:** Laterale Profunda Perforans-Insuffizienz. **b:** Isolierte Leitveneninsuffizienz.

stimmten Abschnitt der Unterschenkelvenen ist kaum nachzuweisen – kann bei Refluxen über den tiefen Unterschenkelvenen mit hoher Sicherheit eine Klappeninsuffizienz der jeweiligen Venengruppe vermutet werden. Man prüft dies durch Aufsetzen etwa in der Höhe der Knöchelregion, wobei durch rhythmische Vorfußkompression eine entsprechende Strömungsbeschleunigung zur Ortung der Gefäße erzeugt wird. Kommt es bei Dekompression am Vorfuß oder bei proximaler Unterschenkelkompression zu einer Verstärkung des Refluxes, so kann eine entsprechende Klappendestruktion angenommen werden. Weiterhin ist im Seitenvergleich zu bestimmen, in welcher Zeit bei Vorfußkompression eine deutliche Abnahme des austreibbaren Blutvolumens erfolgt. Dies erlaubt, den Kompensationsgrad der peripheren Venen einzuschätzen. Besonders wichtig ist hierbei die Tibialis posterior-Venengruppe, da diese hauptsächlich auf einen Kollateralabfluß über das epifasziale Venensystem angewiesen ist. Bei postthrombotischen Veränderungen wird die für die Ulcusbildung empfänglichste Region der Bisgaard-Kulisse schlecht entsorgt.

5.2 Ultraschall-Doppler-Sonographie bei Thrombose

Hämodynamik: Die doppler-sonographische Thrombosediagnostik beruht auf den folgenden 5 *Prinzipien*:

– Fehlende Strömung an anatomisch typischer Stelle.
– Erfolgt die Untersuchung distal vom thrombotischen Verschluß, ist die Atemmodulation der Strömung aufgehoben. Der für die ständig nach zentral gerichtete Strömung verantwortliche Druck in den Venen ist hier größer als die durch forcierte Atmung hervorgerufene Druckmodulation.
– Mit dem Valsalva-Preßversuch läßt sich daher kein Strömungsstopp erzielen. Allerdings ist eine Abschwächung der nach zentral gerichteten Strömung festzustellen, wenn der Thrombus nicht vollständig okkludiert oder ausgeprägte Kollateralen vorliegen. Refluxphänomene weisen auf eine ältere Thrombose mit Rekanalisation und Zerstörung der Klappenstrukturen hin. Eine frische Aufpfropfthrombose kann dann nicht diagnostiziert werden.
– Bei Strömungsableitung proximal des Verschlusses sind die sog. A-Sounds (siehe 5.1.2) abgeschwächt oder aufgehoben, da der freie Zustrom zur Sonde hin behindert ist. Ein Kompressionsmanöver löst allenfalls Fehlbeurteilungen aus, weil die Kollateralvenen ebenfalls komprimiert werden.
– Ein indirektes Thrombosezeichen ist die gesteigerte Strömung über epifaszialen Kollateralvenen. Durch den in den tiefen Venen behinderten Abfluß kommt es zu

einer vermehrten Anfüllung der epifaszialen Venenstämme, insbesondere der V. saphena magna. Dies kann soweit gehen, daß über diesen Kollateralen sogar eine Atemabhängigkeit festgestellt wird, sofern nicht ein thrombotischer Prozeß in der Beckenetage vorliegt.

Für die Diagnostik gilt allgemein, daß sie rein qualitativ im Seitenvergleich durchzuführen ist und auch schon geringe Differenzen oder Verringerungen der atemabhängigen Manöver als thromboseverdächtig zu betrachten sind.

Lokalisation: Unter Berücksichtigung der Treffsicherheit (siehe gesonderten Abschnitt) wird man sich auf zwei große Abschnitte der Lokalisation beschränken müssen:

1. *Beckenvenenthrombose.* Die Atemabhängigkeit der Strömung ist aufgehoben (Abb. 5-9). Zudem findet sich eine hochfrequente Kollateralströmung oberflächlicher Venen in der Leistenregion, die häufig besser mit der 8 MHz-Sonde registriert werden. Das Valsalva-Preßmanöver verläuft negativ.

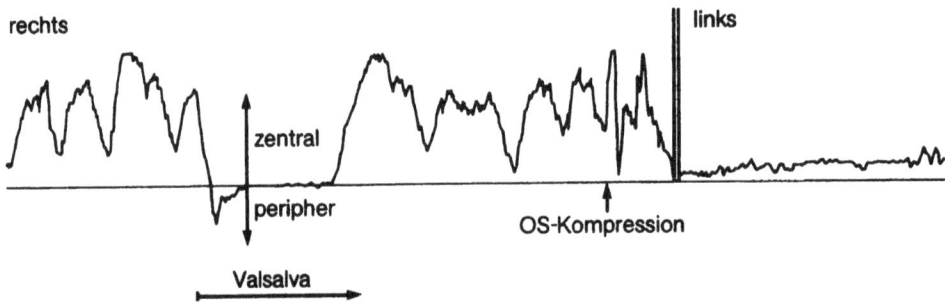

Abb. 5-9: USD-Befund bei frischer Beckenvenenthrombose links: rechts normal atemabhängige Strömung, links gleichmäßige Kollateralströmung.

2. *Poplitea-Oberschenkel-Thrombose.* Die Strömung über der V. femoralis communis ist atemabhängig. Ihre Amplitude kann wegen des von peripher her verminderten Zustroms verringert sein. Über der V. poplitea fehlt die Atemmodulation. Auch hier gelingt u. U. mit der 8 MHz-Sonde eine bessere Strömungsableitung, die z. B. durch die V. saphena parva als Kollateralgefäß hervorgerufen sein kann. Abb. 5-10 gibt diesen Befund wieder.

3. *Proximale Unterschenkelvenen- und Popliteathrombosen.* Normale atemmodulierte Strömungsverhältnisse über der Beckenetage und der proximalen Popliteregion sind die Regel. Eine Abschwächung der A-Sounds kann vorkommen. Dies ist bei freien Wadenvenen aber nicht zu erwarten. Als einziger diskreter Hinweis findet

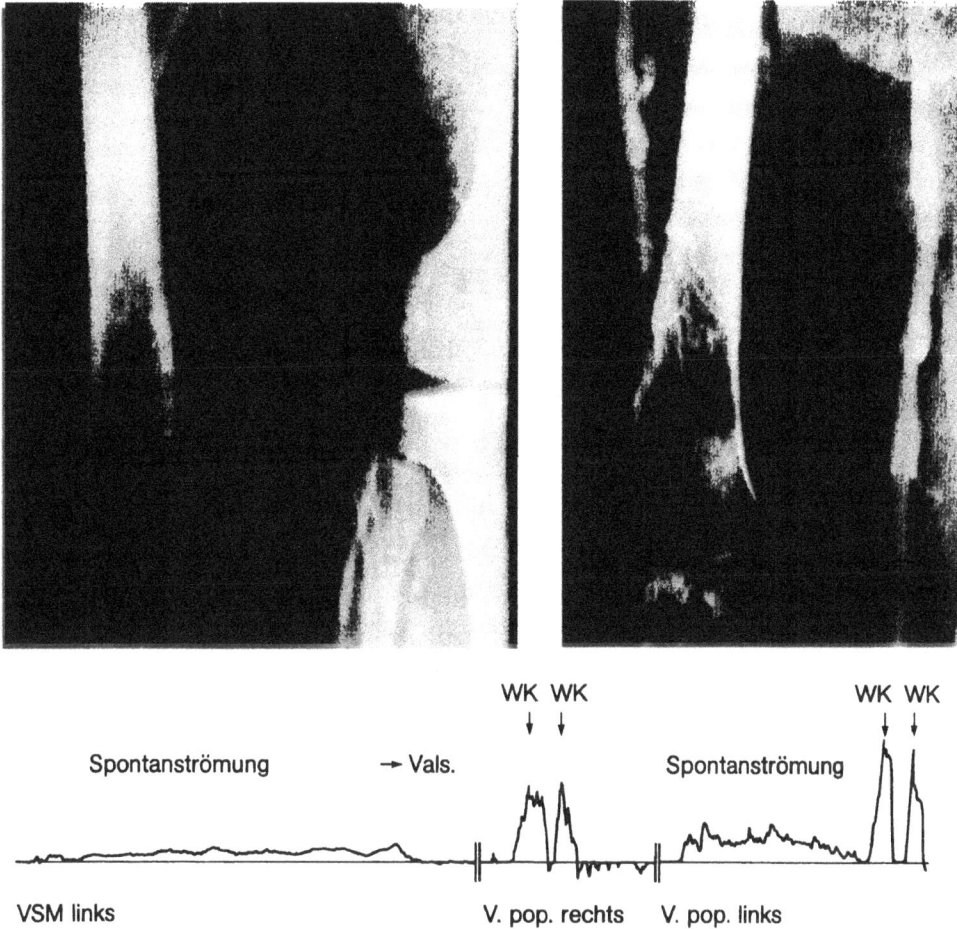

Abb. 5-10: Phlebographisch weitgehend komplette, frische, tiefe Beinvenenthrombose – doppler-sonographisch normal atemabhängige Strömung über der Leistenregion (nicht abgebildet), scheinbar normale Strömung über der Poplitea-Region bei Wadenkompression, hervorgerufen durch die kräftige Parva-Kollaterale. Spontanströmung über der V. saphena magna und parva.

sich häufig eine einseitige erhöhte spontane Strömung über der V. saphena magna in Kniehöhe.

Von proximal nach distal nimmt die Treffsicherheit ab. Im allgemeinen muß zusätzlich phlebographiert oder duplex-sonographiert werden.

4. *Kombination von Becken- und Oberschenkelvenenthrombose:* Sie ist bei gemeinsamem Vorliegen der Befunde von 1. und 2. anzunehmen. Die Ausdehnung der Thrombosestrecke, insbesondere nach peripher hin, ist doppler-sonographisch nicht zu erfassen.

Falsch negative Befunde ergeben sich bei:
- nicht vollständig okkludierenden Thromben. Distal vom Thrombus bleibt die Atemabhängigkeit der Strömung bestehen. Proximal des partiellen Verschlusses können normale A-Sounds erzeugt werden.
- guter Kollateralisation nach länger bestehender Thrombose oder primärer Stammvarikosis, die dann auch sofort für einen guten Kollateralabfluß sorgt. Die Atemabhängigkeit der Strömung und der Zustrom sind scheinbar normal.
- doppelläufigen Venen. Dies trifft vor allem für die Vv. femoralis et poplitea zu, deren Ab- und Zustrom normal erscheinen.

Falsch positive Befunde ergeben sich bei:
- Kompressionsphänomenen von außen, die zu scheinbaren Abflußhindernissen der Venen führen. Im Beckenbereich trifft dies vor allem auf komprimierende Tumoren zu. In der Poplitearegion kann ein solcher Befund durch eine Baker-Zyste oder ein proximales Wadenhämatom vorgetäuscht werden.
- zu festem Andruck der Doppler-Sonde. Insbesondere in der Leistenregion führt dies zu einer pseudo-kollateralen hochfrequenten Strömung.
- Traumata an den unteren Extremitäten, die entzündliche Schwellungen hervor-rufen. Auch führen Gewebsentzündungen, z.B. bei Erysipel, zu erhöhten Blut-volumina mit Abfluß über das epifasziale Venensystem. Dies wird fälschlich als Kollateralfluß eingestuft.

Die Treffsicherheit der USD bei Thrombose faßt Tabelle 5-3 zusammen.

5.3 Duplex-Sonographie

Duplex-Sonographie bedeutet die kombinierte Anwendung der B-Bild- und der ge-pulsten Doppler-Sonographie, bei simultaner Anwendung und gleichzeitiger farb-codierter Darstellung der Flußphänomene in den Gefäßen spricht man von Triplex-Sonographie. Die technische Rechnerleistung vor allem voll oder weitgehend digital aufgebauter Geräte ist heute so hoch, daß dies mit guter Bild-, Bildfrequenz- und Dopplerqualität erfolgt. Auch kleine peripher gelegene Gefäße können untersucht werden, nachdem technisch hochauflösende Sonden mit hoher Sendefrequenz (7,5–10 MHz im Normalfall, aber auch bis 14 MHz) eine genügend differenzierte Darstellung der Gefäße im Hals-, Leisten- und Extremitätenbereich (sogar der Finger) ermöglichen. Das B-Bild dient der Lokalisation und Beurteilung der Gefäß-morphologie. Refluxverdächtige Gefäßabschnitte zeigt die farbcodierte Strömungs-darstellung, der gepulste Dopplerstrahl erlaubt die Darstellung von Strömungsin-

Tab. 5-3: Treffsicherheit der USD-Thrombosediagnostik, aufgeschlüsselt nach Thromboselokalisation

1. Becken
   – gut bis sehr gut

2. Oberschenkel-Etage
   – ca. 60–70%, wenn keine sonstigen Ursachen für suprafasziale Flowsteigerung
     vorliegen.
   Irrtum bei:
   a) Doppeltanlage
   b) nur segmentärer Thrombusbildung
   c) bei längerer Bettruhe: Flowmenge allgemein reduziert = kein Spontanflow
   d) scheinbar normaler Flow über V. fem. com., bei gutem Kollateralflow über Prof. fem.

3. Poplitea
   – ungenügend weil:
   a) Soleusvenen oder VSP normale Strömung auch bei Wadenkompression vortäuschen
      können
   b) Doppeltanlage möglich

4. Unterschenkel-Etage
   – generell ungenügend im Gegensatz zur PTS-Diagnostik, weil:
   a) tiefe Unterschenkelvenen immer paarig angelegt
   b) Vv. tib. ant. nur schlecht, Vv. fib. kaum zu beschallen sind
   c) Wadenvenen nicht isoliert zu beschallen sind

tensität, Geschwindigkeit und Richtung gezielt für einen Ort und im zeitlichen
Verlauf. Dies zu dokumentieren ist notwendig, da die Farbdokumentation zum einen
nur eine gemittelte Darstellung der Strömungsgeschwindigkeit erlaubt, zum anderen
bei fixierter Bilddokumentation nur einen Momentausschnitt der Strömung. Würde
ein Bild z. B. bei einer physiologischen Strömungsumkehr von 0,5 s bis zum Venen-
klappenschluß dokumentiert, könnte dies ohne zeitliche Strömungsdarstellung nicht
von einem pathologischen Befund unterschieden werden.

Die Wahl der Zeitdauer zwischen Aussendung und Empfang der reflektierten
Ultraschallimpulse ermöglicht eine Tiefenlokalisation. Bedingt durch eine schnelle
Folge von emittierten und reflektierten Wellen ist der Empfang der maximalen
Dopplerfrequenzverschiebung (Doppler-Shift) eingeschränkt (Nyquist-Frequenz =
1/2 Pulswiederholungsfrequenz), so daß die Erkennung und Darstellbarkeit höherer
Frequenzen mit zunehmender Eindringtiefe beeinträchtigt ist. Da es jedoch im Ge-
gensatz zu arteriellen Gefäßerkrankungen selten um hochgradige Stenosierungen

(= hohe Strömungsgeschwindigkeiten) geht, spielt dies bei der phlebologischen Diagnostik keine so relevante Rolle. Eher von Nachteil ist, daß die üblicherweise eingesetzte Dopplerfrequenz von 4 MHz nur einen halb so empfindlichen Empfang für langsame (niederfrequente) Strömungen aufweist wie eine Trägerfrequenz von 8 MHz. Langsame Refluxphänomene oder Restströmungen bei Thrombose können sich so der Darstellung entziehen. Geräte, die die Dopplerfrequenz bei der gleichen Sonde umstellen lassen, sind somit von Vorteil. Moderne Geräte ermöglichen eine Strömungsdetektion von weniger als 1 cm/s, was auch die Erkennung von langsamen Randflüssen ermöglicht. Darüber hinaus werden zunehmend Techniken entwickelt, die anhand der Amplitudenmodulation einzelner B-Bild-Pixel auch langsamste Strömungen darstellen lassen. Die Techniken variieren und entwickeln sich so schnell und vielfältig, daß auf eine detaillierte Darstellung hier verzichtet werden muß. Erwähnt sei nur, daß die zunehmend schnelleren und gleichzeitig billiger werdenden Rechnerleistungen zunehmend auch 3D-Darstellungen und/oder Darstellung größerer Bildabschnitte ermöglichen.

5.3.1 Vor- und Nachteile, Stellenwert

Vorteile. Im Gegensatz zur CW-Doppler-Sonographie ermöglicht die Duplex-Sonographie eine relativ eindeutige Lokalisation und Zuordnung von Refluxphänomenen. Dies gilt für die Differenzierung von Refluxen des oberflächlichen und tiefen Venensystems oder auch bei der Kombination von Refluxen in beiden Venensystemen. So kann mittels gepulster Dopplerfrequenz z. B. bei einer B-Bild-Einstellung der Saphena-Mündung ein Reflux in die V. saphena magna, die V. profunda femoris oder V. femoralis superficialis eindeutig differenziert werden (Abb. 5-11).

Ähnlich der Dopplersonographie ist die Duplex-Sonographie eine jederzeit wiederholbare Untersuchungsmöglichkeit (Verlaufskontrollen).

Nachteile. Im Gegensatz zur Phlebographie erhält man kein komplettes Bild des Venensystems (Abb. 5-12). Insbesondere bei Darstellung von Gefäßverläufen entlang des Oberschenkels ist es schwierig, Bezugspunkte festzulegen und zu lokalisieren (Abb. 5-13). Für einen kompletten Status (Leiste bis zur V. poplitea und Saphena parva-Abgang) werden somit zahlreiche einzelne Dokumentationen notwendig, was einen relativ hohen Aufwand bedeutet (ca. 20–30 min).

Stellenwert. *Vergleich zur CW-Doppler-Sonographie:* Die Duplex-Sonographie stellt grundsätzlich eine Ergänzung der bisherigen Doppler-Diagnostik dar. Sie hat ihr aber im Alltag den Rang abgelaufen. Eine fachlich qualifizierte Untersuchung vor Entscheidung zu invasiven Maßnahmen ist heute ohne die Duplexsonographie eigentlich nicht mehr vorstellbar. Sie ermöglicht

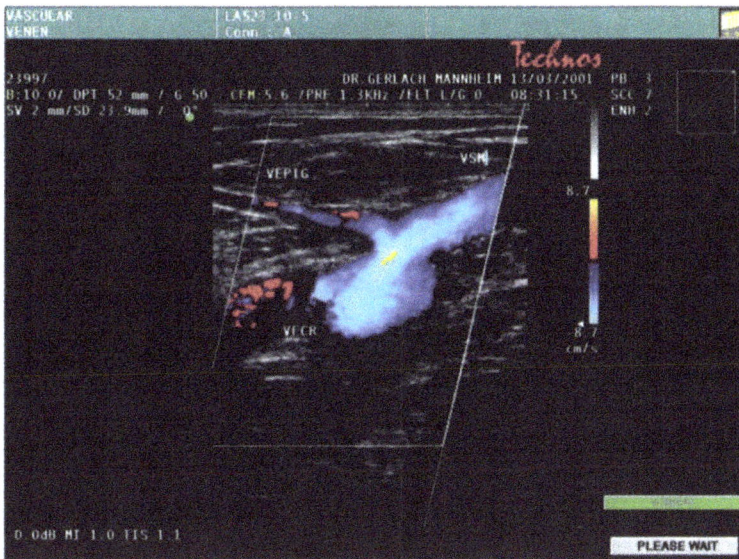

Abb. 5-11: Duplex-Sonographie: Einstellung der Crossenregion im halbschrägen Anschnitt, von 11 Uhr her Zustrom über die V. epigastrica.

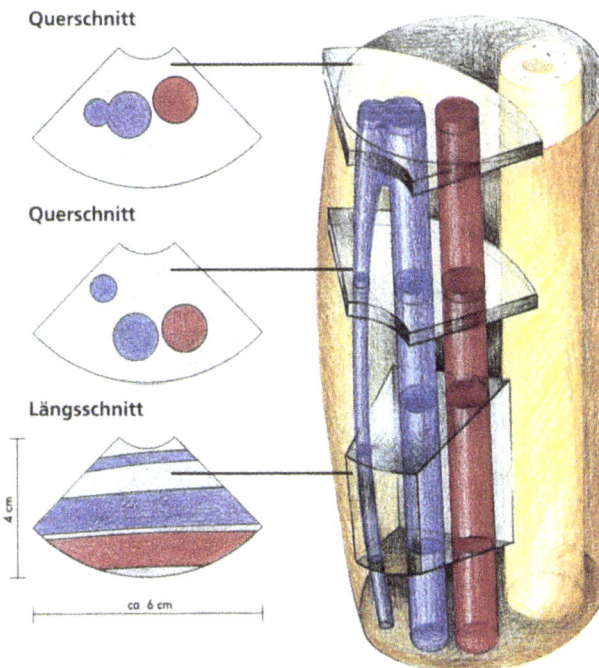

Abb. 5-12: Schematische Darstellung der Bildausschnitte quer in verschiedener Höhe und längs mit der Darstellung der unterschiedlichen Beziehung zur Oberfläche.

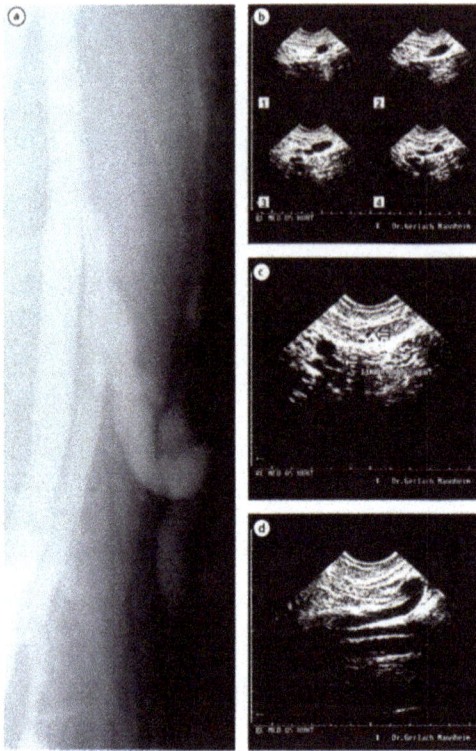

Abb. 5-13: Dodd Perforansinsuffizienz in der Phlebographie und vom gleichen Patienten im
B-Bild. Man erkennt den ungleich größeren Dokumentationsaufwand, um die
Lagebeziehungen der Gefäße aufzuzeigen.

– den Nachweis und die Lokalisation transfaszialer Insuffizienzen: Vv. saphena
  magna et parva, Perforansvenen am Ober- und Unterschenkel,
– die Diagnostik und Differenzierung einer tiefen Leitveneninsuffizienz,
– die Therapiekontrolle: nach Sklerotherapie, nach Phlebochirurgie,
– die Differentialdiagnostik: zur Erkennung anderer Weichteilerkrankungen oder
  komprimierender Phänomene: z. B. Baker-Zysten mit und ohne Kompression der
  Leitvene,
– die Differenzierung von Aneurysmen der tiefen Venen, sonstige Weichteil-,
  Gelenk- oder ossäre Erkrankungen, Muskelhämatome insbesondere im Wadenbereich.

Für ein Screening ist sie aber im Verhältnis zur CW-Doppler-Sonographie zu teuer und
zu aufwendig, ohne in dieser Funktion entscheidende Mehraussagen zu ermöglichen.

Vergleich zur Phlebographie: Die Duplex-Sonographie ist kein vollständiger Ersatz für
die phlebographische Diagnostik. Sie kann sie in einigen Abschnitten ersetzen und
in anderen ergänzen (s. o.). Sie hat vor allem dort einen hohen Stellenwert, wo

Diagnostik und invasive Therapie in einer Hand sind. Darüber hinaus hat sie Vorteile bei der differentialdiagnostischen Abklärung unklarer Schwellungszustände der Bein-weichteile, die z. B. durch Baker-Zysten, Hämatome der Wadenmuskulatur oder Leisten- bzw. Schenkelhernien hervorgerufen werden können.

Vergleich zu quantitativen Meßmethoden: Mit der Duplex-Sonographie können Gefäßdurchmesser unter funktionellen Bedingungen bestimmt werden: z. B. bei Expiration und alternativ beim Valsalva-Preßversuch. Hieraus lassen sich dann auch bei Messung der Flußgeschwindigkeiten näherungsweise Flußvolumina errechnen. Einen direkten Vergleich zu LRR, Venendruck und Venenverschluß-Plethysmo-graphie stellt sie nicht dar; bei diesen Methoden werden keine vergleichbaren Para-meter erhoben.

5.3.2 Untersuchungsablauf

Die Untersuchung erfolgt primär mit einer 7,5–10 MHz Sonde, schlecht einsehbare-re tiefer gelegene Gefäßabschnitte werden mit 5 MHz untersucht. Beim stehenden Patienten läßt sich das Venensystem der unteren Extremität leichter auffinden. Dennoch beginne ich in der Regel am liegenden Patienten in der Leiste. Dies er-möglicht leichter die Dokumentation eines frei atemabhängigen zentralen Abstroms. Die Sonde wird in Höhe des Leistenbandes quer aufgesetzt und solange nach proxi-mal oder distal verschoben, bis man die Höhe der Crosse geortet hat (Abb. 5-14). Die Arterien sind an ihrer Pulsation zu erkennen, die Venen verlaufen in der Regel direkt medial der Arterien. Die Vene ist in der Regel als ein relativ echoarmes oder -freies Band neben der Arterie darzustellen. In Einzelfällen ist die venöse Strömung mit ihren Turbulenzen im B-Bild erkennbar. Zur Lokalisation kann weiter die Tatsache ausgenutzt werden, daß die Vene im Gegensatz zur Arterie durch Sondendruck kom-primierbar ist. Bei halbstehender Untersuchungsposition ist die Strömungs-registrierung durch forcierte Atmung oder periphere Weichteilkompression zu ver bessern. Während des Valsalva-Preßmanövers kommt es zu einer Aufweitung der V. femoralis communis, gelegentlich bis auf das Doppelte des vorherigen Lumens. Dokumentiert werden sollten regelmäßig die Abschnitte der V. femoralis communis mit dem Saphena-Abgang, möglichst mit und ohne Valsalva-Preßversuch, weiterhin die V. poplitea sowie die Abschnitte entsprechend der klinischen Fragestellung. Neben der üblichen Dokumentation mit dem Video-Printer, moderner und kosten-günstiger mit digitaler Archivierung, ist die zusätzliche Aufzeichnung auf dem Videoband zu empfehlen, da sich nur hier die dynamischen Vorgänge (Refluxe, Komprimierbarkeit der Venen) festhalten lassen. Dies gilt vor allem bei Untersu-chungen zum Thromboseausschluß.

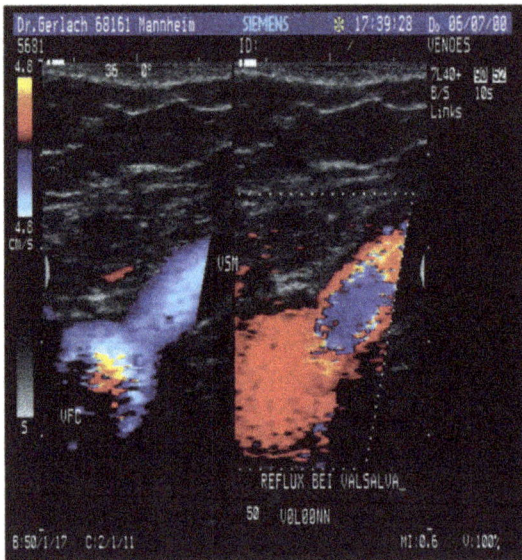

Abb. 5-14: Querschnitt in der Crossenregion und Refluxdokumentation nur durch Farb-
änderung beim Valsalva-Preßmanöver.

5.3.2.1 Saphena magna

Untersucht man bei Valsalvamanöver die Crosse im Querschnitt, kommt es häufig
zu Irrtümern: man kann nicht unterscheiden, ob der Reflux wirklich in die V. saphena
magna geht oder evtl. in einen Seitenast; evtl. sogar nur sich in die gemeinsam einmündende V. epigastrica inferior nach cranial fortsetzt. Deswegen sollte der Befund
immer im Längsschnitt oder halb schrägen Anschnitt in die V. saphena magna verfolgt werden (Abb. 5-15 und 16). Kommt im Liegen kein eindeutiger Reflux zu-
stande und steht dies im Wiederspruch zum klinischen Befund, sollte die Untersuchung im Stehen wiederholt werden. Dabei darf dann allerdings ein Pendelfluß
nicht mit einem echten Reflux, der bei Valsalvamanöver auftritt, verwechselt werden.
Die Untersuchung sollte bei unklarem Befund auch entlang des gesamten Saphena-
verlaufs erfolgen (Abb. 5-17), um eine inkomplette Stammvarikosis mit Zustrom entweder über eine insuffiziente Perforansvene oder eine Giacominivariante zu erkennen.

5.3.2.2 Saphena Parva

Die Untersuchung erfolgt am stehenden Patienten mit leicht entspanntem=ange-
winkeltem Knie am zu untersuchenden Bein. Im Querschnitt wird die Fossa poplitea nach proximal und distal durchgemustert, um einen Eindruck über Anzahl und
Lokalisation einmündender Gefäße zu erhalten (Abb. 5-18 und 19). Dabei müssen

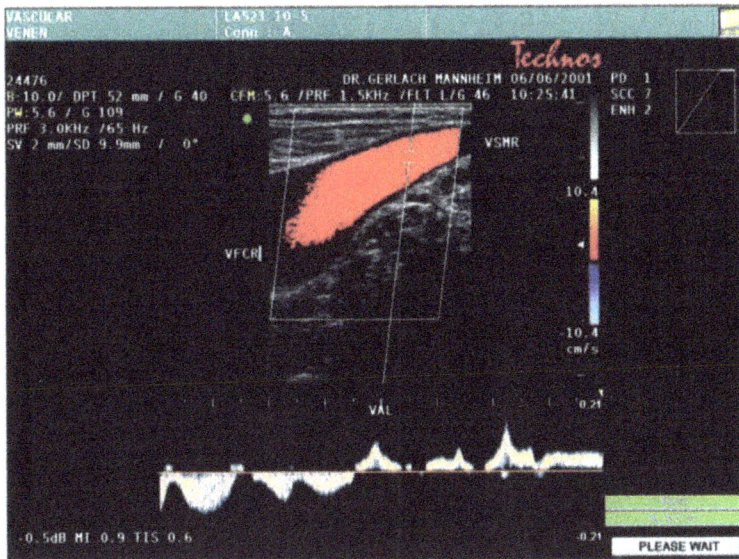

Abb. 5-15: Refluxdokumentation in eine insuffiziente V. saphena magna mit erkennbarer Strömungsumkehr in der pw-Strömungskurve.

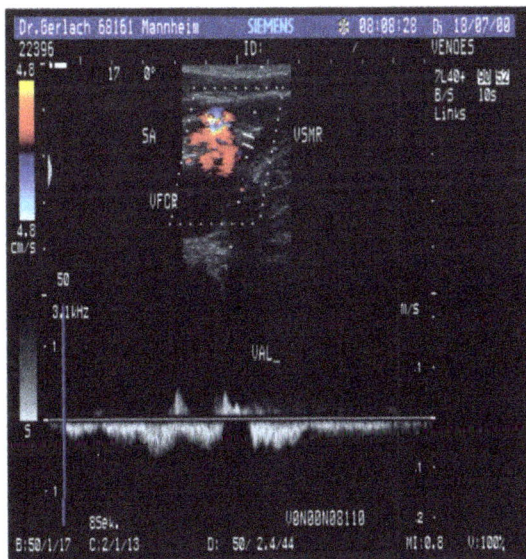

Abb. 5-16: Reflux in einen separat aus der Crosse abgehenden Seitenast; die V. saphena magna ohne Reflux.

immer wieder Wadenkompressionen vorgenommen werden. Durch ihre Komprimierbarkeit lassen sich die Venen leicht erkennen. Bei Schwierigkeiten der Zuordnung bzw. Differenzierung der V. saphena parva von den Wadenvenen verfolgt man

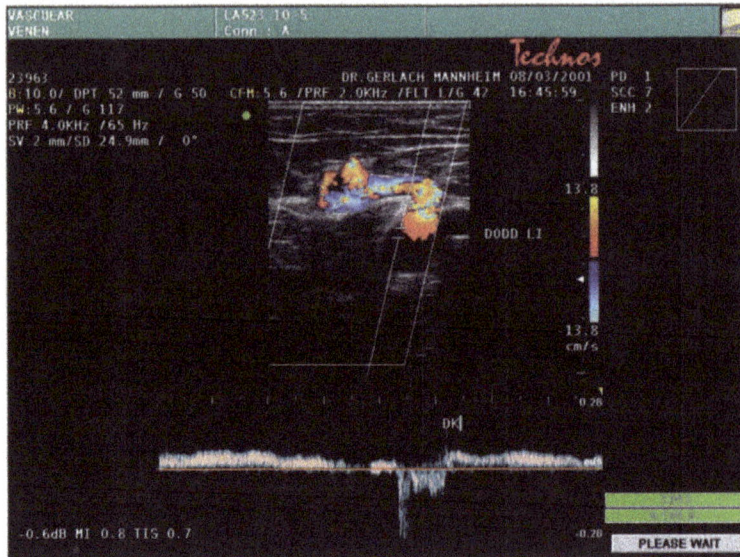

Abb. 5-17: Darstellung einer Dodd'schen Perforansinsuffizienz mit Reflux bei distaler Dekompression der V. saphena magna.

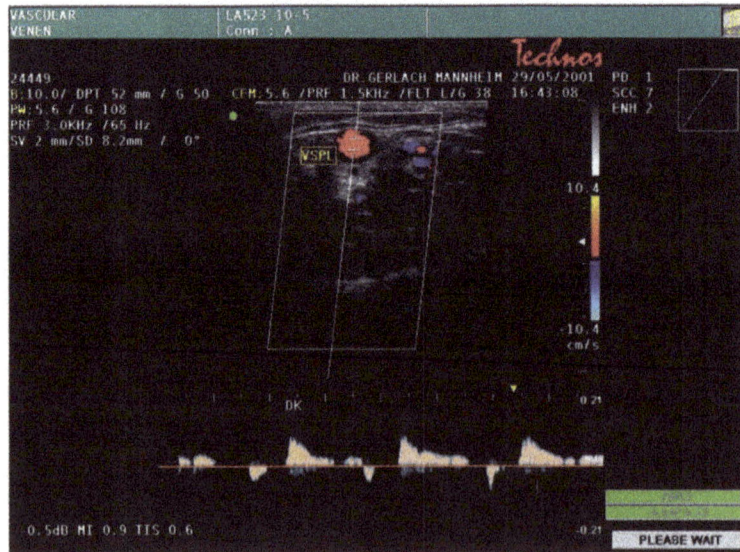

Abb. 5-18: Parva-Insuffizienz mit Reflux im Querschnitt.

die Parva am besten etwas von distal her. Sie liegt meist direkt unter der Faszie und stellt sich knapp vor der Einmündung in einem Faszienzwickel dar. Die Einmündungshöhe kann extrem variieren, manchmal geht das Gefäß auch direkt in die V. fe-

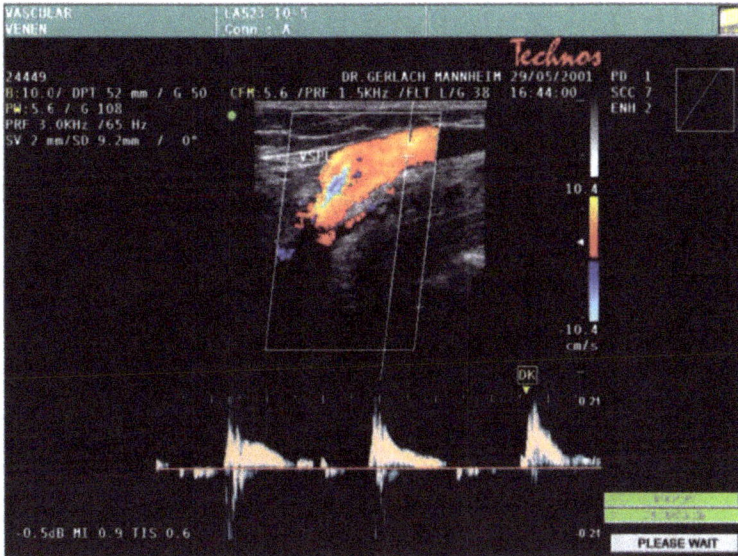

Abb. 5-19: Parva-Insuffizienz mit Reflux bei Oberschenkelkompression (OSK-Markierung über der pw-Kurve).

moro-poplitea über und weist einen nur hauchdünnen Verbindungsast zur V. poplitea auf. Differentialdiagnostisch ist auch die Refluxdokumentation in einzelne Wadenvenen sehr wichtig.

5.3.2.3 Perforanten

Am Oberschenkel lassen sich Perforansinsuffizienzen relativ leicht erkennen. Bei den medial am Oberschenkel gelegenen ist meist eindeutig eine Verbindung zur V. saphena magna oder einem Rezidivast gegeben. Wichtig ist, immer den Abgang der Perforanshöhe aus der V. femoralis zu dokumentieren. Am lateralen Oberschenkel läßt sich manchmal der Refluxabgang bis in die Tiefe der Profunda femoris verfolgen. Am Unterschenkel, vor allem oberhalb vom Innenknöchel, läßt sich bei orientierender Untersuchung im Querschnitt relativ rasch erkennen, ob eine größerkalibrige transfasziale Verbindung besteht. Die Pendelfluß- bzw. Reflexsituation muß dann aber im Längsschnitt dokumentiert und verifiziert werden.

5.3.2.4 Thrombophlebitis superficialis

Die Thrombophlebitis ist zunächst eigentlich eine klinische Diagnose. Dennoch sollte der Verlauf thrombosierter oberflächlicher Venen mittels Duplex verfolgt wer-

den, um rechtzeitig die Annäherung oberflächlicher Thromben an das tiefe System
zu erkennen. Dies ist vor allem wichtig, weil z.B. eine bis in die Crosse reichende
Saphenathrombose phlebographisch nicht erkannt wird (Abb. 5-20). Die dabei erkennbare Ausdehnung oberflächlicher Thromben ist oft erheblich weiter fortgeschritten als klinisch gedacht. Außerdem stellt eine Thrombophlebitis bei deutlicher
Strangbildung eine Indikation dar, das tiefe Venensystem auf begleitende Thromben-
bildung zu untersuchen.

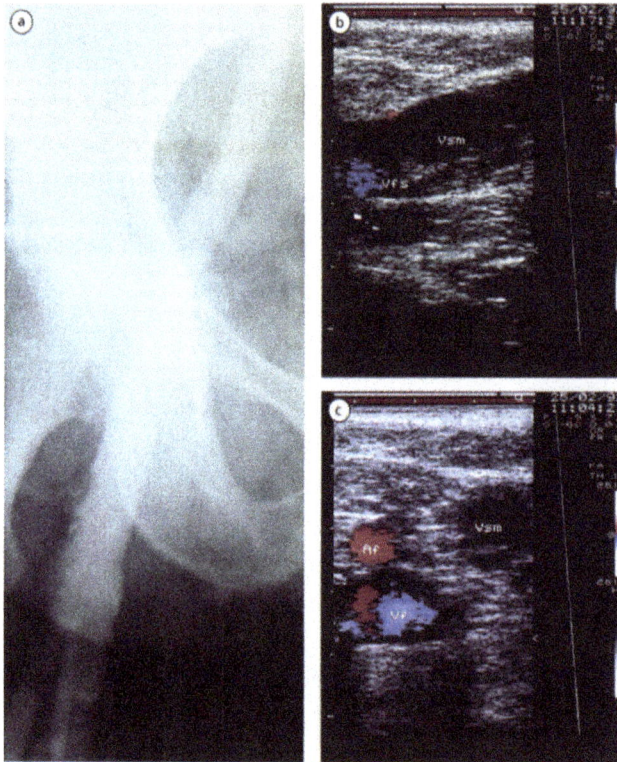

Abb. 5-20: Darstellung einer bis in die Leiste reichenden Saphena magna Thrombose im
Längs- und Querschnitt in der Duplexsonographie; in der Phlebographie ist
dieser Befund nicht erkennbar.

5.3.3 Thrombosediagnostik

Bei der Thrombosediagnostik ist der Untersuchungsablauf prinzipiell gleich, der
Zeitaufwand jedoch höher, da das gesamte Venensystem beurteilt werden muß. Die
Gerätevoreinstellung (Preset) sollte jedoch anders sein: es empfiehlt sich von Anfang

an mit einer möglichst niedrigen Pulswiederholungsfrequenz (PWF/PRF) von 750 bis 1.000 KHz zu arbeiten und sicher zu sein, daß die Wandfiltereinstellung dem entspricht.

Einsatz verschiedener Untersuchungsverfahren bei der Thrombosediagnostik, aufgeschlüsselt nach vermuteter Thrombosislokalisation und Wertigkeit der Methode

Lokalisation	Methode
– iliakal:	1a. CW-Doppler-Sonographie
	1b. Kompressions-(Duplex-)Sonographie
	2. Phlebographie
	3. MR-Angiographie
– poplito-femoral:	1. bildgebendes Verfahren: Phlebographie od. Kompressions-(Duplex-)Sonographie
	2. CW-Doppler (ggf. in Tagesabständen mehrmals),
	3. Venenverschlußplethysmographie (ggf. in Tagesabständen mehrmals)
– krural:	Phlebographie oder Kompressions-(Duplex-)Sonographie

Die Untersuchung des tiefen Venensystems der Becken-, Leisten- und Oberschenkeletage erfolgt dabei immer in liegender Position. Auch hier wird die Untersuchung zunächst mit der 7,5–10 MHz Sonde begonnen; nur schlechter einsehbare Abschnitte wie der Adduktorenkanal oder sehr kräftige Waden untersuche man mit 5 MHz. Dabei spielt die sog. „Kompressions-Sonographie" eine wichtige Rolle (Abb. 5-21). Nicht zur Erkennung, ob es sich bei dem Gefäß um die Vene handelt, sondern um eine frische Thrombose evtl. an der fehlenden oder nur teilweisen (Abb. 5-22) Komprimierbarkeit der Vene zu erkennen. Mit der Farbduplexsonographie können außerdem leichter Teilthrombosierungen an der unvollständigen Lumenausfüllung des Flußsignals erkannt werden. Dies ist insbesondere im Bereich der Unterschenkel- und Wadenvenen langwierig und setzt große Erfahrung voraus. Subjektiv finde ich dabei die Untersuchung am Unterschenkel mit der farbcodierten Duplexsonographie leichter, da man zumindest sicher ist, den Gefäßverlauf erkannt zu haben. Vergleichende Untersuchungen zwischen nur Kompressionssonographie und Ergänzung durch Color Flow liegen zumindest international nicht vor, was wohl damit zu tun hat, daß die Thrombosediagnostik im angloamerikanischen Schrifttum sich nach distal auf die Poplitea beschränkt. Dies ist jedoch nach meiner Meinung und auch entsprechend unseren Thromboseleitlinien nicht akzeptabel.

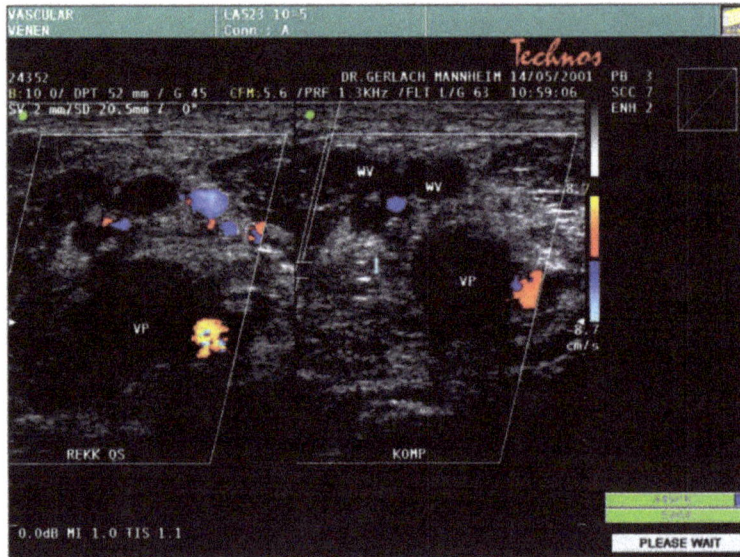

Abb. 5-21: V. poplitea Thrombose: in der linken Bildhälfte fehlende Strömung in der V. poplitea und auch in 2 Wadenvenen; in der rechten Bildhälfte die gleiche Region
bei Kompression mit der Sonde. Es bleibt die echoarme thrombosierte Vene un-
komprimabel, daneben die A. poplitea.

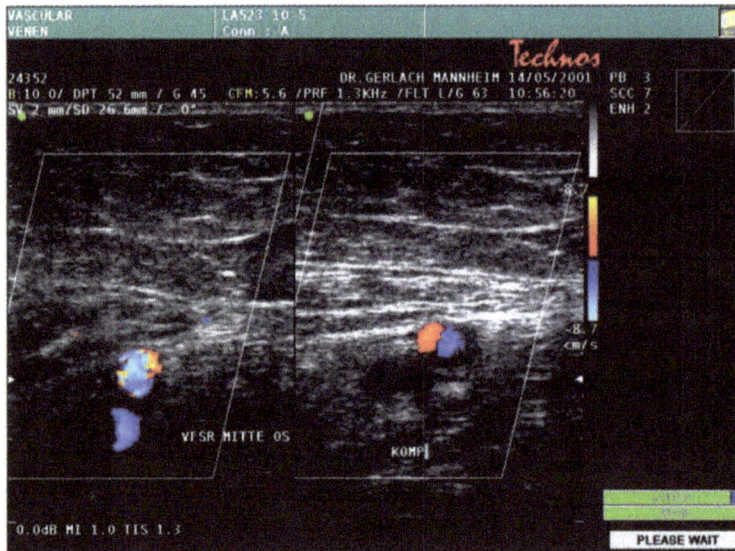

Abb. 5-22: Übergang des Thrombus in die V. femoralis mit Teilaussparung der Strömung
im linken Bildteil. Das rechte Bild zeigt zum Beweis die nur teilkomprimable
Vene.

Die Duplexsonographie beantwortet folgende Fragen:

- *Liegt eine Thrombose vor, wenn ja, wo und wie ausgedehnt?*
  Ausgedehntere Thrombosen im Poplitea-Oberschenkel- oder Beckenbereich sind ähnlich zügig erfaßbar wie mit der CW-Doppler-Sonographie. Im Gegensatz zur letzteren können mögliche Kollateralströmungen als solche differenziert werden, da Tiefenlokalisation und Morphologie zu beurteilen sind. Moderne Geräte ermöglichen zumindest am Standardbein auch eine zuverlässige Diagnostik am Unterschenkel.

- *Wie alt ist die Thrombose?*
  Das Alter einer Thrombose ist für ihre Behandlung entscheidend: Lyse, Thrombektomie oder konservative Behandlung? Anamnese und Phlebographie vermögen meist keine exakte Auskunft zu geben. Der phlebographisch dargestellten Thrombose folgen duplex-sonographische Untersuchung im Bereich des sog. Thrombusschwanzes. Anhand der Komprimierbarkeit und insbesondere der mehr oder wenig echodichten Binnenstrukturen kann mit einiger Erfahrung das Thrombosealter abgeschätzt werden. Duplex-Sonographie und Phlebographie ergänzen sich bei dieser Fragestellung.

- *Verlaufskontrolle unter der Behandlung?*
  Die Untersuchung kann als nicht invasives Verfahren jederzeit wiederholt werden. Der Zeitaufwand ist bei bekannter Thrombose relativ gering und erlaubt, den Effekt der Lysetherapie zu beurteilen. Die Strahlen- und Kontrastmittelbelastung wird vermindert. Gegenüber der cw-Doppler-Sonographie besteht der Vorteil der exakten Lokalisierbarkeit und gleichzeitigen morphologischen Betrachtung zusätzlich zum Strömungsbefund.

5.4 Photoplethysmographische Verfahren

Photoplethysmographische Verfahren sind Untersuchungen, die Volumenschwankungen im subcutanen Venenplexus messen lassen. Im Gegensatz zur Venenverschluß-Plethysmographie (siehe Abschnitt 5.5) wird mit den photoplethysmographischen Verfahren lediglich eine lokale Änderung registriert. Es können zwar relative, aber keine absoluten oder prozentualen Volumenänderungen erfaßt werden. In die Haut eingestrahltes Licht wird in Abhängigkeit von der lokalen Blutfülle reflektiert (Erythrozyten absorbieren Licht). Bei Abnahme der subkutanen Blutfüllung kommt es zu einer stärkeren Reflexion, bedingt durch die Aufhellung des Gewebes. Diese Veränderung des elektrischen Signals wird mit einem Schreiber aufgezeichnet. Da der Ausgangswert nicht in absoluten Einheiten bekannt ist, kann auch die prozentuale Änderung der Reflexion nicht in eine quantitative Angabe umgewandelt werden. Als einzig verwertbarer Meßparameter verbleibt daher zunächst die Wiederauffüllungszeit, deren Normalwerte in Anlehnung an die Ergebnisse der Venendruckmessung festgelegt wurden. Indikation zur Messung ist die Abklärung funktionaler Veränderungen des tiefen und oberflächlichen Venensystems.

Drei photoplethysmographische Verfahren konkurrieren: *PPG, LRR, DPPG.*

Klassische Photoplethysmographie (PPG):
Die PPG arbeitet im Infrarotbereich. Durch rechnerische Quotientenbildung aus Gesamtlichtmenge und Reflexionsänderung kann die individuelle Meßwertstreuung und damit Fehlerbildung verkleinert werden.

Lichtreflex-Rheographie (LRR):
Bei der LRR nach Blazek/Wienert wird eine selektive Strahlung knapp oberhalb der Frequenz des sichtbaren Lichtes angewandt, die sich bezüglich ihrer Eindringtiefe und Reflexionseigenschaft als besonders vorteilhaft erwiesen hat. Die dabei möglichen Fremdlichteinflüsse werden durch elektronische Maßnahmen eliminiert. Im Gegensatz zu den meisten photoplethysmographischen Meßmethoden, die mit lediglich einer Sende- und einer Empfangsdiode arbeiten, wird bei dieser Methode das Licht über 3 Lichtquellen eingestrahlt und von einer zentralen Photodiode wieder aufgenommen. Dies erfordert einen relativ großen Meßkopf, soll aber ein mit geringeren Fehlern behaftetes Ergebnis zeitigen, da das Meßfeld besonders homogen ausgeleuchtet wird. Unterschiede durch verschiedene Helligkeitsgrade der Haut sollen durch einen Abgleich auf einen individuellen Nullpunkt ausgeglichen sein, so daß sie keine wesentliche Rolle spielen und auch auf stärker pigmentierten Hautarealen zuverlässig gearbeitet werden kann.

Digitale Photoplethysmographie (DPPG):
Die DPPG ist eine weiterentwickelte LRR. Sie soll jedoch im Gegensatz zu den bisherigen Methoden noch wesentlich unabhängiger von der optischen Hautbeschaffenheit, wie z.B. Hyperpigmentierungen, sein. Das ausgestrahlte Licht wird so weit verstärkt, bis das reflektierte Empfangssignal vor der Messung eine definierte, immer gleiche Mindestreflexion erreicht. Darüber hinaus wird bei diesem System erstmals der Versuch unternommen, nicht nur die Wiederauffüllzeit automatisch zu bestimmen, sondern auch die Auspumpleistung zu messen. Dazu wird die Fläche unter der Registrierkurve berechnet.

5.4.1 Untersuchungsablauf

Ein optischer Meßfühler wird durch eine beidseitig klebende Auflage (z. B. EKG-Elektrodenring o. ä.) oder durch ein Klettband unter Vermeidung von wesentlichem Andruck auf dem zu untersuchenden Hautareal angebracht (Abb. 5-23). Der Meßfühler wird etwa 10 cm kranial vom Innenknöchel (standardisiert) plaziert. Er sollte nicht auf einem Varizenknoten aufgesetzt werden. Es folgt ein mehr oder weniger standardisiertes Übungsprogramm, wobei der Patient 8 bis 12 maximale Dorsalflexionen des Fußes bei halbsitzender Position ausführt. Aber auch andere Übungen, sofern man sie standardisiert und regelmäßig durchführt, haben ihre Berechtigung, z. B. Zehenstandsübungen, pedalergometrische Belastungen, Kniebeugen oder auch Lagerungstests. Danach wird bei entspannter Haltung die Wiederauffüllungszeit bestimmt. Der Wiederauffüllungszeitpunkt ist als horizontale Plateaubildung von 3–5 s Dauer definiert (Abb. 5-24). Die venöse Insuffizienz wird entsprechend der registrierten Zeiten in 3 Schweregrade eingeteilt, die allerdings nicht mit dem klinischen Schweregrad zu verwechseln sind. Je kürzer die Wiederauffüllungszeit, um so größer das Funktionsdefizit (Abb. 5-25). Da jedoch bei der Messung auch grenzwertige Befunde zwischen den einzelnen Schweregraden gefunden werden, empfiehlt es sich, die Wiederauffüllungszeiten in ihren Sekundenwerten anzugeben.

Die Aussagefähigkeit bei primärer Varikosis kann dadurch erhöht werden, daß die Messungen mit Pelotten-Kompressions-Tests wiederholt werden. Kommt es hierbei zu einer Verlängerung der Wiederauffüllungszeit, so kann von einer entsprechenden Funktionsverbesserung gesprochen werden. In diesem Falle ist auch die Auspumpleistung im direkten Vergleich mit der Vormessung quantitativ zu verwerten (Abb. 5-26). Dies gilt allerdings nur, wenn der Meßfühler vor dieser Funktionsmessung gegenüber der Erstmessung nicht an eine andere Stelle gesetzt wurde. Weiterhin muß beachtet werden, daß die Auspumpleistung und die damit verknüpfte Wiederauffüllungszeit von einem nicht exakt standardisierbaren Übungsprogramm abhängen. Veränderungen der Meßparameter sind somit nur dann verwertbar, wenn sie die mögliche Streubreite der Meßergebnisse übersteigen. Dies gilt vor allem für Grenzbefunde zu den Normalwerten. Während pathologische Wiederauffüllungszeiten relativ gut reproduzierbar sind, kommt es bei grenzwertigen Befunden, z. B. zwischen 20 und 35 s, zu erheblichen Streuungen. Eine Verbesserung sollte somit nur angenommen werden, wenn der Ausgangswert sich um mindestens 50 % verändert.

Der Vergleich der aktiven Auspumpleistung mit der Auspumpleistung bei bimanueller Wadenkompression erlaubt eine erweiterte Aussage zur Funktion des Venensystems. Dies ist vor allem interessant, wenn durch eingeschränkte Sprunggelenksbeweglichkeit die Frage geklärt werden muß, inwieweit diese allein oder ein

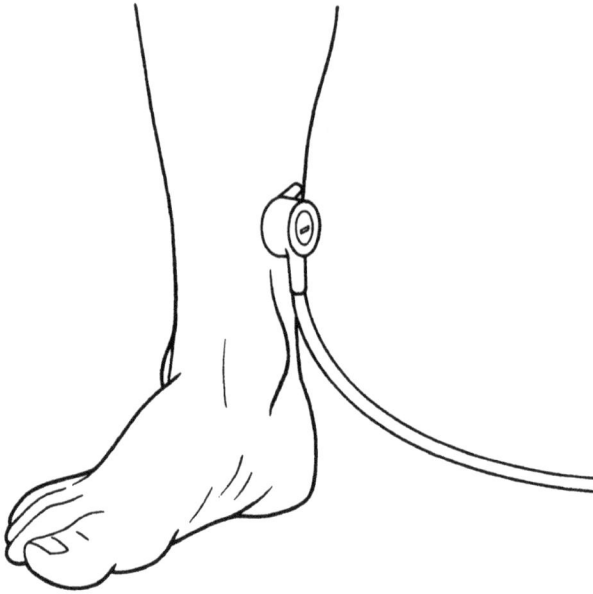

Abb. 5-23: Standardisierte Anbringungsstelle für photoplethysmographische Verfahren.

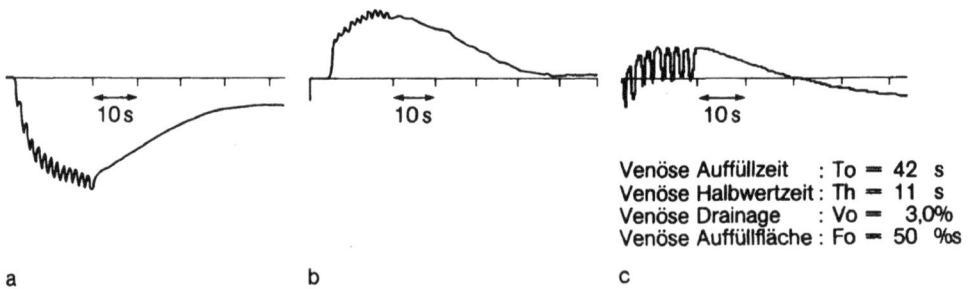

Venöse Auffüllzeit	: To = 42 s
Venöse Halbwertzeit	: Th = 11 s
Venöse Drainage	: Vo = 3,0%
Venöse Auffüllfläche	: Fo = 50 %s

a   b   c

Abb. 5-24: Verkleinerte Originalkurven der 3 verschiedenen photoplethysmographischen Verfahren. a) PPG nach Gutmann, b) LRR nach Wienert und Blazek, c) DPPG nach Blazek.

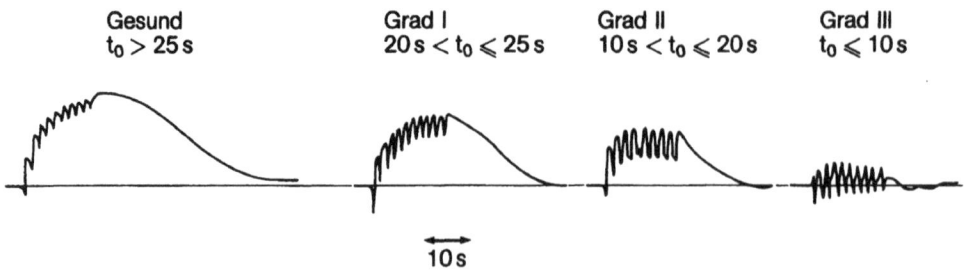

Gesund $t_0 > 25$ s   Grad I 20 s $< t_0 \leqslant 25$ s   Grad II 10 s $< t_0 \leqslant 20$ s   Grad III $t_0 \leqslant 10$ s

10 s

Abb. 5-25: Standard der hämodynamischen Gradeinteilungen venöser Abflußstörungen bei der Photoplethysmographie.

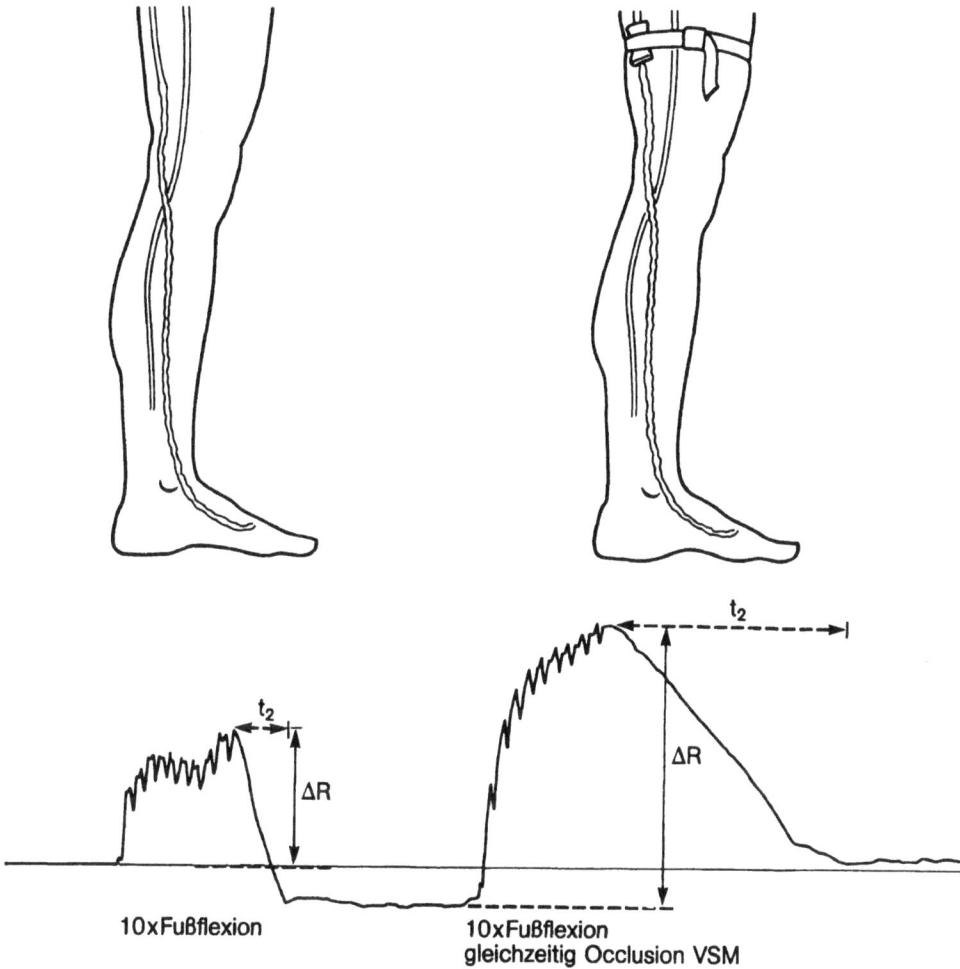

Abb. 5-26: Originalkurve: Pelottenfunktionstest mittels LRR.

zusätzlicher Schaden am Venenklappensystem für eine periphere Schwellung verantwortlich ist. Die Bewegungseinschränkung ist dann für die Schwellung anzu-
schuldigen, wenn die aktive Auspumpleistung ungenügend und die Wiederauffüllungszeit hochgradig verkürzt sind und sich die Befunde bei bimanueller
Wadenkompression normalisieren.

Zur Dokumentation der Untersuchung ist die Aufzeichnung und Aufbewahrung der
Untersuchungskurven graphisch oder digital nötig, da die Zahlenangaben allein z. B.
für die Wiederauffüllungszeit keine ausreichende Beurteilung der Verwertbarkeit der
vorgenommenen Messungen erlauben.

5.4.2 Vor- und Nachteile

Vorteile: Die photoplethysmographischen Meßverfahren haben als nicht invasive Methoden den Vorteil einer beliebigen Wiederholbarkeit. Die Nachteile (s. u.) können z. T. durch häufigere Messungen kompensiert werden. Die schnelle Durchführbarkeit ermöglicht ein rasches Funktionsscreening bei Venenerkrankungen zur Differenzierung von Schwellungszuständen sowie zur Therapiekontrolle. Allein mit dieser Methode läßt sich eine Diagnose allerdings nicht stellen.

Nachteile: Prinzipiell haben wir nach May bei Venenfunktionsmessungen harte und weiche Meßparameter zu unterscheiden. Der zur Verfügung stehende Parameter ist aber nur die Wiederauffüllungszeit. Dabei handelt es sich um einen sog. „weichen" Parameter, der sehr stark von äußeren Bedingungen (insbesondere: Temperatur) abhängig ist. Lediglich bei den Funktionsmessungen mit Pelotten-Tests gewinnt man mit der aktiven Auspumpleistung einen zusätzlichen, „harten" Parameter.

Darüber hinaus besteht die Problematik, daß man mit dem verfügbaren Meßfühler, der ja nur ein kleines venengefülltes Hautareal untersucht, Rückschlüsse auf die globale Venenfunktion ziehen soll. Simultane Untersuchungen mit der Phlebodynamometrie haben erhebliche Differenzen erkennen lassen. Diese werden dann geringer, wenn man die Messung mit lokalen segmentären Venendruckmessungen vergleicht.

Neben dem Standardmeßort oberhalb des Innenknöchels kann/muß an weiteren Stellen registriert werden. Bei Varikosis der Saphena accessoria lateralis oder Insuffizienz der Saphena parva sollte der Meßfühler daher zusätzlich über dem lateralen Unterschenkel angelegt werden. Die photoplethysmographischen Verfahren sind zwar leicht durchzuführende und häufig wiederholbare Untersuchungen. Sie sind dennoch nicht einfach zu delegieren. Man erhält nur dann vernünftige Aussagen, wenn die Methodik adäquat dem klinischen Bild und mit differenzierender Beurteilung der Ergebnisse eingesetzt wird. Es soll auch nicht verschwiegen werden, daß zu einem gewissen Prozentsatz scheinbar unsinnige Meßergebnisse erstellt werden. Man sollte sich daher vor einer Überbewertung hüten. Vor allem muß vermieden werden, aus einem pathologischen Funktionsergebnis einen Rückschluß auf die Ätiologie ziehen zu wollen.

Eine verkürzte Wiederauffüllungszeit läßt auf keinen Fall die häufig zu findende Beurteilung „postthrombotisches Syndrom" zu. Umgekehrt kann aus einer Funktionsverbesserung bei Pelottenkompression noch nicht auf eine primäre Varikosis geschlossen werden. Die Beurteilung der Meßergebnisse muß sich streng auf die Funktionsbeschreibung beschränken.

5.4.3 Thrombosediagnostik

Für die Thrombosediagnostik spielen die photoplethysmographischen Verfahren allenfalls im Poplitea-Oberschenkel-Bereich eine Rolle. Größere Thromben dieser Lokalisation erkennt der Erfahrene eher doppler-sonographisch. Die isolierte Beckenvenenthrombose kann ebensowenig sicher diagnostiziert werden wie die tiefe Unterschenkelthrombose.

Unauffällige Meßwerte schließen eine Thrombose nicht aus. Pathologische Funktionsparameter erfordern ergänzende Untersuchungen mit anderen Methoden zur Thromboselokalisation.

5.4.4 Post-Thrombosediagnostik

Nach einer TVT kann man manchmal zu einem frühen Zeitpunkt und bei guter Kompensation über das oberflächliche Venensystem fast normale Wiederauffüllungszeiten messen. Mit Dekompensation der oberflächlichen Venen oder aufgrund der Klappenschäden bei Rekanalisation kommt es im allgemeinen zu einer Verschlechterung der photoplethysmographischen Werte. Nach Thrombektomie und Lysetherapie ist nur bei Erhalt des Venenklappenapparates zu erwarten, daß sich Auspumpleistungen verbessern und Wiederauffüllungszeiten verlängern bzw. normalisieren. Für die Funktionsbeurteilung beim postthrombotischen Syndrom sind also bei Verlaufskontrollen Auspumpleistung/Wiederauffüllungszeit (abhängig von einem intakten Venenklappenapparat) und Abflußwiderstand (passiver Abstrom) zu differenzieren.

5.5 Venenverschluß-Plethysmographie

Da es sich beim Venensystem der unteren Extremität um ein kapazitatives System handelt, liegt es nahe, Meßverfahren zu benutzen, die Volumenänderungen feststellen können. Hierzu gibt es unterschiedlichste Verfahren direkter und indirekter Volumenmessungen. Im deutschsprachigen Raum haben sich folgende Methoden durchgesetzt: Die Quecksilberdehnungsmeßstreifen-Plethysmographie (Strain-Gauge-) vorwiegend in der Routine, sowie die Fußvolumetrie (als Wasser-Plethysmographie) vor allem bei wissenschaftlichen Fragestellungen. Hinzu kommt im angelsächsischen Raum die Impedanz-Plethysmographie.

Die Luft-Plethysmographie konnte sich aus system-immanenten Gründen nicht durchsetzen.

Mit den Volumenmessungen sollen vor allem folgende Parameter bestimmt werden:

- Volumenveränderungen bei aktiver Muskelpumparbeit
- Volumenänderung bei passivem venösen Stau (venöse Kapazität)
- Bestimmung des venösen Abflußwiderstandes
- Bestimmung der Ödemfiltration

Die Strain-Gauge-Plethysmographie (SGP) hat sich in der Praxis durchgesetzt. Sie soll nachfolgend besprochen werden.

Prinzip: Bei der SGP werden zwei quecksilbergefüllte Silikonschläuche von max. 1 mm Innendurchmesser um die größte Wadenzirkumferenz oder andere interessierende Extremitätenabschnitte gelegt (Abb. 5-27). Volumenschwankungen verursachen eine Längenänderung der Schläuche, wodurch sich der elektrische Widerstand proportional zum Umfang ändert. Die hierdurch hervorgerufenen Spannungsänderungen werden fortlaufend registriert oder berechnet.

Die Quecksilberdehnungsmeßstreifen werden mit dem Silikonschlauch entweder direkt der Haut aufgesetzt oder in Plastikplättchen gelagert, was den Auflagedruck und den Reibungswiderstand bei Volumenänderungen minimiert.

5.5.1 Methodik

Wird der venöse Abfluß der zu untersuchenden Extremitäten mit Hilfe einer Staumanschette unterbunden, so kann die distale Volumenzunahme gemessen werden. Diese ist direkt abhängig vom gewählten Staudruck, der oberhalb des Venendruckes liegen muß und unterhalb des diastolischen Blutdrucks. Normalerweise werden Druckwerte von 60 oder 80 mmHg gewählt. Dabei ist der arterielle Einstrom beim Gesunden ungestört, so daß eine Volumenzunahme resultiert, die in ml pro 100 ml-Gewebevolumen angegeben wird. Öffnet man nun schlagartig die Staumanschette, so kommt es bei einer über Herzniveau gelagerten Extremität zu einer raschen Entleerung, deren Volumenänderung umgerechnet auf 1 min und 100 ml Gewebe angegeben wird (Abb. 5-28). Diese Abstrommenge („Venendrainage") ist einmal abhängig vom aufgestauten Volumen und zum anderen vom freien Abflußquerschnitt. Bei der Messung liegt der Patient flach auf dem Rücken. Für die Lagerung der Beine gibt es verschiedene Standardisierungen:

- horizontal knapp in Herzniveau
- mit 30 Grad angewinkeltem Oberschenkel und horizontal liegendem Unterschenkel
- bei 45 Grad Hochlagerung der Beine mit gestreckten Kniegelenken

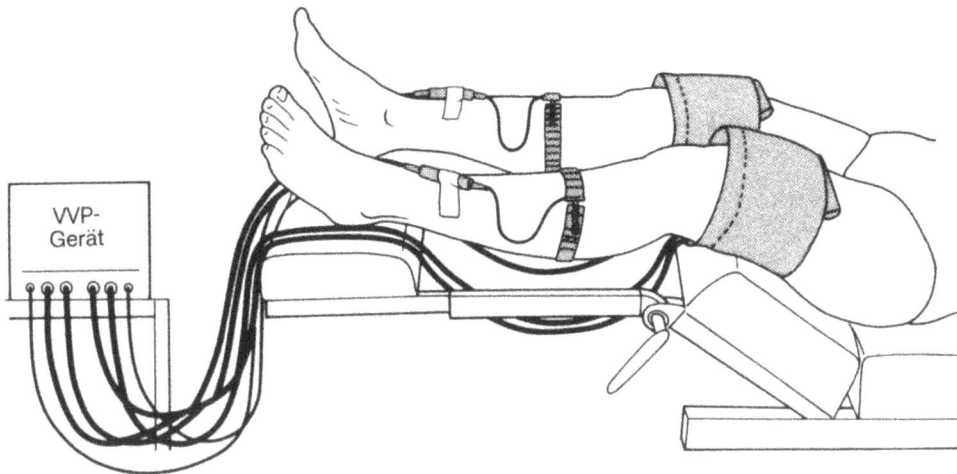

Abb. 5-27: Untersuchungsanordnung zur VVP: Man beachte die freie Lagerung der Meßfühler um die maximale Wadenzirkumferenz sowie die zugfreie Anbringung des Verbindungskabels.

Lagerungsbedingte Kompressionseffekte auf das Venensystem sollen ebenso vermieden werden wie äußere Druckeinwirkungen. Die Ankopplungsleitung an den Meßfühler muß so am Bein oder an der Liege fixiert werden, daß sie keinen Zug auf den Meßfühler ausübt (Abb. 5-27). Man sollte sich für eine Lagerungsform entscheiden, um intraindividuelle Vergleiche zu ermöglichen, Erfahrungen zu sammeln und einen eigenen „Meßstandard" zu gewinnen. Die venöse Kapazität wird durch Stau über etwa 3–5 min bestimmt, wobei sich in der Regel nach 2–3 min das Venensystem entsprechend dem max. Staudruck angefüllt hat. Eine über 5 min hinausgehende Volumenzunahme ist auf die sog. Ödemfiltration zurückzuführen, also die Abgabe von Flüssigkeit ins Gewebe durch die gestaute und gedehnte Venenwand. Diese Ödemfiltration beginnt zwar unmittelbar mit der Stauung, fällt jedoch mit ihrem geringen Volumen im Verhältnis zur Venenkapazität anfänglich nicht ins Gewicht. Erst wenn der Druck im aufgestauten Venensystem dem Staudruck entspricht, wird diese filtrierte Flüssigkeitsmenge als Volumenänderung meßbar.

Meßfehler: Insbesondere auf eine freie, den Abstrom nicht behindernde Lagerung ist zu achten. Bei angelegter, nicht aufgestauter Manschette sollte das System auf seine Stabilität kontrolliert werden. Kommt es hierbei zu einer Volumenzunahme, muß eine lagerungsbedingte Abflußbehinderung vorliegen.

Vor Beginn der Messung muß die Extremität bei Flachlagerung mindestens 10 min, bei Hochlagerung 2–5 min in der entsprechenden Position verharren, damit ein *Gleichgewicht in den Volumenverschiebungen* eingetreten ist.

Staudruck
mmHg

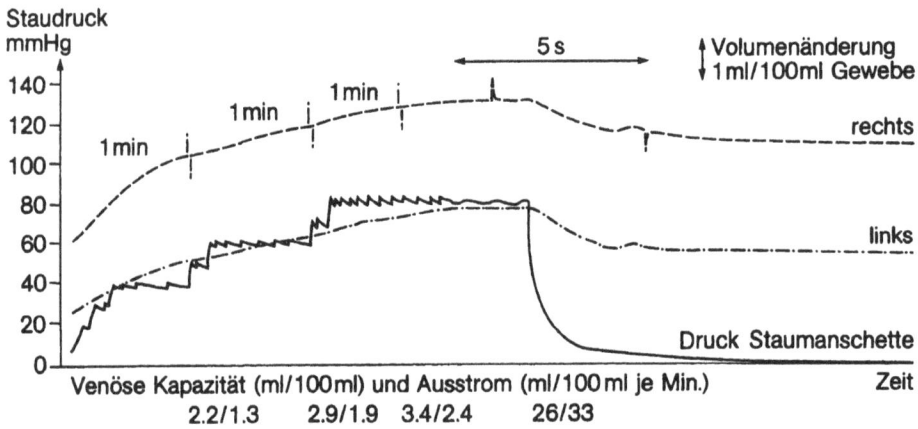

Abb. 5-28: Originalmeßkurven der VVP (nach Gutmann). Unter der Kurve die berechneten Kapazitäts- und venösen Ausstromwerte. Die gleichzeitig mitregistrierte Druckkurve der Staumanschette, stufenförmig ansteigend auf 40, 60 und 80 mm Hg, läßt einen ausreichend raschen Druckabfall zur Ausstrommessung erkennen.

Fehlmessungen mit einer auffällig geringen Volumenzunahme ergeben sich, wenn die *Meßfühler zu locker oder zu angespannt angelegt* wurden, der sog. *Null-Abgleich* nicht erfolgte oder eine Korrektur für nicht dehnbare Anteile des Meßfühlers dem Rechner nicht eingegeben wurde.

Patientenbedingte Meßfehler entstehen durch *Bewegungen* (Pressen, Husten, äußere Störungen). Dies erkennt man an einem Sprung in der Meßkurve bei fortlaufender Registrierung. Hier muß die Messung abgebrochen und nach einer Pause wiederholt werden.

Ausgeprägte periphere Ödeme führen zu Verfälschungen. Durch die Rigidität des Gewebes werden dabei falsch niedrige Kapazitäts- und Ausstromwerte gemessen.

Zum Erhalt der echten Kapazitätswerte soll daher nur an der entstauten Extremität gemessen werden.

Meßwerte: Die zu messenden Werte schwanken je nach Untersuchungs-, Lagerungsart und Apparatur.

Unproblematisch ist die Beurteilung bei erhöhten venösen Kapazitätswerten und adäquat erhöhten venösen Ausstromwerten. Dabei ist zunächst nicht zu differenzieren, ob diese Volumenzunahme durch vermehrt aufstaubare Volumina epifaszialer Venen oder des tiefen Venensystems bedingt ist. Durch Anlage einer zusätzlichen Staumanschette, deren Staudruck mit z. B. 20–30 mmHg keine wesentliche Einwirkung auf die tiefen Venen hat, kann festgestellt werden, ob sich der Ausstrom nicht gravierend verringert, was auf eine freie Durchgängigkeit der tiefen Leitvenen hinweist. Es kann jedoch immer noch keine Aussage über die Ursache der Kapazitätserhöhung getroffen werden.

Bei Thrombosen von hämodynamischer Auswirkung kommt es zu einer Kapazitäts- und Ausstromverminderung. Meßwerte von weniger als 2 ml Kapazität und venösem Ausstrom unter 20 ml weisen mit hoher Treffsicherheit auf eine Thrombose hin, sofern nicht andere Ursachen zu Meßverfälschungen führen. Betrachtet man die venösen Ausstromwerte in Abhängigkeit von der venösen Kapazität und beachtet auch die arteriellen Ruhedurchblutungswerte, so kann die Treffsicherheit im Rahmen der Thrombosediagnostik weiter gesteigert werden.

5.5.2 Stellenwert

Zunächst handelt es sich um eine einfache, hinsichtlich Apparateaufwand und Lagerung des Patienten aber aufwendige Untersuchungsmethode, die bei normalen oder erhöhten venösen Kapazitäts- und adäquaten Ausstromwerten eine rasche Überprüfung der freien Durchgängigkeit der tiefen Venen ergibt. Dies schließt aber nicht aus, daß Klappenschäden im tiefen Venensystem vorliegen, da mit dieser Messung ja nicht die Pumpfunktion gemessen wird. Umfangreiche Untersuchungsergebnisse mit der oben beschriebenen zusätzlichen Staumanschettenanlage mit geringerem Druck liegen in der Literatur nicht vor. Die Kapazitätsbestimmungen haben im Sinne von Verlaufsmessungen eine gewisse Aussagekraft, wobei allerdings Schwankungen z. B. durch äußere Temperaturbedingungen zu berücksichtigen sind. Andererseits spiegelt eine Kapazitätszunahme bei wärmeren Umgebungstemperaturen die „Realität für die Beine" wider, so daß auch therapeutische Rückschlüsse, z. B. für eine Hydrotherapie, Kompressions- oder medikamentöse Behandlung zur Venentonisierung gezogen werden können. Weiterhin ist in den Verlaufskontrollen z. B.

nach einer Thrombose an der Zunahme ehemals verminderter Kapazitäts- und Drainagewerte zu erkennen, inwieweit Rekanalisierungs-, Kompensations- bzw. Kollateralisationsvorgänge fortgeschritten sind. Dies gilt insbesondere auch nach einer Lysetherapie oder Thrombektomie. Für die Thrombosediagnostik ist festzuhalten, daß die Methode nur hämodynamisch relevante Verschlüsse, vor allem im Poplitea-Oberschenkel-Bereich, anzeigen kann. Die Treffsicherheit wird dabei mit gut 90 % angegeben. Isolierte Ein- und Mehrgefäßunterschenkelthrombosen werden mit ungenügender Sicherheit (weniger als 50 %) erkannt, segmentäre Unterschenkelthrombosen gar nicht. Auch eine isolierte Beckenvenenthrombose wird nicht diagnostiziert, wenn nach zuvor hochgelagerter Extremität kein peripherer Stau besteht und die venöse Drainagekapazität in den Oberschenkel hinein zu einer Verfälschung des Meßergebnisses führt. Ein positiver Befund hat für den Thrombosenachweis eine relativ hohe Spezifität – ein negativer schließt eine Thrombose nicht aus.

5.5.3 Meßmethodik – Pumpfunktion

Zur Messung der Pumpfunktion wird der Meßfühler entweder um die max. Wadenzirkumferenz oder um den Mittelfuß angelegt. Unter Aktivierung der Pumpfunktion kommt es nicht nur zu einem Druckabfall, sondern auch zu einer Volumenreduktion. In Analogie zur Venendruckmessung werden Zehenstandsübungen oder Kniebeugen nach Metronomtaktdiktat (10 Übungen in 15 s) durchgeführt. Will man den Meßfühler um den Mittelfuß anlegen, so muß sich der Patient auf ein Meßbrett stellen, das im Mittelfußbereich eine entsprechende Aussparung aufweist, damit keine Fehler durch das Stehen auf dem Meßfühler entstehen. Da es durch die Muskelbewegung zu ausgeprägten Artefakten kommt, ist nach eigenen Erfahrungen die Volumetrie nur bedingt standardisierbar. Besser verwertbar ist die Wiederauffüllungszeit als Maß für die Venenklappenfunktion. Bei Klappenschäden kommt es zu einer Verkürzung der Wiederauffüllungszeit. Insgesamt erscheint die Praktikabilität dieser Meßmethode nicht mit der Venendruckmessung vergleichbar, und hat sich, auch wenn sie nicht invasiv ist, weniger durchgesetzt als die kaum störanfälligen photoplethysmographischen Untersuchungsverfahren zur Bestimmung der Wiederauffüllungszeit.

5.6   Periphere Venendruckmessung – Phlebodynamometrie

Die „blutige" Venendruckmessung ist ein invasives Meßverfahren. Wir unterscheiden die periphere Venen- von der Beckenvenendruckmessung, die nur selten (Abflußhindernis im Beckenbereich) zur Anwendung kommt. Die zentrale Venendruckmessung hat für die periphere Phlebologie keine Bedeutung.

Prinzip: Nach Bestimmung des Ausgangsdruckwertes wird der periphere Druckabfall unter Aktivierung der Auspumpmechanismen der Sprunggelenks-, Waden- und Knie-Muskel-Pumpe bestimmt. Nach Ende der Bewegungsübungen kommt es zu einer mehr oder weniger schnellen Wiederauffüllung des peripheren Venensystems mit peripherem Druckanstieg, der den Ausgangsdruckwert erreicht oder übersteigt (Abb. 5-29 a+b). Da das Venensystem im Vorfußbereich punktiert wird, wo tiefes und oberflächliches Venensystem nicht durch Venenklappen getrennt sind, betrifft die Aussage über den peripheren Venendruck das gesamte Venensystem der gemessenen Extremität. Neben dieser quantitativen Aussage über die Venenfunktion (Druckabfall in mm Hg, Wiederauffüllungszeit in s) kann die Aussagekraft der Untersuchung erhöht werden, indem man nach der oben beschriebenen Erstuntersuchung die Messung mit Pelotten- oder manueller Kompression einzelner variköser Venenabschnitte wiederholt. So kann festgestellt werden, ob durch Ausschaltung der getesteten Venenabschnitte eine Funktionsverbesserung erreicht wird. Dies zeigt sich dann sowohl in einem größeren Druckabfall als auch in einer verlängerten Wiederauffüllungszeit (Abb. 5-29 c). In dieser globalen Aussage unterscheidet sich die Venendruckmessung u. a. entscheidend von den photoplethysmographischen Verfahren (s. o.). Umfangreiche Vergleichsuntersuchungen haben ergeben, daß zwischen beiden Verfahren nur lose Verknüpfungen bestehen, auch wenn das Prinzip der Wiederauffüllungszeit als Maß für die Venenfunktion ebenfalls von der Photoplethysmographie benutzt wird. Diese ist jedoch im Vergleich zur Venendruckmessung schlechter reproduzierbar. Sie bietet auch nicht die Möglichkeit, die Venenfunktion exakt zu quantifizieren. Dies ist nicht verwunderlich, da Druck, Volumen und insbesondere Volumina im subkutanen Venenplexus nicht streng linear miteinander verknüpft sind. Dies ergibt sich aus der Funktion des Venensystems als kapazitatives Niederdrucksystem.

Nimmt man eine Venendruckmessung im Bereich epifaszialer Varizen vor, so begrenzt man die Aussage auf einen Abschnitt, der in etwa dem Meßbereich der photoplethysmographischen Verfahren entspricht.

Technischer Aufwand: Es gibt zwei prinzipielle Verfahren zur peripheren Venendruckmessung:

- Steigrohrverfahren nach Moritz und Tabora, modifiziert nach Varady als „Phlebometron", bei dem ein mit Kochsalzlösung gefülltes Steigrohr mit hinterlegter Skalierung zur Bestimmung des Druckes dient. Hierbei muß der jeweilige Druckwert während der Messung wenigstens im 2-Sekundenabstand abgelesen und notiert werden. Infolge Trägheit der Flüssigkeitssäule erhält man einerseits nur eine Mitteldruckkurve, andererseits können durch die Schwankungen der

Drucksäule Ungenauigkeiten bei der Ablesung auftreten. Zur Bestimmung der Wiederauffüllungszeit muß der Druckanstieg mit laufender Stoppuhr exakt festgehalten werden. Die Druckwertänderungen exakt zu protokollieren, verlangt einige Übung und die Anwesenheit einer Hilfsperson. Eine gewisse forensische Unsicherheit bleibt darüber hinaus dennoch bestehen. Nach der kassenärztlichen Gebührenordnung wird die „fortlaufende graphische Registrierung" der Messung verlangt. Daher kann dieses Verfahren nicht abgerechnet werden.

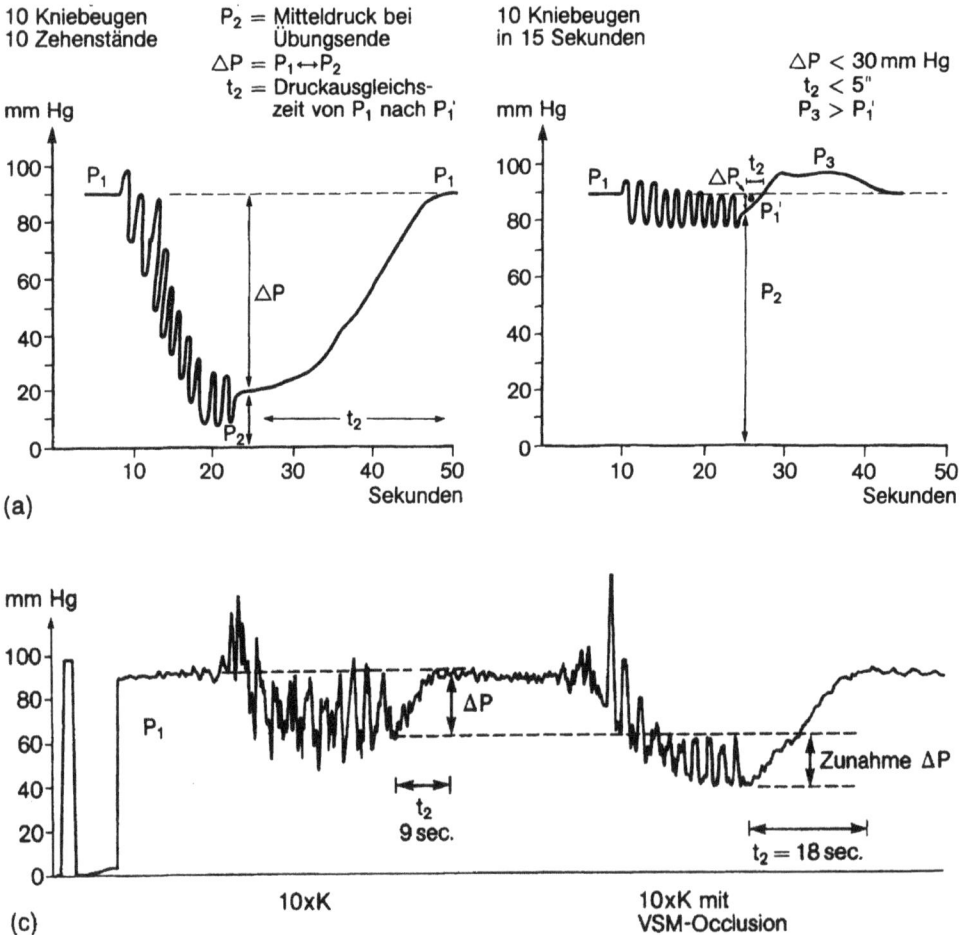

Abb. 5-29: Schematisierte Darstellung des Druckverhaltens bei der Venendruckmessung. **a:** Normalbefund. **b:** ausgeprägter postthrombotischer Befund mit Drucküberhöhung nach der Muskelbelastung. P 3 ist für etwa 15 s auf Grund des vermehrten arteriellen Einstroms und behinderten Ausstroms erhöht. **c:** Originalmessung mit Verbesserung des Druckabfalls (ΔP) und Verdoppelung der Wiederauffüllungszeit (t_2) bei Pelottentest.

– *Druckmessung mittels elektromagnetischen Druckwandlerelementes.* Um eine fortlaufende graphische Registrierung (Printmedium oder digitale Speicherung) erzielen zu können, muß ein sog. Statham-Element mit Elektromanometer und -schreiber benutzt werden. Die gemessenen Druckschwankungen werden in elektrische Stromänderungen umgewandelt, die fortlaufend registriert werden. Dabei sollte auf eine Schreibung ohne zeitliche Dämpfung geachtet werden. Nur die Registrierung der ständigen Druckschwankungen garantiert, daß man meßtechnische Fehler rechtzeitig erkennt.

5.6.1 Untersuchungsablauf

Vor Beginn der Untersuchung müssen beide o. g. Meßsysteme mit steriler Kochsalzlösung luftblasenfrei gefüllt werden. Das Statham-Element besitzt am Druckdom zwei Anschlüsse. An einem der Anschlüsse muß ein sog. „Dreiwegehahn“, am zweiten Anschluß ein „Zweiwegehahn“ angeschlossen werden. Die Auffüllung des Druckdoms erfolgt über eine Kochsalzinfusion, die am Dreiwegehahn angeschlossen wird. Bei geöffnetem Zweiwegehahn wird der Druckdom senkrecht nach oben gehalten und dann mit der Infusion so lange durchspült, bis er luftblasenfrei gefüllt ist. Sodann schließt man den Zwei- und Dreiwegehahn und bringt am noch freien Anschluß des Dreiwegehahns einen Verlängerungsschlauch, eine sog. Heidelberger Verlängerung, an. An ihrem vorderen Ende wird die für die Punktion der Fußrückenvene zu benutzende, flach angeschliffene Butterflykanüle der Stärke G 21 angebracht. Die Heidelberger Verlängerung ist aus drei Gründen notwendig:

– Sie ermöglicht die freie Beweglichkeit für den Patienten;
– sie verhindert Blutrückfluß in den Druckdom;
– derselbe sterile Druckdom kann für mehrere Patienten verwendet werden.

Nach Punktion der Fußrückenvene wird der Druckdom auf die Höhe der Punktionsstelle mit einer Klemmhalterung, z. B. am Infusionsständer, eingestellt. In dieser Zeit wird das punktierte Gefäß über den Dreiwegehahn unter Umgehung des Druckdoms mit der Kochsalzlösung zum Offenhalten durchspült. Dann öffnet man den Zweiwegehahn zum Druckabgleich und stellt das Gerät auf eine 100 mm Hg-Eichzacke (in der Regel einen 100 mm hohen Ausschlag) ein. Vor Beginn der Messung muß der Zweiwegehahn geschlossen werden, dann wird der Dreiwegehahn umgestellt von der Verbindung zur Infusion auf eine Verbindung zum Druckdom. Man registriert bei konstanter Geschwindigkeit des Schreiberpapiers (in der Regel 120 mm pro min, d. h. 1 cm = 5 s) zunächst den Ruhedruckwert, der konstant sein sollte. Kommt es zu Beginn der Druckmessung nicht zu einem sofortigen Anstieg auf den normalen Ruhedruckwert von 80–95 mmHg, so ist anzunehmen, daß die Punktionsnadel nicht richtig liegt. Sodann wird die Messung mit Ausführung von 10 Zehenständen in etwa 15 s oder 10 Kniebeugen in gleicher Zeit durchgeführt. Danach muß der Patient möglichst ruhig stehen, bis der Ausgangsdruckwert wieder erreicht ist. Die Druckkurve wird noch für wenigstens 10 s weiter registriert, um festzustellen, ob überhöhte Werte auftreten. Sollen Varizen beurteilt werden, empfiehlt sich die Wiederholung mit entsprechenden Pelotten-Kompressionstests. Dabei ist das Saphena magna-Stammgebiet gut zu komprimieren, auch insuffiziente Perforantes können unter Benutzung eines Mullpfropfes zur Erhöhung des Auflagedrucks an einer definierten Stelle gut erfaßt werden. Probleme bereitet die exakte Kompression einer Saphena parva-Insuffizienz, die zu falschen Meßergebnissen führen kann. Grundsätzlich empfiehlt sich die Messung mit Zehenständen und Kniebeugen, da insbesondere die Funktionsstörung bei proximaler Saphena-Insuffizienz besser bei Kniebeugen beurteilt werden kann.

5.6.2 Meßergebnisse

Zur Beurteilung müssen die Ergebnisse für den peripheren Druckabfall unter Muskelpumpen-Aktivierung und die Wiederauffüllungszeiten getrennt betrachtet werden. Man spricht allgemein von Normalwerten, wenn der Druckabfall mindestens 60 mmHg beträgt. Sofern beide Extremitäten gemessen werden, müssen auch die Druckwerte im Seitenvergleich beurteilt werden. Ein Druckabfall von weniger als 60 mmHg weist auf Klappenschäden im epifaszialen oder tiefen Venensystem hin. Fehlerquelle für eine scheinbar normale Auffüllungszeit trotz Klappenschäden kann eine periphere arterielle Durchblutungsstörung sein. Die normale Wiederauffüllungszeit liegt bei mindestens 25 s. Es werden aber auch Werte bis zu 50 s erreicht. Die gewonnenen Meßergebnisse sollen in absoluten Zahlen, für den Druckabfall in mmHg, für die Wiederauffüllungszeit in Sekunden, angegeben werden. Es kann aber auch zu einer Drucküberhöhung kommen. Die Dauer derselben sollte ebenfalls beschrieben und in mm Hg angegeben werden. Es handelt sich dabei um ein wichtiges Phänomen bei der Begutachtung postthrombotischer Folgezustände, das mit dem klinischen Syndrom einer „Claudicatio venosa" korrelieren kann. Bei einer primären Stammvarikosis ohne Leitveneninsuffizienz findet man es normalerweise nicht. Die Venendruckmessung ist die einzige Funktionsmessung, die die objektive Diagnose dieser Beschwerdesymptomatik ermöglicht.

In Abbildung 5-30 ist der Versuch unternommen, aus eigenen Befunden den Funktionsstörungen eine klinische Diagnose gegenüberzustellen. Mit der Venendruckmessung allein kann eine Differentialdiagnose *Varikosis – postthrombotisches Syndrom*

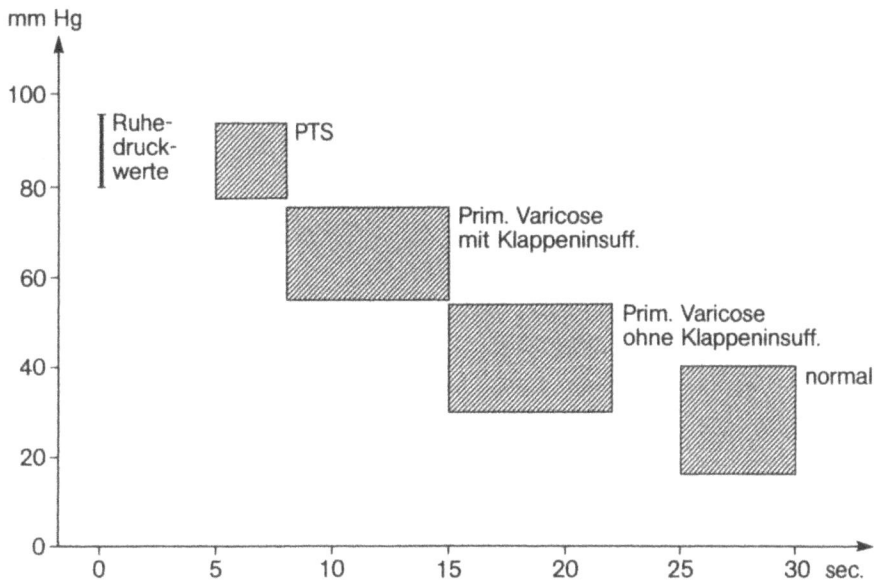

Abb. 5-30: Statistische Zuordnung von Druckabfallwerten und mittleren Wiederauffüllungszeiten bei der VDM zu klinischen Befunden (PTS – postthrombotisches
Syndrom).

– *sekundäre oder primäre Leitveneninsuffizienz* aber nicht erfolgen. Im Einzelfall ist auf
Grund der Meßwerte nicht festzulegen, wo Überschneidungen mit dem benachbarten Meßbereich und worin die Ätiologie für den verminderten Druckabfall bestehen.
An einem größeren Kollektiv läßt sich allerdings statistisch doch eine gewisse
Zugehörigkeit bestimmter Druckabfallwerte zu bestimmten Krankheitsstadien und
den damit verbundenen klinischen Beschwerdebildern herstellen. Auch die Dokumentation einer Funktionsverbesserung unter einem Pelottenkompressionstest läßt
nicht den Schluß zu, daß eine primäre Varikosis vorliegt. Es ist lediglich die Aussage
möglich, daß eine Ausschaltung des ausgetesteten Abschnittes zu einer Funktionsverbesserung führt.

5.6.3 Stellenwert von apparativen Funktionstests

Die Funktionstests beantworten die Frage, ob durch Ausschaltung eines Vari-
zenabschnittes oder einer Perforansvene die Funktion verbessert werden kann und
haben somit therapeutische, forensisch abgesicherte Konsequenzen. Kommt es unter
dem Funktionstest zu einer Verschlechterung der Venenfunktion, so handelt es sich
bei den ausgetesteten „Varizen" um notwendige Kollateralkreisläufe, die erhalten

bleiben müssen. Die Funktionstests erlauben überdies eine eingeschränkte Aussage über das erreichbare Behandlungsergebnis: vollständige oder unvollständige Restitution. Dies dem Patienten schon präoperativ mitteilen zu können, erscheint wichtig. Gleichzeitig kann jedoch nachgewiesen werden, daß es sinnvoll ist, die Sanierung des Varizenbefundes vorzunehmen. Hierbei nur nach dem Phlebogramm vorgehen zu wollen, wäre bei den schweren subfaszialen Venenveränderungen fragwürdig.

Die Phlebodynamometrie wird für folgende Fragestellungen herangezogen:

- Alternatives und ergänzendes Verfahren zur Phlebographie vor Eingriffen am oberflächlichen Venensystem.
- Bei klinischem Verdacht auf Veränderungen am tiefen Venensystem oder deren phlebographischem Nachweis vor einem Eingriff. Hierzu ist ergänzend ein Kompressionsversuch notwendig.
- gutachterliche Fragen, die die Funktion betreffen. Die Messungen sind jederzeit reproduzierbar, der Variationskoeffizient für wiederholte Messungen beträgt, bezogen auf den maximalen Druckabfall, weniger als 5%. Es werden durch die Messung objektive Daten über die Funktionsfähigkeit des Venensystems sowohl hinsichtlich der Auspumpleistung als auch der Venenklappenfunktion (Wiederauffüllungszeit) gewonnen. Äußere Faktoren wie Ödeme oder trophische Hautveränderungen beeinträchtigen das Meßergebnis nicht.

Für die akute oder subakute Thrombosediagnostik spielt die Venendruckmessung keine Rolle.

5.7 Phlebographie

Die Phlebographie ist eine invasive Untersuchungsmethode und weniger belastend als allgemein angenommen. Sie muß weder schmerzhaft noch mit einer erhöhten Thromboserate behaftet sein. Auch der nicht radiologisch tätige Phlebologe muß den Untersuchungsablauf, die Terminologie zur Befundschreibung und die Indikation für die verschiedenen Untersuchungsmethoden kennen. Die methodischen Möglichkeiten der Phlebographie und Phleboskopie können nur dann voll ausgenutzt werden, wenn eine exakte Fragestellung formuliert wurde und ein enger Kontakt mit dem Untersucher besteht.

Man unterscheidet verschiedene Untersuchungsverfahren:

- *„blinde" Ablaufphlebographie* nach May-Nissl: Hierbei wird das Kontrastmittel bei liegendem Knöchelstau ohne phleboskopische Kontrolle injiziert, und es werden in der Regel mit einer sog. Ganzbeinkassette Aufnahmen vom Bein in verschiedenen Haltungen und zu verschiedenen Zeiten gemacht. Soll diese Untersuchung im Rahmen einer „Varizendiagnostik" eingesetzt werden, so ist sie zu ergänzen durch die

- *Beckenpreßphlebographie*: Die V. femoralis wird retrograd punktiert und unter Valsalva-Preßversuch Kontrastmittel injiziert. Für eine vollständige Aussage braucht man somit zwei Untersuchungsverfahren mit einer großen Kontrastmittelmenge. Zudem erhält man nur statische Eindrücke und erfährt nichts über den dynamischen Kontrastmittelfluß im Venensystem. Für die Varizendiagnostik ist die Kombination dieser beiden Verfahren zu belastend. Angesichts von nicht invasiven Alternativen dürfte die Refluxdiagnostik durch die Beckenpreßphlebographie entbehrlich sein.

- aszendierende Ablaufphlebographie unter Phleboskopie: Methode der Wahl für die Thrombosediagnostik, insbesondere wenn sie um das Valsalva-Preßmanöver (nach Hach) erweitert wird. Neben der Beschreibung der Flußrichtungen ist eine Refluxdiagnostik (Valsalva-Preßversuch mit Zusatzaufnahmen) möglich.

- *isolierte Beckenphlebographie* wird bei Abflußhindernissen im Beckenbereich eingesetzt, die sich bei aszendierender Technik zwar orientierend, aber nicht im Detail darstellen lassen. Die diagnostischen Aussagen können durch die Anwendung der digitalen Röntgentechnik verbessert werden. Dies geschieht in aller Regel heute als digitales (DSA) Verfahren mit sicherlich bester Dokumentation der Venenverhältnisse im Beckenbereich.
- *Varikographie*: Zusatzuntersuchung, z. B. im Anschluß an eine aszendierende Preßphlebographie. Ein vermuteter Reflux zwischen der Saphena magna und dem Parva-Stamm oder atypische Seitenäste inbesondere am lateralen Ober- und Unterschenkel mit ihren weiteren Verbindungen zum tiefen Venensystem oder anderen epifaszialen Ästen können damit dokumentiert werden. Dies gilt im besonderen Maße für das Varikosis-Rezidiv.

5.7.1 Aszendierende Preßphlebographie nach Hach

Die Phlebographie nach Hach hat folgende Vorteile:

- *Geringes Risiko*: Heute sollen in der Regel nur noch nicht-ionische isoosmolare Kontrastmittel verwendet werden, die kaum zu Intimairritation führen. Auch Reizungen der Punktionsstellen, ausgedehntere Phlebitiden oder Phlebothrombosen werden nicht beobachtet. Die Kontrastmittelmenge kann gering, die Kontaktzeit mit der Intima kurz (ca. 1,5 min) gehalten werden. Die sog.

„Kontrastmittelallergie" beruhte früher meist auf einer vasovagalen Kreislaufreaktion, die auf Lösungsvermittler in den älteren Kontrastmitteln zurückzuführen war. Entsprechende Kreislaufreaktionen sind mit den neuen nicht-ionischen Kontrastmitteln äußerst selten und eher durch die Untersuchungssituation und Punktion bedingt.

– *Schnelles Verfahren*: Die Untersuchung kann äußerst kurz gehalten werden, insbesondere wenn eine doppler- oder duplexsonographische Exploration vorausging.
– *Wenig Kontrastmittel (KM)*: Bei der Hälfte der Patienten kommt man mit 25–50 ml eines 300 mg/ml Jod enthaltenden KM aus. Dies gilt insbesondere für die weiter unten beschriebene Modifikation. Eine Nachinjektion von KM ist in der Regel nicht erforderlich.
– *Geringe Strahlenbelastung*: Eine vorangehende sonographische Untersuchung kürzt die Phlebographie deutlich ab. Deshalb braucht auch der freie Beckenabfluß nicht umfangreich dokumentiert zu werden.

5.7.2 Eigene modifizierte Technik

Die Untersuchung erfolgt auf einem Röntgenkipptisch, der zum Besteigen senkrecht gestellt wird und dessen Fußbrett so eingestellt werden muß, daß die Röntgenuntersuchung bis einschließlich des Fuß-Knöchel-Bereichs möglich ist. Danach wird der Patient in eine etwa 50–60 Grad betragende Schräglage gebracht. Das zu phlebographierende Bein wird entlastet und auf dem vorderen Fußbrettrand abgestellt. Es werden dann drei Stauschläuche angelegt:

– knapp oberhalb vom Knöchel, bei Ulcus mit Abpolsterung
– am proximalen Unter- und
– am proximalen Oberschenkel

Danach wird eine möglichst großkalibrige Fußrückenvene, meist die Vena halucis dorsalis, mit einer Butterflykanüle G 21 punktiert und diese mit einem Pflaster fixiert. 25 ml KM werden mit einer speziellen leichtgängigen Spritze injiziert. Durch Auflage eines Fingers an der Kanülenspitze wird die einwandfreie Kontrastmittelinjektion überprüft und Paravasate oder zu starke Aufblähung (Platzen) der Vene verhindert. Nach vollständiger KM-Injektion wird die Spritze mit einem Pflaster auf dem Vorfuß fixiert. Es erfolgt eine erste orientierende Durchleuchtung der Unterschenkelvenengruppen bei zunächst leichter Außen- und Innenrotation, dann die Dokumentation (Zielaufnahmen) in p. a. und seitlicher Darstellung. Zeigt sich ein ausgeprägter KM-Übertritt (Perforansinsuffizienz) ins epifasziale Venensystem, der eine Beurteilung der tiefen Venen nicht zuläßt, wird dieser mit einem zusätzlichen

Stauschlauch unterbunden. Diese Stauung bleibt liegen, bis eine einwandfreie Dokumentation des tiefen Venensystems bis zum Übergang in die V. poplitea erfolgt ist. Nach Öffnung der Stauung werden die Perforansinsuffizienzen dokumentiert (Abb. 5-31). Die Abbildung der V. poplitea erfolgt zunächst in leichter Außen-, dann bei maximaler Innenrotation, um den Einmündungsbereich der Wadenvenen und der V. saphena parva erfassen zu können (Abb. 5-32). Der zusätzliche Stauschlauch am Oberschenkel garantiert nach eigener Erfahrung besser als der Valsalva-Preßversuch, daß eine Perforansinsuffizienz am Oberschenkel oder Parvainsuffizienz im Poplitea-Bereich zur Darstellung kommt. Die Einmündung der insuffizienten Saphena parva sollte besonders sorgfältig dargestellt sein. Sie gibt dem Chirurgen wichtige Hinweise, welche der zahlreichen Mündungsvarianten vorliegt (Abb. 5-32, 5-33). Die Dokumentation des Oberschenkelabflusses (Abb. 5-34) und möglicher Perforansinsuffizienzen erfolgt in sagittaler Oberschenkelposition (Abb. 5-35), ebenso der proximalen Vv. femoralis superficialis et communis und des Überganges in die V. iliaca. Unter Valsalva-Preßmanöver wird die Saphena-Crosse begutachtet und der Reflux nach distal zur Dokumentation des distalen Refluxpunktes verfolgt. Nicht selten zeigen sich erst jetzt atypische Verbindungswege oder eine inkomplette Stammvarikosis der Saphena magna über die V. femoro-poplitea als Giacomini-Anastomose. Bei Flach- oder leichter Kopftieflagerung wird die Entwicklung der Aufnahmen abgewartet. Die Butterflykanüle bleibt dabei liegen, ein Nachspülen (Kochsalzlösung) ist nicht notwendig. Sie steht somit z. B. für eine anschließende Venendruckmessung zur Verfügung. Die Untersuchung schließt mit einem selbstklebenden Kompressionsverband des Vorfußes ab.

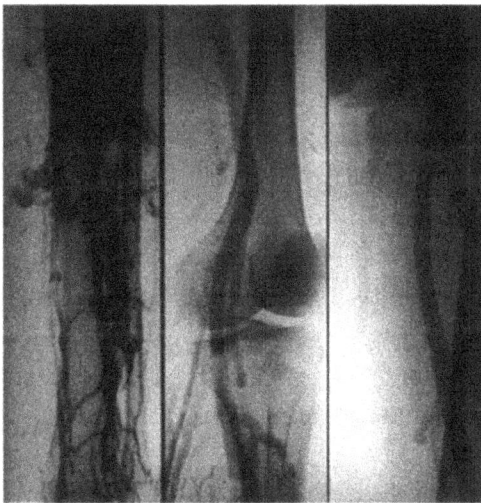

Abb. 5-31: Insuffiziente Perforansvene Cockett-Gruppe III (linkes Bilddrittel).

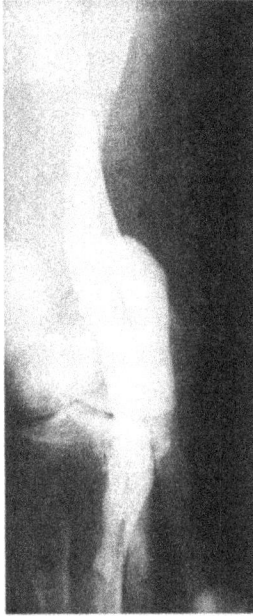

Abb. 5-32: Typische V. saphena parva-Insuffizienz.

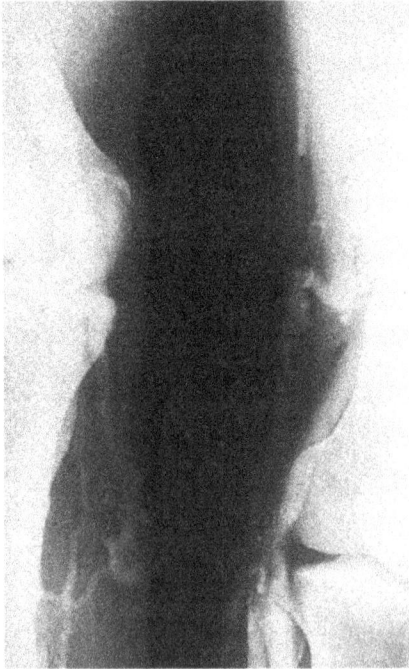

Abb. 5-33: Atypische V. saphena parva-Insuffizienz. Nur auf der rechten, nach innen rotierten Aufnahme ist zu erkennen, daß die Vene nicht an typischer Stelle mündet.

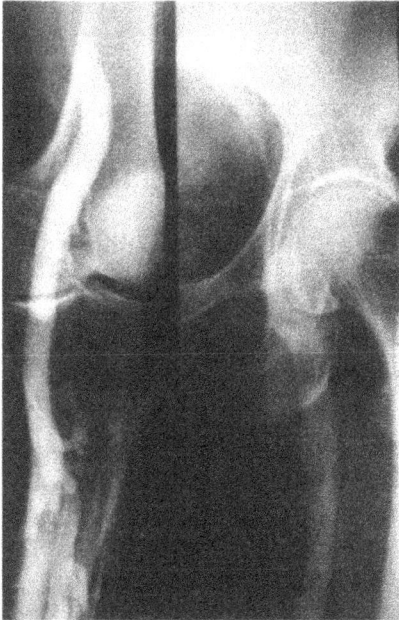

Abb. 5-34: Ausgeprägte V. saphena magna-Mündungsinsuffizienz. Auf der li. Aufnahme ist
die V. poplitea mit beginnender Knickbildung am Übergang in die V. femoralis
superficialis dargestellt (Leitveneninsuffizienz). Man beachte auch das Fehlen von
Klappenstrukturen vom proximalen Unterschenkel bis fast zur Leiste.

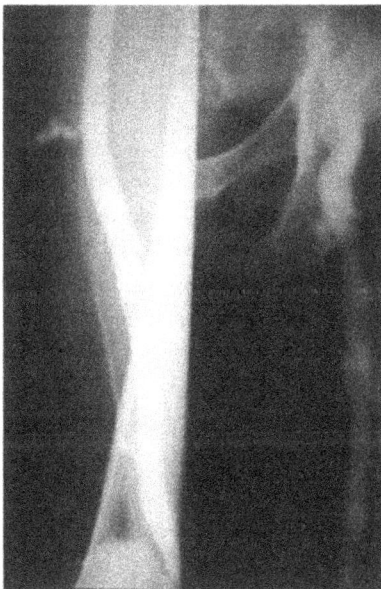

Abb. 5-35: Dodd-Perforansinsuffizienz, gleichzeitig proximale V. saphena magna-Mündungsinsuffizienz.

Die Technik der varikographischen Untersuchung wird hier nicht näher beschrieben. Es soll lediglich der Hinweis gegeben werden, daß diese Untersuchung meist in geringer Schräg- oder Flachlagerung erfolgt. Zur Blutstillung empfehlen wir einen selbstklebenden lokalen Kompressionsverband, der eine phlebitische Reizung verhindert.

5.7.3 Untersuchungsablauf

Der Untersuchungsablauf folgt topographischen Gesichtspunkten:

- tiefes Venensystem
- insuffiziente Perforansverbindungen
- sog. transfasziale Insuffizienzen
- epifaszial-variköse Veränderungen

Tab. 5-4: Fragestellungsprofil an eine moderne aszendierende Preßphlebographie, differenziert nach tiefem und oberflächlichem Venensystem

	Tiefes System	Epifasziales System
Unterschenkel-Etage	– normal, dilatiert, verplumpt – gut oder schlecht rekanilisiert – nur Kollateralen – Radiergummiphänomen	*insuffiziente Perforantes:* – medial Cockett I–III, Sherman (24 cm Perforans), Boyd – lateral – Wadenvenenvarikosis
Poplitea und distaler Oberschenkel	– Konfluenzpunkt frei, – Doppelung der V. poplitea oder V. fem. Superf. – Knickbildung und Dilatation am Übergang zur V. fem. superf. – Kollateralen zur V. prof. femoris	*V. saphena parva-Mündung:* – insuffizient, Fasziendurchtritt – Lokalisation *V. femoro-poplitea:* – varikös – epifaszialer Anschluß
proximaler Oberschenkel, Leiste und Becken	– V. femoralis superficialis – V. profunda femoris – V. femoralis communis und Übergang zur V. iliaca – präsakrale + parailiakale Kollateralen	– Dodd-Perforans – Hunt-Perforans – V. saphena magna-Crosse (Valsalva), Seitenäste im Crossenbereich (Valsalva) – präpubische Kollateralen (Spontanpalma)

In Tab. 5-4 sind diese Fragestellungen getrennt nach subfaszialem und epifaszialem Venensystem aufgeführt. Wichtig ist dabei, daß bei der Beurteilung auch der untersuchungsdynamische Befund ausgewertet und schriftlich fixiert wird. Vielmehr als kleinste variköse Veränderungen bestimmt nämlich der phleboskopische Untersuchungsablauf die phlebochirurgische Strategie.

5.7.4 Indikation bei primärer Varikosis

Heute muß nicht jede primäre Varikosis phlebographiert werden. Eine Vorauswahl trifft die (Doppler-)Sonographie mit folgenden Vorteilen:

- Indikation und damit Anzahl der Phlebographien wird eingeengt,
- beschleunigter und gezielterer Phlebographieablauf auf Grund der Zusatzinformationen – damit geringerer Kontrastmittelverbrauch und geringeres Risiko,
- ausführliche Beckenvenendokumentation kann entfallen – damit geringerer Kontrastmittelverbrauch, geringere Strahlenbelastung,
- Überprüfung der Patientenfähigkeit zum Valsalva-Manöver,
- persönlich – ärztliche Diagnosestellung und Therapieentscheidung wird intensiviert.

Ergibt sich daraus keine Notwendigkeit einer invasiven Therapie, ist die Phlebographie nicht angezeigt. Auch ist die KM-Darstellung nicht mehr vor jedem phlebochirurgischen Eingriff notwendig. Sie kann (s. Abb. 5-1, S. 38) zum Teil ersetzt werden durch Funktionsuntersuchungen oder Duplex-Sonographie. Beachte aber: Die ausgeprägte Saphena-Stammvarikose mit Crosseninsuffizienz kann „Nebenbefunde" (z. B. transfasziale Insuffizienzpunkte) überlagern, die durchaus klinisch relevant sind. U. a. trifft dies für eine zusätzlich vorhandene Dodd-Perforansinsuffizienz zu, die durch von proximal kommende Refluxe überdeckt wird. Dies gilt noch mehr für eine zusätzliche Anfüllung variköser Veränderungen über die Giacomini-Anastomose – eine Verbindung über eine insuffiziente V. femoro-poplitea mit Anschluß an die Saphena accessoria medialis (s. schemat. Abb. 5-7 b), die auch bei Entfernung einer insuffizienten Saphena magna meist kurzfristig zu einem Rezidiv am medialen Oberschenkel führt.

Indikation aus *forensischem* und praktischem Grund für eine phlebographische Abklärung:

Je weiter räumlich und zeitlich getrennt Untersucher und Phlebo-Chirurg arbeiten, um so häufiger ist die phlebographische Abklärung indiziert. Insbesondere dann, wenn es sich z. B. um eine Zusammenarbeit zwischen einem niedergelassenen Phlebologen und einer auf Phlebo-Chirurgie spezialisierten Krankenhausabteilung handelt, bei der verschiedene Operateure agieren.

Indikation unter spezieller Fragestellung:

- anamnestische Hinweise auf eine abgelaufene Phlebo-Thrombose,
- Refluxe im tiefen Venensystem, die anamnestisch nicht erklärbar sind. Differentialdiagnostisch kommen die primäre oder sekundäre tiefe Leitveneninsuffizienz und
  postthrombotische Schädigungen in Frage,
- Rezidiv-Varikosis mit doppler-sonographischen Reflux-Phänomenen,
- Parva-Mündungs-Insuffizienz wegen der ausgeprägten anatomischen Variationen
  von Einmündungshöhe und Verlauf (Abb. 5-32, 33). Die *Phlebographie hat also
  weiterhin ihre Berechtigung in der präoperativen Diagnostik bei primärer Varikosis.*

5.7.5 Indikation bei Thrombose

Der Untersuchungsablauf gleicht dem der aszendierenden Ablaufphlebographie unter
Phleboskopie mit folgenden Veränderungen:

- mehrere Aufnahmen in derselben Projektion,
- Aufnahmen bei unterschiedlicher KM-Dichte bringen unvollständig das Gefäß ob-
  turierende Thromben zur Darstellung. Eine KM-Verdünnung (Erfassung „ver-
  deckter" Thromben) hat den Nachteil des schnelleren Abstroms. Wir führen die
  Untersuchung mit unverdünntem KM durch. Unter phleboskopischer Kontrolle
  ist dabei insbesondere die spontane Anfüllung epifaszialer Kollateralkreisläufe zu
  dokumentieren.

Die Phlebographie ist für die Diagnostik der Thrombose nicht mehr absolut unverzichtbar. Mit keiner nicht-invasiven Methode, ausgenommen die Duplexsonographie, ist die Treffsicherheit so hoch. Beide Methoden setzen einen erfahrenen
Untersucher voraus. Die Auswahl der primären Diagnostikmethode hängt somit sowohl von der Verfügbarkeit als auch der Fragestellung ab (siehe Kapitel 5.3). Der
Zeitaufwand für die Phlebographie bei direkter Verfügbarkeit ist relativ geringer. Im
Vergleich zur Duplex-Sonographie läßt sich außerdem das Ausmaß einer Thrombose
zuverlässigerleichter beurteilen. Empfindlicher ist allenfalls der Radio-Jod-Fibri-
nogen-Test, der jedoch kaum verfügbar ist, eine Reihe falsch-positiver Befunde aufweist und zudem kein umfassendes morphologisches Bild ergibt.

Die Phlebographie ist insbesondere vor Lysetherapie oder Thrombektomie auch bei
Becken- und Oberschenkelvenenthrombosen indiziert. Distale Poplitea-, in noch
stärkerem Maße Unterschenkel- oder Wadenvenenthrombosen werden mit nicht-in-
vasiver Technik nur unzuverlässig (Treffsicherheit zwischen 25–60%) dargestellt.
Die Phlebographie ist wird auch gerade für die Aufdeckung einer Unterschenkel- oder
Wadenvenenthrombose, die ambulant behandelt werden kann, nichtzunehmend
mehr ersetzbar, aber nicht obsolet.

5.8 Allgemeine Hinweise zur Thrombosediagnostik

Die tiefe Beinvenenthrombose ist eine lebensbedrohliche Erkrankung. Ihre Spät-
schäden führen häufig zu Frühberentungen. Der frühzeitigen und zuverlässigen Diagnosestellung kommt deshalb eine besondere Bedeutung zu, zumal einerseits
Thrombektomie und Lyse große Heilungschancen bieten, andererseits eine frühzeitige konservativ ambulante Behandlung eine unnötige Ausdehnung der Thrombose
verhindern kann. Ergeben semiquantitative und quantitative Meßverfahren pathologische Befunde, so handelt es sich meist um eine Thrombose, die schon die
Poplitea-Oberschenkeletage erfaßt hat. Damit ist aber ebensowenig wie mit der cw-
Doppler-Sonographie eine exakte Lokalisation, Erfassung von Ausdehnung und
Alter der Thrombose möglich. Allenfalls sind sie geeignet, lokalisierende Untersuchungsmethoden wie Duplex-Sonographie oder Phlebographie nach sich zu ziehen.

Die Treffsicherheit der cw-Doppler-Sonographie, Venenverschluß-Plethysmographie
und photoplethysmographischer Verfahren für die Poplitea-Oberschenkelthrombose
werden durchschnittlich mit bestenfalls 70% angegeben. Sie vermindert sich auf
50%, wenn der Untersucher nicht täglich mit einer derartigen Fragestellung konfrontiert wird. Eine höhere Treffsicherheit weist lediglich der Befund der Beckenvenenthrombose in der CW-Doppler-Sonographie mit nahe 100% auf. Man muß
aber fragen, ob eine 50–70%ige Treffsicherheit in Anbetracht der Wichtigkeit der
Fragestellung akzeptabel ist. Das weitere Vorgehen wird durch alternative Entscheidungen und in Abhängigkeit vom klinischen Zustand geprägt.: Zu Einzelheiten
sei dazu aber auf das nachfolgende Thrombosekapitel verwiesen.

6. Akute Venenerkrankungen: Thrombophlebitis und Phlebothrombose

A. Gericke

Blutgerinnung und Thrombosedisposition: Die Blutgerinnung resultiert aus einem Zusammenspiel von Gerinnungs- und Fibrinolyse-Faktoren. Man spricht auch von Aktivatoren und Inhibitoren des jeweiligen Systems. Am Ende der extra- bzw. intravasalen Gerinnungskaskade entsteht Fibrinogen, das durch Thrombin in Fibrinmonomere gespalten wird, die dann zu einem dreidimensionalen Fibrinnetz polymerisieren. Dieses Netz wird endgültig durch den ebenfalls durch das Thrombin aktivierten Faktor XIII a stabilisiert. Extravasale und intravasale Gerinnungskaskade laufen bis zur Bildung des Faktors X a unterschiedlich ab. Das Potential des Blutes, die Gerinnung zu hemmen, ist normalerweise größer als seine Gerinnungsfähigkeit.

Damit dennoch ständig die lebensnotwendige Gerinnungsbereitschaft des Blutes aufrecht erhalten wird, bestehen folgende Voraussetzungen:

- die einzelnen Reaktionen in der Gerinnungskaskade laufen sehr rasch ab
- durch Bindung an Lipide sind die Gerinnungsfaktoren der Wirkung der jeweiligen Inhibitoren entzogen

Bei der Thrombose handelt es sich gewissermaßen um eine *Blutstillung am falschen Ort*, nämlich in den nach außen unverletzten Gefäßen. Bezüglich der Pathogenese venöser Thrombosen hat die von Virchow vor bereits mehr als 100 Jahren formulierte Trias nach wie vor ihre Gültigkeit (s. Abschn. 9.4). Die hier genannten Kriterien spielen bei der Thrombosedisposition (Tab. 6-1) – ob nun einzeln oder im Zusammenspiel – die entscheidende ursächliche Rolle.

6.1 Thrombophlebitis

Pathogenese und Klinik: Die Thrombophlebitis ist eine entzündliche Thrombosierung mehr oder weniger ausgedehnter Abschnitte der oberflächlichen Venen. Häufig ging diesem Ereignis ein Weichteiltrauma voraus, und die Entzündungsreaktion nimmt ihren Ausgang von der Verletzungsstelle. Thrombophlebitiden kön-

Tab. 6-1: Disposition (Auswahl) zur tiefen Beinvenenthrombose
(nach Koller und Duckert)

– Alter
– Ernährung: Deutlich niedrigere Thromboemboliefrequenz in den Entwicklungsländern
  mit zum Teil unterernährter Bevölkerung
– Rauchen: Nur in Kombination mit Kontrazeptiva
– postthrombotisches Syndrom und durchgemachte Lungenembolien
– bestehende Venenerkrankung
– Immobilisierung: Bettlägerigkeit, Langstreckenflüge
– „Thrombose par effort" der Beinvenen nach übermäßiger, sehr anstrengender sportlicher Betätigung oder durch ungewohnte körperliche Aktivität

– Thrombosegefährdete Perioden:
  – – postoperativ (insbesondere nach Eingriffen am Colon)
  – – Schwangerschaft
  – – Postpartal
  – – Posttraumatisch
  – – nach Herzinfarkt
– maligne Tumore, vor allem Gastrointestinaltrakt, Bronchialbaum
– hämodynamische Herzinsuffizienz (Virchow-Trias)
– Infektionskrankheiten
– Hemmung der körpereigenen Fibrinolyse
– hämatologische Erkrankungen, z. B. Polyzythämie
– Dehyderation und Kreislaufschock (s. Virchow-Trias)
– Medikamente: Ovulationshemmer, Kortikosteroide

nen aber auch im Rahmen einer Varikosis als Zeichen einer zunehmenden hämodynamischen Dekompensation spontan auftreten.

Aufgrund neuerer Studien kann die landläufige Meinung, es handele sich hier um eine im großen und ganzen harmlose Erkrankung, nicht mehr aufrecht erhalten werden. Nicht selten kommt es nämlich – insbesondere bei Befall des Oberschenkels – zu einer Mitbeteiligung der tiefen Leitvenen. Man sollte es sich daher zur Regel machen, mittels bildgebender Verfahren eine tiefe Thrombose auszuschließen.

Die *Diagnose* wird klinisch gestellt. Man findet einen druckdolenten, geröteten, überwärmten Varizen- bzw. Venenstrang. Bei Befall der proximalen Anteile der Saphena magna *muß* eine bildgebende Abklärung erfolgen, um einen in die V. femoralis hineinragenden, flottierenden Thrombus auszuschließen. Die vorzugsweise im Rahmen einer Schwangerschaft an den Unterschenkeln auftretende *flächenhafte Thrombophlebitis* kann gelegentlich mit einem *Erysipel* verwechselt werden. Im

Gegensatz zu letzterem fehlen jedoch die klinischen Zeichen einer Infektions-
erkrankung (Schüttelfrost, hohes Fieber), auch sind bei der flächenhaften Thrombophlebitis die inguinalen Lymphknoten nicht vergrößert oder druckempfindlich.

Die *Thrombophlebitis saltans et migrans* imponiert durch eine ca. münzgroße, flächenhafte Rötung entlang nicht-varikös veränderter Venen und zeigt – wie schon der
Name sagt – eine ausgeprägte diskontinuierliche Verlaufsform, indem sie wechsel-
weise am Ober- und Unterschenkel, am rechten oder linken Bein auftritt. Ein kon-
tinuierliches Ausbreiten der entzündlichen Veränderungen, die sog. Migransform, ist
ausgesprochen selten.

Der Entstehung von *infektiösen* oder *septischen Thrombophlebitiden* geht im allgemeinen eine Hautverletzung voraus. Sollte eine entsprechende Eintrittspforte nicht
nachweisbar sein, muß nach einer Sepsis trotz fehlenden Fiebers oder fehlender
Leukozytose gefahndet werden.

Als *Mondor-Thrombophlebitis* bezeichnet man eine spontan auftretende Entzündung
der V. thoracico-epigastrica. Die Erkrankung ist vollkommen harmlos und heilt fol-
genlos ab.

— Hinter jeder Thrombophlebitis kann sich eine *tiefe Phlebothrombose* verbergen.
— Insbesondere bei Nicht-Varizen-Trägern und bei alten Patienten ist die spontan
  auftretende oberflächliche Thrombophlebitis bis zum Beweis des Gegenteils als
  paraneoplastisches Syndrom zu betrachten.
— Übersehen einer *Thrombangiitis obliterans* (Morbus Winiwarter-Buerger) bei der
  Thrombophlebitis saltans et migrans.
— Jede spontan auftretende Varikophlebitis ist ein Hinweis dafür, daß eine bislang
  nicht behandelte Varikosis nunmehr behandlungsbedürftig bzw. das bisherige
  phlebologische Therapiekonzept nicht mehr ausreichend ist und weitere therapeutische Konsequenzen (Operation, Sklerosierung) erwogen werden müssen.

Therapie: Als Mittel der Wahl ist die lege artis durchgeführte Kompressionsbehandlung anzusehen. Um einen raschen Rückgang der perivasalen Entzündungs-
reaktionen zu erzielen, sollten neben Antiphlogistika zusätzlich niedermolekulare
Heparine – bei der Thrombophlebitis saltans et migrans evtl. in Kombination mit
Glukokortikoiden – gegeben werden. Am raschesten erzielt man jedoch eine weit-
gehende Beschwerdefreiheit durch Inzision mit anschließendem *Exprimieren des
thrombotischen Materials.* Sind größere Varizenkonvolute bzw. längere Abschnitte
der Saphena magna befallen, empfiehlt es sich, in einer Sitzung mehrere Inzisionen
durchzuführen. Es hat sich bewährt, vor dem Eingriff die Inzisionsstellen flächenhaft
mit einem Lokalanästhetikum (0,5–1,0%ig ohne Adrenalin) zu unterspritzen. Bei
Manipulationen am unteren Oberschenkel empfiehlt es sich, unterhalb der Leiste

eine Blutdruckmanschette, die auf etwa 60 mmHg aufgepumpt wurde, anzulegen, um das Abdriften thrombotischen Materials über den Saphena-Femoralen-Übergang zu verhindern. Wie schon erwähnt, ist bei Thrombophlebitiden der Magna im mittleren und proximalen Oberschenkelbereich auf jeden Fall die Durchführung eines Phlebogramms bzw. Farbduplex indiziert. Der Nachweis eines womöglich bereits in die V. femoralis hineinragenden Thrombus stellt die Indikation für eine sofortige chirurgische Intervention in Form einer *Saphena-Ligatur* dar.

Die Kompressionstherapie ist bis zur vollkommenen Beschwerdefreiheit durchzuführen.

Bei ausgeprägter Druckdolenz und flächenhaftem Befall müssen u. U. nichtsteroidale Antirheumatica i.m. verabfolgt werden.

Bei der *infektiösen Thrombophlebitis* muß unter antibiotischer Abschirmung chirurgisch interveniert werden. Bei Verdacht auf Bakteriämie ist, um erregerspezifisch behandeln zu können, das Anlegen einer Blutkultur notwendig. Da aber andererseits das Krankheitsbild wohl hauptsächlich ein Problem des Hospitalismus darstellt (Verweilkatheter bei Dauerinfusionen), dürfte diese Erkrankung dem niedergelassenen Phlebologen nur in Ausnahmefällen begegnen.

Die *Mondor-Thrombophlebitis* heilt spontan ab. In seltenen Fällen bestehen palpatorisch nachweisbare Fluktuationen im Entzündungsbereich, die durch eine Stichinzision entleert werden können.

6.2   Phlebothrombose

Die akute tiefe Bein- oder Beckenvenenthrombose ist aufgrund des mit dieser Erkrankung einhergehenden Embolierisikos als *angiologischer Notfall* zu betrachten. Um das Embolierisiko zu mindern und den Schaden am Klappensystem der tiefen Leitvenen möglichst zu begrenzen, ist die Diagnose unverzüglich zu sichern (s. Abschn. 5.4.3).

6.2.1   Klinische Diagnostik und Symptomatik (s. Tab 6-2)

Leitsymptom der Phlebothrombose ist die Schwellung der befallenen Extremität, wobei je nach Alter des Verschlusses die Ödembildung noch relativ diskret sein kann. Die Suche nach Ödemen, bevorzugt im Bereich der Bisgaard-Kulisse bzw. am Fußrücken, sollte am Anfang jeder klinischen Untersuchung stehen (Abb. 6-1). Ebenso empfiehlt sich eine vergleichende Palpation der Wadenmuskulatur. Bei vollkommen entspannter Muskulatur umfaßt der Untersucher mit jeweils einer Hand

Tab. 6-2: Klinische Zeichen einer tiefen Beinvenenthrombose

Checkliste

Hauptpunkte
- Aktives Malignom (aktuell oder bis vor 6 Monaten behandelt)
- Lähmung, Gipsimmobilisation eines Beines
- Kürzliche Bettlägrigkeit (> 3 Tage) und/oder größere Operation innerhalb der letzten 4 Wochen
- Umschriebener Schmerz entlang der tiefen Venenstränge
- Unter- und Oberschenkelschwellung
- Unterschenkelschwellung > 3 cm gegenüber gesunder Seite
- Familiäre Belastung (> 2 Verwandte ersten Grades mit TVT)

Nebenpunkte
- Trauma am symptomatischen Bein (< 60 Tage zurückliegend)
- Dellen bildendes Ödem ausschließlich auf der symptomatischen Seite
- Dilatierte oberflächliche Venen
- Hospitalisation innerhalb der letzten 6 Monate
- Erythem

Klinische Wahrscheinlichkeit

Hohe Wahrscheinlichkeit
- 3 Hauptpunkte und keine alternative Diagnose
- 2 Hauptpunkte, 2 Nebenpunkte und keine alternative Diagnose

Geringe Wahrscheinlichkeit
- 1 Hauptpunkt ≥ 2 Nebenpunkte, aber alternative Diagnose
- 1 Hauptpunkt, ≥ 1 Nebenpunkt und keine alternative Diagnose
- Hauptpunkt, ≥ 3 Nebenpunkte, aber alternative Diagnose
- Hauptpunkt, ≥ 2 Nebenpunkte und keine alternative Diagnose

Mittlere Wahrscheinlichkeit
- Alle anderen Kombinationen

den Unterschenkel und überprüft durch leichten Druck die Konsistenz der Weich-teile. Diese fühlen sich an der erkrankten Extremität häufig etwas „fülliger bzw. kon-sistenzreicher" an. Anschließend erfolgt die vergleichende Umfangsmessung an min-destens 5 Referenzpunkten der jeweiligen Extremität: Fußrücken, Knöchelumfang, größter Wadenumfang, Oberschenkelumfang 10 cm und 20 cm oberhalb des obe-ren Patellarandes. Umfangsdifferenzen von mehr als 1,5 cm sind als pathologisch zu bewerten.

Die alleinige Sicherung der Diagnose durch die sog. „klinischen Thrombosezeichen" (= Schmerzprovokationszeichen, s. hierzu auch Abschn. 4.2.) ist obsolet. Hingegen

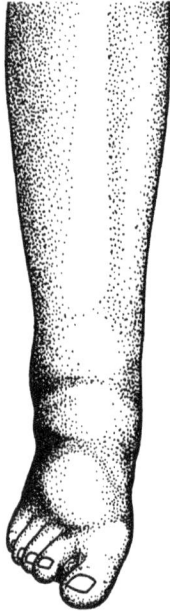

Abb. 6-1:   Klinisches Bild der akuten Phlebothrombose, schon im Anfangsstadium klinisch auffällig der Verlust der Weichteilkonturen, nach peripher hin zunehmendes Ödem, insbesondere am Fußrücken und retromalleolär.

erlaubt es die Anwendung eines evaluierten, klinischen Modells zwischen hohem,
mittlerem und niedrigem Thromboseverdacht zu unterscheiden (Tab. 6-2). Das sich
hieraus ableitende weitere diagnostische Vorgehen zeigt Abbildung 6-2.

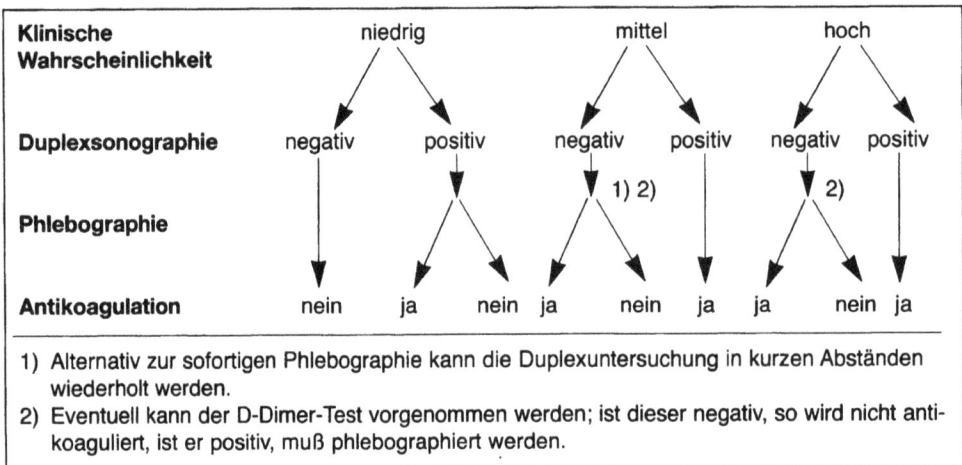

1) Alternativ zur sofortigen Phlebographie kann die Duplexuntersuchung in kurzen Abständen
   wiederholt werden.
2) Eventuell kann der D-Dimer-Test vorgenommen werden; ist dieser negativ, so wird nicht antikoaguliert, ist er positiv, muß phlebographiert werden.

Abb. 6-2:   Diagnostischer Algorithmus bei Thromboseverdacht.

Laboruntersuchung: Mit dem D-Dimer-Test steht seit kurzem eine Nachweismethode von hoher Sensitivität, jedoch relativ niedriger Spezifität zur Verfügung – bei positivem Ergebnis ist somit eine weiterführende Ausschlußdiagnostik unerläßlich.

Ausgedehnte, adhärente Thromben bewirken, insbesondere bei älteren Thrombosen (Thrombusalter über 10 Tage), akute, nicht kompensierbare Abflußstörungen, wobei angesichts des ausgedehnten, teigigen Ödems und der glänzenden, gespannten Unterschenkelhaut die Diagnose einer tiefen Beinvenenthrombose prima vista gestellt werden kann. Die Intensität der Ödeme im Bereich der einzelnen Beinabschnitte erlaubt auch eine grobe Lokalisation des thrombotischen Geschehens, ausgeprägte Unterschenkelödeme weisen auf einen Befall der V. poplitea, eine Schwellung des gesamten Beines auf einen Beckenvenenverschluß hin.

6.2.2 Therapie

Jede unbehandelte tiefe Beinvenenthrombose kann Ausgangsort für lebensbedrohliche Lungenembolien sein. Fällt die Entscheidung zugunsten einer stationären Behandlung (s. u.), wird vor dem Transport ins Krankenhaus dem Patienten ein straffer Kompressionsverband angelegt. Es hat sich bewährt, diesen zweilagig, d. h. mit Klebebinden und darübergewickelten Textilbinden, auszuführen. Zur Einleitung einer gerinnungshemmenden Therapie erfolgt die i. v.-Gabe von 5–10.000 I. E. Heparin. Sollte ein sofortiger Transport ins Krankenhaus nicht möglich sein, muß durch die gleichzeitige subkutane Gabe von 12.500 I. E. Heparin ein entsprechendes Depot gesetzt werden. i. m.-Injektionen haben zu unterbleiben, da hierdurch die Einleitung einer Lysetherapie verhindert wird. Bei klinisch manifester Lungenembolie mit allfälligem kardiopulmonalen Schock muß nach den Regeln der Notfallmedizin verfahren werden.

Auf einen Liegend-Transport kann in der Regel verzichtet werden, da der Patient ja meist zu Fuß und ohne Antikoagulation in die Praxis kam!

Besteht der klinische Verdacht auf eine tiefe Venenthrombose, muß die Diagnose unverzüglich gesichert werden. Eine abwartende Haltung, etwa um eine Zunahme des Ödems am folgenden Tag feststellen zu können, muß als Kunstfehler angesehen werden.

Keine i.m.-Injektionen wegen eventueller Lyse-Behandlungen! Lassen sich keine die Thrombose auslösenden Ursachen eruieren, muß bis zum Beweis des Gegenteils ein paraneoplastisches Syndrom angenommen werden (s. Tab. 6-1 und „Kasuistik").

Kasuistik: Bei einem 35jährigen Mann kommt es im Verlauf von ca. 1 1/2 Jahren in immer kürzeren Abständen zu Thrombosen der tiefen Beinvenen. Im Rahmen der stationären Aufenthalte wird zwar der Verdacht auf eine Paraneoplasie geäußert, ein Malignom jedoch nicht gefunden. Trotz Dauer-Antikoagulation entwickelt sich in einer Extremität wiederum eine ausgedehnte Bein- und Beckenvenenthrombose. Der Patient wird zur Thrombektomie in die Universitätsklinik eingewiesen. Der wiederum geäußerte Verdacht auf ein paraneoplastisches Syndrom wird durch den CT-Nachweis von Hirnmetastasen eines unbekannten Primärtumors erhärtet.

Unter dem Bild einer Phlegmasia caerulea dolens kommt der Patient ad exitum. Bei der Obduktion findet sich ein ca. haselnußgroßes, kleinzelliges Bronchialkarzinom.

6.2.2.1 Heparin

Heparin ist das wichtigste Antithrombotikum um eine sofortige gerinnungshemmende Wirkung zu erzielen. Jüngste gerinnungsphysiologische Untersuchungen haben allerdings gezeigt, daß in Zukunft durch das *Hirudin* ein evtl. potenteres und nebenwirkungsärmeres Antithrombotikum zur Verfügung stehen wird.

Die Angriffspunkte des Heparins liegen in der Endstufe der Gerinnungskaskade. Durch Hemmung der Bildung des Faktors X a sistiert die Thrombinsynthese. Die Bindung des Heparins an Antithrombin III steigert die Wirksamkeit dieses Gerinnungsinhibitors wesentlich, so daß außerdem eine *Blockierung* der Thrombinwirkung erzielt wird. Bei der akuten tiefen Venenthrombose beträgt die initiale i.v.-Dosis 5.000–10.000 I.E. Bei bestehender Kontraindikation gegen eine Lysetherapie erfolgt über 7–10 Tage eine Dauerinfusion von 20–60.000 I.E. Heparin über 24 Stunden, je nach Thrombinzeit.

Komplikationen: Es werden zwei Typen von heparininduzierten Thrombozytopenien (HIT Typ I und Typ II) unterschieden. Bei dem häufigeren Typ I (ca. 30% aller heparinisierten Patienten) kommt es innerhalb der ersten Behandlungstage zu einem passageren Thrombozytenabfall (selten unter 100.000/yl) ohne weitere Komplikationen. Beim Typ II hingegen entwickelt sich infolge einer antikörperinduzierten Thrombozytenaktivierung ein dramatisches thromboembolisches Krankheitsbild („white clot syndrome").

Die Antikörperbildung manifestiert sich klinisch nach einer Heparingabe zwischen 5 und 20 Tagen, bei Reexpositin oft schon nach Stunden. Bei Verwendung eines *niedermolekularen* Heparins (NMH) soll sich die Rate dieser Komplikation auf ein Drittel bzw. Viertel senken lassen.

Kontraindikation: Es gelten dieselben Kriterien wie bei der oralen Antikoagulation (s. Tab. 6-3).

Anmerkung: Bei Umstellung auf orale Antikoagulation muß das Testsystem für die Quickwert-Bestimmung das Heparin neutralisieren, da der Quickwert sonst durch das vorhandene Heparin beeinflußt wird.

6.2.2.2 Orale Antikoagulantien

Die orale Antikoagulation ist eine potentiell gefährliche Therapie. Nebenwirkungen und Interaktionen von oralen Antikoagulantien mit anderen Medikamenten sind zu beachten:

Gerinnungssteigerung bei gleichzeitiger Gabe von

– Antirheumatika ++
  (Brufen und Diclophenac können gegeben werden)
– Clofibrat, Allopurinol, Tolbutamid
– Kontrazeptiva
– Disulfiram (Antabus!) +++

Folgende Präparate *hemmen* die Wirkung der Antikoagulantien:

– Barbiturate
– Chemotherapeutika
– Antiepileptika

Cholestyramin hemmt die Resorption von oralen Antikoagulantien im Darm.

Die Wirkung folgender Medikamente wird durch orale Antikoagulantien beeinflußt:

– Tolbutamid: Wirkungssteigerung, hierdurch schwere Hypoglykämien; bei Sulfanyl-Harnstoffen keine derartige Wirkung.
– Steigerung der Serumkonzentrationen von Phenytoin: Vergiftungserscheinungen (Tremor, Ataxie).

Insbesondere in der Anfangsphase der Behandlung mit oralen Antikoagulantien bedarf der Patient einer straffen Führung durch den behandelnden Arzt. Engmaschige Kontrollen des Quick- bzw. INR-Wertes sind unerläßlich.

Die oralen Antikoagulantien wirken als Antagonisten des Vitamins K1, welches wiederum als Koenzym der Carboxylase bei der Carboxylierung der Faktoren VII, IX und X sowie des Prothrombins fungiert.

Nach Lyse-Behandlung bzw. zur Therapie bestehender Thrombosen erfolgt eine orale Antikoagulation über 3 Monate, bei rezidivierenden Thrombosen mit Lungenembolien bzw. bei Hypofibrinolyse muß eine Dauer-Antikoagulation durchgeführt werden.

Bei jeder ohne erkennbare Ursache aufgetretenen Phlebothrombose muß in einem hämatologischen Speziallabor das Vorliegen einer Hypofibrinolyse ausgeschlossen werden.

6.2.2.3 Nebenwirkungen

Wesentliche Nebenwirkungen von *Heparin* und *Cumarinen* sind im folgenden aufgelistet.

Heparin:
- vasospastische Reaktion, Urtikaria
- **Thrombozytopenie – HIT Typ I und II** (s. 6.2.2.1)
- bei Langzeittherapie: Osteoporose (nicht bei niedermolekularen Heparinen)
- Alopezien
- Arrhythmien
- Reaktionen mit Paraproteinen, hierdurch starke Erhöhungen der Blutviskosität: tödliche Komplikation bei Makroglobulinämie Waldenström
- Blutungen – nicht bedrohlich: Absetzen, kein Protamin
- Blutungen – lebensbedrohlich: Absetzen, evtl. mehrmals täglich Protamin-Chlorid (kein Rebound-Phänomen) i.v., Bluttransfusionen

Orale Antikoagulantien (Cumarine):
- Cumarin-Nekrosen: Treten stets zu Beginn der Behandlung auf (3.-4. Tag) und gehen meist mit einem Protein-C-Mangel einher.
  Prophylaxe: eingangs nicht zu hoch dosieren!
  Das für die Quickwertbestimmung verwendete Thromboplastin muß Faktor VII empfindlich sein, da sonst der Quickwert nicht den aktuellen Grad der Gerinnungshemmung widerspiegelt.
- Blutungen – nicht bedrohlich: Absetzen, evtl. 2–5 mg Vitamin K per os oder i.v.
- Blutungen – lebensbedrohlich: Absetzen, zusätzlich Vollblut bzw. Frischplasma oder Volumenersatz

Die wichtigsten Kontraindikationen für eine Antikoagulantientherapie sind in Tab. 6-3 aufgelistet.

Vitamin K i.v. wirkt erst nach Stunden, da durch die antagonistische Cumarin-Wirkung das Enzym Carboxylase nicht gebildet wurde und somit die Gerinnung durch Carboxylierung der entsprechenden Faktoren (s. oben) nicht aktiviert werden kann. Beim Schock (z. B. bei intrakranieller Massenblutung oder Magen-Darm-Blutung) erfolgt die Gabe von Vitamin-K-Faktoren-Konzentrat.

Tab. 6-3: Kontraindikationen oraler Antikoagulation

- hämorrhagische Diathese
- florides Ulcus ventriculi oder duodeni
- maligne Hypertonie
- frischer Apoplex
- fortgeschrittene Zerebralsklerose
- operative Eingriffe am zentralen Nervensystem
- Gravidität (5.–12. SSW)
- floride Endokarditis
- mangelnde Kooperation

6.2.2.4 Die ambulante Thrombosebehandlung

Prinzipiell muß zunächst bei jeder tiefen Beinvenenthrombose eine stationäre Lysebehandlung in Betracht gezogen werden, wobei vorwiegend jüngere Patienten, solche mit frischen, höchstens 7 Tage alten Thrombosen und/oder mit einem ausgedehnten Befall der proximalen Leitvenen bevorzugt werden sollten.

Unter Zugrundelegung dieser Kriterien zeigen entsprechende Studien, daß lediglich 6–9 % aller Patienten mit einer akuten Thrombose für eine derartige Behandlung und somit stationäre Aufnahme übrig bleiben. Eine gelungene Lysetherapie mit Wiederherstellung der venösen Strombahn und Erhalt der Venenklappen bietet zwar sicherlich ein Optimum an Therapieerfolg im Sinne der Verhinderung eines PTS, andererseits muß aber das wesentlich erhöhte Blutungsrisiko und die Tatsache berücksichtigt werden, daß schwere postthrombotische Syndrome nach konservativer Therapie mit sorgfältiger Langzeitkompression wesentlich seltener auftreten als früher gemeinhin angenommen wurde.

Hervorzuheben ist auch, daß die ambulante Therapie einer tiefen Venenthrombose ausgesprochen kostengünstig ist (Tab. 6-4) und für den Patienten durch Verbleiben im vertrauten Alltagsmilieu mit einem deutlich höheren Maß an Lebensqualität einhergeht.

Die sichere Antikoagulation in Form von subcutan gegebenem, körpergewichtsabhängig dosiertem, niedermolekularem Heparin wird in zwei großen Multi-Center-Studien als sicher und effektiv dokumentiert, wobei in weiteren prospektiven Studien mit zweimaliger Lungenszintigraphie gezeigt werden konnte, daß auch bei bis in das

Tab. 6-4: Durchschnittliche Kosten (CHF) der TVT-Behandlung (Frank, 1998)

	stationär	ambulant	Differenz
Liquemin iv/Dalteparin sc	292,20	224,90	67,30
Labor	330,45	67,20	263,25
Arzt & Pflege	3.744,25	205,35	3.538,90
Kompressionsstrümpfe Sigvaris®504	-,-	87,00	-87,00
Transporte	195,00	33,60	161,40
versicherter Lohnausfall	1.803,10	1.374,30	428,80
Total	6.365,00	1.992,35	4.372,65

Becken reichenden Thrombosen weder mit unfraktioniertem Heparin noch unter NMH eine erhöhte Rate von Lungenembolien besteht.

Somit kann einem Großteil aller Thrombosepatienten eine ambulante Therapie angeboten werden, selbstverständlich muß zu Beginn der Behandlung über die bestehende Emboliegefahr und die Risiken einer Antikoagulation aufgeklärt werden, vor allem darf keine Kontraindikation gegen eine Kompressionstherapie bestehen. Auch sollte einem Wunsch des Patienten nach stationärer Behandlung auf jeden Fall entsprochen werden.

Unter forensischen Gesichtspunkten ist es derzeit außerdem noch unerläßlich, einen Aufklärungsbogen, der die therapierelevanten Risiken nochmals zusammenfaßt, unterzeichnen zu lassen.

Die Therapie erfolgt *zweigleisig:*

– Einleitung der Antikoagulation mit einem für die ambulante Therapie zugelassenem, niedermolekularem Heparin in *körpergewichtsabhängiger* Dosierung. Gleichzeitig wird eine Kompressionstherapie mittels Unter- oder Oberschenkelkompressionsstrümpfen der Klasse II oder Kompressionsverbänden eingeleitet, wobei sichergestellt sein muß, daß von Anfang an – vor allem bei der Verbandstherapie – die Kompression lege artis durchgeführt wird.

– Parallel hierzu erfolgt nach Bestimmung der Prothrombinzeit und der Thrombozytenzahl eine orale Antikoagulation mit Cumarinderivaten nach dem üblichen Dosierungsschema. Falls der Quick- bzw. INR-Wert nicht zu Beginn der Behandlung bestimmt werden kann, muß mit der oralen Antikoagulation am darauffolgenden Tag begonnen werden. Liegt der INR-Wert während 2–3 Tagen zwischen 2.0 und 3.0, kann die subcutane Heparintherapie beendet werden. In der Regel wird sich der therapeutische INR-Wert innerhalb weniger Tage einstellen, so daß trotz überlappender Fortführung der Heparininjektionen nicht jener kritische Zeitraum erreicht wird, der u. U. ein sog. HIT-Syndrom entstehen läßt, wobei aber diese Komplikation bei Anwendung von NMH wesentlich seltener auftritt (s. o.).

Die Überwachungs- und Kontrollmaßnahmen, welche insbesondere in der Anfangsphase engmaschig erfolgen sollten, sind in Tab. 6-5 dargelegt. Außerordentlich wichtig ist es, den Patienten dazu anzuhalten, sich ausgiebigst zu bewegen, man sollte ihm hierzu eine gewisse Mindestschrittzahl oder -gehstrecke pro Tag auferlegen und zur Überwachung dieser Vorgabe einen Schrittzähler aushändigen.

Tab. 6-5: Überwachungsmaßnahmen bei Antikoagulation und Kompressionstherapie

---

Antikoagulation
- APPT jeweils 4 Stunden nach Injektion bzw. Infusionsbeginn von unfraktioniertem Heparin
- Thrombotest bzw. Quickwert unter Marcumar (INR 2,0–3,0)
- Thrombozytenkontrollen unter Heparintherapie länger als eine Woche
- Von Anfang an regelmäßige Haemoccult-Teste
- RR-Kontrollen
- Gastroskopie bei positiver Anamnese für Magenerkrankungen
- Fundus- und evtl. neurologische Kontrollen

Kompressionstherapie
- Patienten-Compliance
- Qualität der Kompression

In den noch laufenden Studien zeichnet sich kein Unterschied dahingehend ab, ob die Kompressionstherapie mittels Strumpf oder Verband erfolgt. Auf jeden Fall muß die Kompressionstherapie so lange fortgeführt werden, bis vollkommene Beschwerdefreiheit und keine Schwellneigung der betroffenen Extremität mehr besteht.

Als *Faustregel* mag gelten, daß so lange komprimiert wie antikoaguliert wird – bei einer unkomplizierten Erstthrombose des Unterschenkels also über ca. 3 Monate. Da – wie schon oben erwähnt – der Schweregrad eines PTS direkt von der Dauer der Kompression abhängt, ist es aber zu empfehlen, letztere über mindestens 6 Monate durchzuführen, wobei – wenn nicht von vornherein ein Wadenstrumpf verordnet wurde – ab Mitte der Behandlungszeit auf diesen übergewechselt werden kann.

6.3   Phlegmasia caerulea dolens

Diese relativ seltene, perakut verlaufende Erkrankung ist ein *angiologischer Notfall*.
Die Ätiologie ist unklar. Deutlich häufiger als bei den übrigen Thrombosen finden
sich Malignome.

Die Diagnose ist klinisch eindeutig zu stellen. Die Haut der befallenen Extremität ist
livide und kühl. Es bilden sich rasch hämorrhagische Spannungsblasen. Durch das
sich akut entwickelnde, sehr derbe Ödem wird der arterielle Einstrom unterbrochen
(selbst der Leistenpuls ist häufig nicht mehr tastbar). Der Patient hat starke Schmerzen und ist im Schockzustand.

Durch die hohe Lungenembolierate besteht eine lebensbedrohliche Situation. Auf
weitere nicht-invasive diagnostische Maßnahmen sollte daher verzichtet werden. Die
Anfertigung eines Phlebogramms ist aufgrund des derben Ödems ohnehin nicht
möglich. Um die Extremität zu retten, muß sofort thrombektomiert werden.

6.4   Thromboseprophylaxe

Im Gegensatz zur Klinik mit ihren beachtlichen Erfolgen in der Verhütung von
Thromboembolien wird der Thromboseprophylaxe in der ambulanten Behandlung
noch immer nicht die Beachtung geschenkt und die Therapie mit der Konsequenz
durchgeführt, wie dies angesichts des heutigen Wissensstandes angezeigt wäre.
Während sich die Klinik bei der primären Thromboseprophylaxe sowohl physikalischer Methoden als auch medikamentöser Maßnahmen bedient, dient in der Praxis
die sekundäre Thromboseprophylaxe hauptsächlich der Verhinderung thromboembolischer Komplikationen bei schon bestehender Thrombose bzw. von Rezidiv-
thrombosen bei Risikopatienten.

Thromboseprophylaxe (physikalische Methoden):
- früh aufstehen (nach Op. usw.)
- Hochlagern der Beine
- Kompressionsverbände
- Kompressionsstrümpfe
- passive intra- und postoperative Tretübungen
- intermittierende Kompressionstherapie
- elektrische Wadenstimulation

Durch die seit langem bei allen chirurgischen Eingriffen prä- und postoperativ durchgeführte Heparinisierung konnte auf dem stationären Sektor eine wesentliche

Senkung der thromboembolischen Komplikationen erzielt werden (Tab. 6-6). Gegenüber den früher verwendeten, unfraktionierten Heparinen weisen die mittlerweile als Therapie der Wahl geltenden niedermolekularen Heparine (NMH) folgende Vorteile auf:

- keine Blutungsgefahr auf Grund wesentlich stärkerer Hemmung des „antithrombotischen" Faktors Xa.
- gegenüber unfraktioniertem Heparin wesentlich geringere Beeinflussung der Thrombozytenzahl und -funktion
- einmalige Gabe pro die wegen protahierter Abgabe aus dem Gefäßwandendothel (dort stärker als Heparin gebunden, bei gleichzeitig 4fach stärkerer Wirkung)
- bei Langzeittherapie keine Osteoporose

Tab. 6-6: Häufigkeit von tiefen Beinvenenthrombosen (TVT) nach allgemeinchirurgischen Eingriffen. Die niedrigsten Komplikationsraten sind bei rein physikalischen postoperativen Maßnahmen – apparative Wadenkompression in Kombination mit Kompressionsstrümpfen – zu verzeichnen (nach Colditz et al.)

Prophylaxe	Fallzahlen n	RFT – TVT % (95%-Konfidenzintervall)
Kontrollen/Placebo	2.855	27 (21,9–32,1)
Heparin	3.006	9,6 (7,2–11,9)
Kompressionsstrümpfe	532	11,1 (5,3–16,8)
Heparin und Kompressionsstrümpfe	142	6,3 (0–17,6)
Heparin und DHE	557	9,9 (6,2–13,6)
pneumatische Wadenkompression	395	17,6 (6,1–29,1)
Wadenkompression und Kompressionsstrümpfe	137	4,5 (1,1–8,0)

Entsprechende Untersuchungen haben gezeigt, daß bei auf dem Operationstisch gelagerten Patienten die Strömung in den Unterschenkelvenen nahezu vollkommen sistiert. Da bei längerer Bettlägerigkeit die Situation nicht prinzipiell anders ist, dokumentiert dies die Bedeutung der physikalischen und medikamentösen Thromboseprophylaxe auch für die Praxis.

Bei länger immobilisierten Patienten, gleich welchen Alters, muß daher, insbesondere wenn aktive bzw. passive Bewegungsübungen der unteren Extremitäten nicht durchführbar sind, eine Thromboseprophylaxe mit niedermoekularen Heparinen durchgeführt werden.

Thrombozytenfunktionshemmer

In großangelegten Studien, vor allem in den USA, konnte zwar – insbesondere für die Acetylsalizylsäure (ASS) – ein therapeutischer Effekt bei der Prophylaxe venöser Thrombosen bei Risikopatienten belegt werden, die Wirkung war jedoch viel zu gering, um von einer alternativen Standardtherapie sprechen zu können.

7. Ulcus cruris

A. Gericke

7.1 Ulcus cruris varicosum et postthromboticum

Beinulzerationen entstehen zu 90 % auf dem Boden einer venösen Hypertonie. Auf die den Gewebsuntergang letztlich auslösenden Faktoren geht Abschn. 3 ein. 6 % der Ulzerationen sind auf eine periphere arterielle Minderversorgung und ca. 4 % auf spezifische Hauterkrankungen zurückzuführen. Eine exakte u.U. histologische Diagnostik ist daher unerläßlich, auch wenn für den Erfahrenen in der Regel die klinische Symptomatik zur Diagnosestellung ausreicht.

Pathogenese: Ulzerationen bei primärer Varikosis und suffizientem Klappenapparat der Perforansvenen sind überwiegend auf Verletzungen, stumpfe Traumen, Varizenrupturen oder dergleichen zurückzuführen. Ulzera bei chronischer Veneninsuffizienz dokumentieren das endgültige Versagen der physiologischen Regulationsmechanismen.

7.1.1 Klinik und Diagnostik

Klinisch imponiert die venöse Ulzeration als mehr oder weniger ausgedehnter, unregelmäßig begrenzter Hautdefekt. Bei ausgedehnten Geschwüren, die zirkulär den gesamten Unterschenkel befallen, spricht man von „Gamaschenulzera". Ulzerationen entwickeln sich zunächst in Bereichen mit ungünstiger venöser Hämodynamik, z. B. der *Bisgaard-Kulisse*. Bei postthrombotischen Ulzera bestanden meist jahrelang die Zeichen einer mehr oder minder ausgeprägten chronischen Veneninsuffizienz in Form von Hyperpigmentationen, Stauungsindurationen und atrophies blanches.

Pathognomonisch ist das Bestehen eines mehr oder weniger ausgeprägten peripheren Ödems. Häufig befinden sich in der Umgebung der Ulzerationen Varizenpolster, ausgehend von insuffizienten Vv. perforantes; varikös veränderte Venen können auch den Ulkusgrund durchziehen. Vom klinischen Aspekt her unterscheidet man bei der Beurteilung des Ulkusgrundes sog. Reinigungs-, Granulations- und Epithelialisierungsphasen, welche zur Beurteilung der voraussichtlichen Heilungsdauer herangezogen werden können. Die Ausdehnung der Ulzeration spielt hierbei eine eher untergeordnete Rolle.

Häufig sind es gerade die kleinen, in Zonen einer Capillaritis alba auftretenden Ulzerationen, die den Patienten erhebliche Beschwerden bereiten und ausgesprochen schlechte Heilungstendenz aufweisen. Ulzerationen bei primärer Varikosis verursachen zumeist eine wesentlich geringere Symptomatik – z. B. ist hier das Ödem weniger ausgeprägt – als jene, die sich in Folge einer postthrombotisch bedingten chronischen Veneninsuffizienz entwickeln. Bei Postthrombotikern findet sich als Begleiterkrankung auch häufig ein *sekundäres Lymphödem; Spitzfuß-Stellungen* und – selten – *Ankylosen* im Bereich des oberen Sprunggelenkes sind Zeichen einer schon jahrzehntelang bestehenden Ulkuskrankheit mit häufigen Rezidiven. Zumeist findet sich auch in der Ulkusumgebung ein mehr oder minder ausgeprägtes *Begleitekzem*. Eine Ulzeration mit guter Heilungstendenz ist immer daran zu erkennen, daß vom Ulkusrand aus eine Epithelialisierung erfolgt bzw. flächenhaft über den Ulkusgrund verteilt sich vergrößernde Epithelinseln bestehen. Insbesondere durch bestimmte Lokaltherapeutika, die eine Überschorfung des Ulkus hervorrufen, kann eine „Scheinheilung" vorgetäuscht werden, diese Überkrustungen lassen sich zumeist leicht vom Ulkusgrund wieder lösen. Auch die darunterliegenden gelblichen Beläge müssen abgetragen werden und erst der so gesäuberte Ulkusgrund kann in prognostischer Hinsicht beurteilt werden (s.o.).

Wie schon betont, läßt sich das venöse Ulkus meist schon aufgrund des Aspektes diagnostizieren. Trotzdem gehört zu jeder klinischen Untersuchung die *Palpation der Fußpulse* und die Überprüfung der *Beweglichkeit in den großen Gelenken*, wobei insbesondere auf beginnende Versteifungen im Bereich der Sprunggelenke geachtet werden muß. Bei stärkeren Ödemen sind vergleichende *Umfangsmessungen* unumgänglich, um durch Rückgang des Ödems den Effekt der Kompressionsbehandlung beurteilen zu können. Auch sollte nach den klinischen Zeichen einer latenten oder manifesten *Rechtsherzinsuffizienz* gefahndet werden. Von den Laborparametern müssen der postprandiale Blutzucker, das Hämoglobin, CRP, Erythrozytenzahl und ggf. Hämatokrit und Kreatinin bestimmt werden.

Beim *Diabetes mellitus* kann die Palpation der peripheren Fußpulse als klinisches Kriterium nicht verwendet werden, da ggf. aufgrund einer ausgeprägten Mediasklerose bei gut gefüllten Pulsen bereits erhebliche mikrozirkulatorische Störungen bestehen können, die Ulzeration somit gemischt arteriell-venös bedingt ist. Die typischen klinischen Zeichen einer Claudicatio intermittens können beim Diabetiker aufgrund der evtl. bestehenden diabetischen Neuropathie fehlen. Auch die periphere Druckmessung mittels Ultraschall-Dopplers verschafft keine Klarheit über die aktuelle arterielle Situation, da infolge der Mediasklerose zu hohe Druckwerte gemessen werden. Diagnostisch weiterführend ist hier ausschließlich die *akrale Oszillographie und/oder Farbduplexsonographie.*

7.1.2 Therapie

Viele Ulkus-Patienten haben einen jahrelangen Leidensweg aufgrund inadäquater und frustraner Therapieversuche hinter sich. Es ist daher oft nicht ganz einfach, sie zu einer oft langdauernden Behandlung zu motivieren. Bei lege artis durchgeführter *Kompressionstherapie* treten in der überwiegenden Zahl der Fälle jedoch rasch Schmerzfreiheit und beginnende Heilungstendenz auf, was der Patient als ermutigend wertet.

Kompressionstherapie

„Es gibt keine Phlebologie ohne Kompressionstherapie" – dieses Dogma gilt uneingeschränkt bei der Behandlung eines venösen Ulkus. Die Kompressionstherapie erfolgt nach den im Abschn. 9 aufgestellten Regeln, gewisse Zusatzkriterien sind jedoch zu beachten:

Zur Verbesserung der Kompression wird über der Ulzeration eine Schaumgummikompresse appliziert, die so groß sein muß, daß sie mit ihren Rändern mindestens 5 cm über den Hautdefekt hinausreicht. Auch muß darauf geachtet werden, daß bei einer stärkeren Varikosis im Bereich des Oberschenkels dieser mit eingebunden wird. Andererseits droht eine Stase am Oberschenkel mit konsekutiver Varikophlebitis. Es gibt im Handel bereits vorgefertigte Schaumgummikompressen unterschiedlicher Größe, die zum Teil bereits konvex ausgeformt sind, damit sie z. B. den Kompressionsdruck beim sog. Kulissenödem in die Bisgaard-Kulisse übertragen können. Natürlich kann man sich auch aus fertigen Schaumgummiplatten entsprechende Polster zurechtschneiden. Allerdings muß darauf geachtet werden, daß der Schaumgummi von relativ fester Konsistenz, saugfähig und gegenüber der infolge der Kompressionstherapie meist sehr zunehmenden Sekretion der Wunde widerstandsfähig ist (Abb. 7-1).

Da die Verbandstherapie sich u. U. über Wochen und Monate hinziehen kann, ist besonders darauf zu achten, daß durch Aus- und Unterpolsterungen Schnürfurchen, Druckstellen u. ä. vermieden werden.

In der Regel sollte die Kompressionsbehandlung in Form von Wechselverbänden durchgeführt werden, da hierdurch die Häufigkeitsfrequenz der lokalen Wundbehandlung den jeweiligen individuellen Erfordernissen angepaßt werden kann.

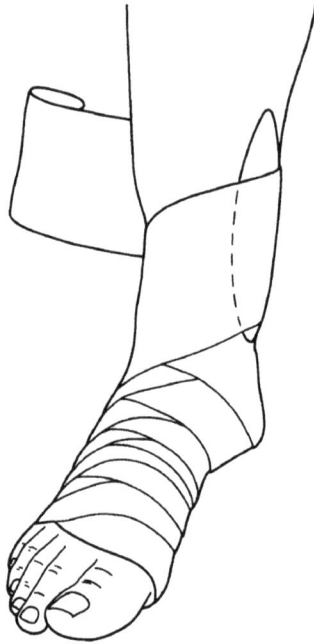

Abb. 7-1

Der Patient verfolgt so auch besser den Heilungsfortschritt und kann somit hinsichtlich der Kompressionstherapie „bei der Stange gehalten werden".

Bei ausgeprägten Ödemen und z. B. adipösen Patienten mit unförmigen Unterschenkeln ist es häufig notwendig, die Kompressionswirkung durch Anlegen einer 2. Unterschenkelbinde zu verstärken (s. Abschn. 9).

Die Kompressionstherapie kann ihre optimale Wirkung nur bei ausreichender Aktivierung der Fuß- und Wadenmuskelpumpe entfalten. Der Patient ist daher dazu anzuhalten, sich möglichst viel zu bewegen und längeres Stehen und Sitzen zu vermeiden.

„Nicht die Wundauflage, sondern der Verband heilt das Ulkus." Oberstes Gebot dabei ist, den bereits aufgrund einer früheren Polypragmasie bestehenden Kontaktallergien nicht eine weitere hinzuzufügen. Aus diesem Grunde sollten vollkommen indifferente Lokaltherapeutika verwendet werden, die dann u. U. lediglich im Sinn einer Wundabdeckung wirken.

Lokaltherapie (s. auch Abschn. 8)

Neuere Untersuchungen haben das Wissen über den physiologischen bzw pathologischen Ablauf der Wundheilung wesentlich erweitert, was auch seinen Niederschlag in der Lokalbehandlung des Ulcus cruris gefunden hat. Gemäß den Leitlinien der Deutschen Gesellschaft für Phlebologie soll die Lokaltherapie vor allem folgenden Anforderungen genügen:

- Reduktion von Schmerz und Juckreiz
- Aufnahme von Wundsekreten ohne die Wunde auszutrocknen
- inhärentes oder zumindest hypoallergenes bzw. nicht irritatives Material
- einfacher Verbandswechsel mit größtmöglicher Schonung der Wunde beim Wechseln
- kein Übertritt von Verbandsbestandteilen in die Wunde
- keine Behinderung des Gasaustausches
- Protektion gegenüber physikalischen, chemischen und mikrobiellen Einflüssen
- Adaptionsfähigkeit an die jeweiligen Wundheilungsphasen
- weitestgehende Selbstbehandlungsmöglichkeit durch den Patienten
- biologische/ökologische Verträglichkeit
- gutes Preis-Wirksamkeits-Verhältnis

Es muß in diesem Zusammenhang aber betont werden, daß der Effekt der hydrokolloidalen Wundbehandlung, die derzeitig als Goldstandard in der Lokaltherapie gilt, häufig auch – und vor allem wesentlich kostengünstiger – durch mit Ringerlösung o. ä. befeuchtete Salbenverbände erzielt werden kann. Conditio sine qua non ist hierbei die Verwendung eines nicht-allergisierenden, möglichst inerten Lokaltherapeutikums, wie z. B. einer Mischung aus *pasta zinci* und *unguentum leniens* zu gleichen Teilen.

Jede Ulkuswunde ist *bakteriell superinfiziert*. Die im Heilungsprozeß auftretende Selbstreinigungskraft reicht üblicherweise aus, um mit diesen Keimen fertig zu werden. Eine lokale antibiotische Behandlung erübrigt sich daher in der Regel; finden sich allerdings deutlich erhöhte CRP-Werte, sollte zu Beginn der Behandlung ein orales Breitbandantibiotikum gegeben werden (s. Abschn. 8).

Schmerztherapie

Anästhesierende Lokaltherapeutika sind *kontraindiziert* (Kontaktallergien!). Bei starken Wundschmerz empfiehlt sich folgendes Vorgehen: Vor dem Zubettgehen während 20–30 min intervallmäßiges Auflegen von in Eiswasser getauchten Kompressen bzw. Kühlen der Ulkusregion mit Eisbeutel.

Meist verschwinden die Schmerzen unter einer korrekten Kompressionstherapie relativ rasch. Bei ausgeprägten nächtlichen Beschwerden kann in der Anfangsphase ein Analgetikum, am besten ASS, dem ebenso wie Pentoxifyllin ein heilungsbeschleunigender Effekt zugeschrieben wird, gegeben werden.

Insbesondere kleine, sog. atrophie-blanche-ulzera können erhebliche Schmerzen verursachen. In diesen Fällen ist eine Stoßtherapie mit Urbason 16 mg per os in folgender Dosierung oft deutlich schmerzlindernd:

1. Tag 3 × 1; 2. und 3. Tag 2 × 1; 4. und 5. Tag 1 × 1; 6. und 7. Tag je 1/2 Tbl.

– *Sklerosierungsbehandlung* (s. Abschn. 10.7.3): Bei sekundärer Varikosis und ausgeprägter venöser Hypertonie im suprafaszialen Venensystem gelingt ein dauerhafter Verschluß von insuffizienten, das Ulkus speisenden Perforansvenen nur selten; der durch die Verödung herbeigeführte temporäre Sklerosierungsprozeß bewirkt aber eine zeitweilige hämodynamische Entlastung und führt so zu einer wesentlich verbesserten Heilungstendenz. Vor allem bezieht sich dies auch auf die durch die Ulzeration ziehenden Varizen, wodurch – vom versierten und erfahrenen Sklerotherapeuten ausgeführt – oft eine schlagartige Abheilung erreicht wird.

Sklerosierungen innerhalb oder in der Nähe von atrophie-blanche-Bezirken müssen die Ausnahme bleiben. Falls eine Sklerosierung unumgänglich ist, muß eine wesentlich niedrigere Konzentration des Verödungsmittels gewählt werden als dies in einem gesunden Hautareal angezeigt wäre.

Operative Therapie (s. Abschn. 11.1 u. 11.6.1–11.6.3)

Läßt sich aufgrund der einschlägigen funktionsdiagnostischen Parameter bei primärer Varikosis eine Besserung der venösen Hämodynamik nachweisen, so muß die Varikosis – in der Regel erst nach der Abheilung – operativ saniert und für ca. 3 Monate ein Kompressionsstrumpf getragen werden.

Ist die chronische Veneninsuffizienz (CVI) aufgrund entsprechender funktionsdiagnostischer Kriterien nicht kompensierbar, sollte nach Abheilung der Ulzeration zur hämodynamischen Entlastung zumindest eine Ligatur der umliegenden Perforansvenen durchgeführt werden. Eine Dauerversorgung mit Kompressionsstrümpfen ist jedoch unumgänglich.

Eine zusammenfassende Übersicht vermittelt das Therapieschema:

Therapieschema bei venösen Ulzera

Postthrombotisches Syndrom:	**Primäre Varikosis:**
• Kompressionstherapie bis Ulkusheilung	• Kompressionstherapie bis Ulkusheilung
• Ggf. operative Ligatur der Vv. Perforantes	• Ggf. Sklerosierung periulzeröser Varizen
• Dauerversorgung mit Kompressionsstrumpf	• Operative Sanierung einer Stamminsuffizienz, Sklerosierung von Seitenastvarizen
	• Kompressionsstrumpf für 3 Monate

7.1.3 Therapieresistentes Ulcus

Mögliche Ursachen für therapieresistente Ulzera sowie zusätzliche therapeutische und diagnostische Maßnahmen:

- Wird die Kompressionstherapie adäquat durchgeführt? Ggf. Umstellung von Wechsel- auf Dauerverbände, Verstärkung der Kompression (s. o.).
- Liegen arteriell-venöse Mischgeschwüre vor?
- Doppler-sonographische Abklärung der peripheren Durchblutung, ggf. weiter-führende Diagnostik mittels Farbduplex.
- Bei arteriellem Hochdruck (Ulcus Martorell !): Hypertonie behandeln.
- Besteht eine latente oder kompensierte Rechtsherzinsuffizienz (Ödeme am gesun-den Bein!)?
- Zusätzliche Abflußstörungen durch sekundäres Lymphödem?
- Arthrogenes Stauungssyndrom bei Gon- oder Coxarthrose?
- Einseitige statische Belastung?
- Bewegungsmangel (Adipositas, zu hohe Absätze, LLL und SSS = *L*ieber *L*aufen und *L*iegen, *S*chlecht ist *S*itzen und *S*tehen!).
- Bestehen ein Erysipel, eine mykotische und/oder ausgeprägte bakterielle Super-infektion (klinisches Bild!)?
- Ulzeration anderer Genese?
- Konsumierende Erkrankung (Malignom), (altersbedingte?) Malnutrition mit und ohne Exsiccose, Zinkmangel(!).
- Hartnäckiges Begleitekzem: Allergietestung (vgl. Abschn. 8).
- Hochgradige Anämie.
- Schlecht eingestellter Diabetes mellitus (HbA$_{1c}$ bestimmen).

Zeigt sich unter Kompressionsbehandlung keine Größenabnahme der Ulzeration oder fehlen die typischen Heilungsphasen des Ulcusgrundes, ist eine histologische Untersuchung notwendig. Die Probeexzisionen müssen an mehreren Stellen, also am Rand und in der Ulcusmitte entnommen werden. Eine optimale Wirkung der Kompressionstherapie setzt Muskelarbeit voraus, die in der Regel nur unter ambu-lanten Bedingungen gewährleistet ist:

Eine stationäre Behandlung von Ulcus-Patienten ist daher bis auf wenige Aus-nahmen kontraindiziert.

7.2 Ulcus cruris arteriosum

Ein arterielles Ulkus ist immer Zeichen einer Ruhehypoxie des Gewebes bei peri-pherer arterieller Verschlußkrankheit. In der Regel lassen sich anamnestisch die zur

Arteriosklerose prädisponierenden Faktoren wie Nikotinabusus, Hypertonie, Fettstoffwechselstörungen, Hyperurikämie und Diabetes mellitus nachweisen. Das arterielle Ulkus stellt gewissermaßen die sichtbare äußere Manifestation des Stadiums IV eines sich über Jahrzehnte entwickelnden, chronisch-progredienten peripheren arteriellen Gefäßleidens dar. Die obliterierenden Prozesse sind aber in der Regel nicht nur auf die Peripherie beschränkt. Zusätzlich bestehen nephrogene, kardiale und zerebrale Funktionsstörungen aufgrund der arteriellen Minderversorgung. Eine ambulante Behandlung ist nicht zu verantworten, da hierdurch die Amputationsgefahr, welche mit einer hohen Letalitätsrate verbunden ist, erhöht würde. Die unverzügliche stationäre Einweisung ist zwingend.

Jüngeres Lebensalter, Vaskulitiden, klinisches Bild und ggf. pathologisch-histologische Untersuchungen eines exstirpierten Gefäßes sichern bei *Morbus Winiwarter-Buerger* die Diagnose.

7.2.1 Klinik und Diagnostik

Alle Ulzerationen, die sich nicht an den typischen Prädilektionsstellen venöser Ulzera ausgebildet haben, sind zunächst verdächtig auf eine arterielle Genese. Fehlende Kniekehlen- und Fußpulse, Gehstreckenverkürzung im Sinne einer Claudicatio intermittens, eine kühle, blasse Extremität, gelbliche, in ihrem Wachstum gestörte Zehennägel und ein weiches, teigiges Ödem (toxisch!) und ggf. gangränöse Veränderungen an einzelnen Zehenkuppen erlauben eine prima vista Diagnose. Die Ulzerationen finden sich meist an Stellen, wo beim Stehen oder Gehen erhöhte Druck- (Ferse, Fußballen, vordere Tibiakante) oder Scheuerkräfte (Ulzerationen über der Achilles-Sehne) einwirken. Bei Diabetikern finden sich nicht selten an der Dorsalseite der großen Zehe bzw. am Großzehenballen tiefgründige, oft bis zur Beugesehne reichende Ulzerationen, die als *mal perforant du pied* bezeichnet werden und aufgrund der bestehenden diabetischen Neuropathie oft völlig schmerzlos sind. Beidseits fehlende Leistenpulse sind immer verdächtig auf ein *Leriche-Syndrom*.

Die Sicherung der Diagnose einer pAVK erfolgt durch die periphere, etagenweise Druckmessung mittels Ultraschall-Dopplers (Ausnahme s. u.).

7.2.2 Therapie

Ein aktueller angiographischer Befund ist unter dem Gesichtspunkt einer Wiedereröffnung der Strombahn (Bypass-Operation, Katheter-Dilatation mit lokaler Lyse,

Thrombendarteriektomie usw.) auch bei Vorliegen früherer Gefäßdarstellungen unverzüglich anzustreben. Obligatorisch ist dies bei Diabetikern, da hier zu hohe, also ggf. „normale" Doppler-Werte gefunden werden (Mediasklerose). Wie schon betont, ist eine ambulante Behandlung arterieller Ulzerationen aufgrund des wegen der Grunderkrankung bestehenden moribunden Zustandes nicht zu verantworten. Muß bis zur stationären Aufnahme ein Zeitraum von mehreren Tagen überbrückt werden, sind folgende therapeutische Maßnahmen indiziert:

- Verminderung der Viskosität durch isovolämische Hämodilution: *Aderlaß* von ca. 500 ml Blut, sofort anschließend Infusion von 500 ml eines Plasmaexpanders.
- Besser: Aderlaß von 500 ml Blut, Zentrifugieren und Reinfusion des Plasmas.
- Obige Maßnahmen sind so lange zu wiederholen, bis der Hämatokrit deutlich abgefallen ist bzw. gering unter die untere Normgrenze gesenkt wurde.
- Gabe eines *Thrombozytenaggregationshemmers* und *Schmerzbekämpfung.*
- Lagerung: *Hochstellen* des Kopfendes des Bettes durch Unterlegen von Holzklötzen oder Ziegelsteinen, hierdurch wird der hydrostatische Druck verbessert und der Ruheschmerz verringert.
- Behandlung einer evtl. *Herzinsuffizienz* zur Verbesserung des Perfusionsdruckes.
- Lokalbehandlung: *Trockene Wundabdeckung* mit antibiotischen Pudern, Einpacken der Extremität in Watte, letztere wird locker mit Mullbinden fixiert.
- In einer entsprechend ausgestatteten angiologischen Praxis können zusätzlich *vasoaktive Substanzen* intraarteriell verabreicht werden.

7.3 Ulcus cruris als Begleitsymptom

Erkrankungen unterschiedlichster Genese können mit Beinulzera einhergehen. In der folgenden Übersicht wurden jene Krankheitsbilder ausgewählt, die *häufiger* auftreten und bei der *differentialdiagnostischen* Abklärung von Beinulzerationen in Erwägung gezogen werden müssen. Seltene Krankheitsbilder sind nicht aufgeführt. In diesem Zusammenhang sei nochmals auf die Wichtigkeit der frühzeitigen Entnahme von Probeexzisionen bei sog. „Problemulzera" hingewiesen.

Maligne Entartungen von Ulzerationen sind allerdings außerordentlich selten, es handelt sich meist um exulzerierende solide Tumore wie Melanome, Basaliome, Spindelzellkarzinome und andere. Auf Grund der zu erwartenden Zunahme HIV-positiver Personen muß mit einem gehäuften Auftreten von Kaposi-Sarkomen gerechnet werden. Die Diagnose wird histologisch gestellt.

Tab. 7-1: Schwerpunktmäßiger, differentialdiagnostischer und therapeutischer Überblick
Ulcus cruris-assoziierter Erkrankungen

Bezeichnung	Klinik	Diagnostischer Hinweis	Therapie
Dermatitis ulcerosa (Pyoderma gangraeonosum und andere, zahlreiche Synonyma)	großflächige, schmierige Nekrosen, oft bis zur Faszie reichend, solitär und multilokulär auftretend; oft starke Schmerzen	Genese unklar, Autoimmunerkrankung wird diskutiert	Ant Kortikoide und ggf. Immunsuppressiva
Necrobiosis lipoidica	sehr oft mit Diabetes mellitus assoziiert, Ulzerationen meist prätibial, begrenzt durch bogig konfigurierte, gelbliche, sklerotische Platte im Hautniveau	Diabetes, Lokalisation	lokale Steroidkristallsuspension instillieren, Kompressionsverbände (Cave: diabetische Angiopathie)
bakterielle Erkrankungen	Erythema simplex; Streptokokkeninfektion, ausgestanzt wirkendes, scharf begrenztes, tiefes Ulkus nach pustulärer Pyodermie	reduzierter Allgemeinzustand	lokal, Antibiotika
Erysipelas gangraenosum	hohes Fieber mit Schüttelfrost, zunächst typischer Lokalbefund (flächenhaftes Erythem), später ulzerierender Zerfall größerer Hautareale, *vergrößerte Leistenlymphknoten*	klinisches Bild	Antibiotikum hochdosiert parenteral, Bettruhe
Vaskulitiden: Vasculitis allergica superficialis	polymorphes Erscheinungsbild *Leitsymptom:* palpable Purpura, einzelne Papeln zerfallen nekrotisch, Einzeleffloreszenzen bestehen neben Ulzerationen, polymorphes Erscheinungsbild, Befall nimmt zur Sprunggelenksregion hin zu. *Sonderform:* Nekrotisierende Angiitis mit tiefen Ulzera *Organmanifestationen:* Lunge, Niere, Herz, Milz	Anamnese, klinisches Bild	Kortikoide

Tab. 7-1: Fortsetzung

Bezeichnung	Klinik	Diagnostischer Hinweis	Therapie
Erythema induratum Bazin (= Vaskulitis nodularis)	Prädilektionsstelle Wade mit lividen, plattenartigen Infiltraten, die häufig zentrale, nekrotische Einschmelzungen aufweisen	befällt bevorzugt adipöse Frauen mittleren Alters mit gesteigerter Kälteempfindlichkeit; daher Erkrankungsgipfel im Winter	Kompressionsverbände, Kortikoide
Livedo racemosa mit Sommerulzerationen	treten bevorzugt in der Maleolargegend während der Sommermonate auf; ausgesprochen schmerzhaft	Histologie	Spontane Rückbildung häufig, evtl. Kortikoide
kutane Form der Periarteriitis nodosa	schubweiser Verlauf, häufig Arthralgien und Myalgien; die befallenen Hautareale sind stark schmerzhaft	Histologie	Kortikoide, bei Superinfektionen ggf. Antibiotika
sog. livedoide Vaskulitis (atrophie blanche)	Ulzerationen *ohne* Zeichen einer chron. Veneninsuffizienz; typisches Bild der sog. „Capillaritis alba"	Histologie	Kortikoide, ggf. zusätzlich Azetylsalizylsäure
sog. tropische Ulzera	unterschiedlichste infektiöse Genese: Mykobakterien, Wurmerkrankungen, Schlangenbisse etc.	Histologie, Mikrobiologie, Anamnese (Tropenreisen)	richtet sich nach der Grunderkrankung

8. Ambulante Lokaltherapie des Ulcus cruris

M. Hartmann

Ziel der Ulcus-cruris-Behandlung ist die Beseitigung der venösen Abflußstörung, die in 90% ursächlich zugrunde liegt. Damit basiert das Geschwür in den meisten Fällen auf einer chronischen Veneninsuffizienz.

Unter ambulanten Bedingungen kommt den Kompressionsverbänden – wegen ihrer hohen Erfolgsquote – die wichtigste therapeutische Bedeutung zu.

Die *Kompression* beseitigt indes nicht die Ursache der Abflußstörung. Deshalb gehört zur vollständigen Therapie des Krampfaderleidens und seiner Folgezustände wie

- Ödem,
- Pigmentation,
- Ekzem (mikrobiell, kontaktallergisch),
- Dermatosklerose,
- Atrophie,
- Ulcus cruris venosum

die *Operation* und/oder *Sklerosierung*.

In manchen Fällen muß zusätzlich auf Lebensdauer ein Kompressionsstrumpf unterschiedlicher Klasse verordnet werden (vgl. Abschn. 9.6).

Neben dem Kompressionsverband ist Wert auf eine klar gegliederte Therapie des Ulcus zu legen.

Bis zu 80% aller Ulcuspatienten zeigen z. B. im Epikutan-Test positive Reaktionen auf verschiedene topische Pharmaka, die mit Bestandsdauer des Ulcus cruris zunehmen.

8.1 Prinzipien

Neben den schon erwähnten Behandlungsprinzipien *Kompression, Verödung, Operation* ergänzen lokaltherapeutische Grundsätze die Behandlung:
- Reinigung
- Entquellung des Ulcusgrundes
- Granulationsförderung
- Epithelisation

Neben dieser rein auf das Geschwür bezogenen Therapie ist die Umgebungs-behandlung ebenfalls unerläßlich. Nach ätiopathogenetischen Gesichtspunkten wird folgendes Vorgehen unterschieden:

• antimikrobiell
• antipruriginös
• antiallergisch

Insbesondere sollen allergisierende Substanzen vermieden werden.

8.2   Reinigung, Entquellung

Die **Reinigung** der oft stark schmierig belegten Geschwüre gehört an den Anfang jeder Therapie.

Hypertone Lösungen helfen, die bakterielle Besiedelung zu vermindern und das näs-sende Geschwür auszutrocknen. Nekrotische Massen werden mit Hilfe fibrinolyti-scher Systeme abgebaut. Festhaftende Beläge und Nekrosen können mit dem schar-fen Löffel, der Schere oder Pinzette entfernt werden.

Bei stark entzündeten Ulzera sollten den Umschlägen Antiseptika beigefügt werden. Zu lange angewandt, beeinträchtigen diese allerdings die Granulation und Epithe-lisierung.

Eine systemische Antibiotikatherapie ist selten notwendig. Eine absolute Indikation besteht jedoch bei Ulcus cruris mit zusätzlichem Erysipel. Nur bei hartnäckigem Bestand von Problemkeimen auf dem Ulcusgrund sollte ausnahmsweise auch ohne Erysipel zur oralen Antibiotikagabe geraten werden.

Alternativ kommt die Auflösung der nekrotischen Wundanteile durch Fliegenmaden in Frage. Diese räumen Gewebetrümmer, Fibrinbeläge und Narbenstränge durch pro-teolytische Enzyme des oberen Verdauungstrakts und mechanische Beseitigung durch Abfressen ab.

Praktisch erfordert der Verbandswechsel die Abdeckung der Umgehungshaut mit einer „Maske" die das Ulcus ausspart. Dann werden die Maden in das Ulcus einge-setzt und die Wunde mit einer Stoffgaze verschlossen. Dieser Verband bleibt in der Regel 2 bis 4 Tage erhalten. Um die Maden nicht zu zerdrücken, kann natürlich in dieser Zeit kein Kompressionsverband angelegt werden.

Ferner stehen in Zukunft andauende Salben auf Enzymbasis zur Verfügung, um ein Unterschenkelgeschwür zu reinigen. Das bislang stärkst wirksamste Reinigungsenzym ist die Krillase. Sie stammt aus dem Verdauungstrakt des Krills, einem kleinen Krebs der arktischen Meere. Krillase wird voraussichtlich in den nächsten Jahren kommerziell angeboten.

Entquellung: Auch hier wirken Kompressionsverband und ggf. adjuvante Diuretikaverabreichung besonders gut. Daneben haben sich lokale Instillationen hypertoner osmotischer Lösungen – wie bei der Reinigung – bewährt. Thixotrope Puder wirken durch ihr starkes Absorptionsvermögen bei minimaler Teilchengröße besonders gut und haben aus diesem Grunde besonderen Austrocknungseffekt.

8.3   Granulationsförderung, Epithelisation

Granulationen können angeregt werden. Die einfachsten Methoden sind *mechanische Reizung des Wundgrundes*. Diese Reizung kann allein durch den scharfen Löffel erfolgen. Manche Autoren nahmen Seesand, andere nehmen auch heute noch Fettgazen mit oder ohne Antibiotikazusatz.

Granulationsförderung erreicht man durch Salben, Farbstoffe oder Mineralölraffinade (Perubalsam, Granugen). Hier ist besonders auf die sehr häufige Allergisierung dieser Substanzen hinzuweisen. Salben aus eiweißfreiem Kälberblutextrakt sowie Salben von Lebertran gehören ebenfalls zu granulationsfördernden Pharmaka.

Kontakallergien, Hautirritationen und Mazerationen der Wundumgebung fehlen fast vollständig bei den klassischen, modernen Verbandsmitteln: Alginate, Polyurethanschaumstoffe, Hydrokolloide. Allen gemeinsam ist, daß sie moderate bis größere Exsudatmengen aufnehmen können. Die Folge ist dann, daß die Wundverbände mit diesen Verbandsmitteln nur noch jeden 2. bis 4. Tag gewechselt werden müssen.

In der feuchten Kammer dieser Verbandsmittel werden Gewebetrümmer aus der Umgebung herausgelöst und vom Verbandsmittel absorbiert. Über den selben Mechanismus wird die Bakteriendichte, vor allem durch Polyurethanschaumstoffe, reduziert. Durch das feuchte Wundmilieu bilden Wundrand und Wundgrund Granulationsgewebe aus. Wird das Granulationsgewebe fester, läßt die Exsudation nach, so daß nicht so stark feuchtigkeitsansaugende Hydrokolloide, Hydropolymere und Hydrogele, aber auch dünnere Polyurethanschaumstoffe indiziert sind. Häufig können dann die Verbände noch seltener gewechselt werden.

Neuere Produkte von synthetischen Verbandsstoffen, häufig auf Polyurethanbasis, erzielen eine starke hydrophile und dadurch antiexsudative Wirkung. Sie lassen Fibroblasten und Blutgefäße in die Abdeckung einwachsen und bewirken dadurch eine gleichmäßige und gute Vaskularisation bei geringster Neigung zur epikutanen Sensibilisierung.

Hat das Granulationsgewebe den schüsselförmigen Defekt der Wunde nahezu ausgefüllt, fördern dünne Hydrokolloidverbände, Hydropolymere und Hydrogele die Epithelisierung vom Rand her. Diese Verbände schützen die Wunde mechanisch und bewahren sie vor dem Austrocknen, so daß die Zellwanderung der Epithelzellen durch das feuchte Milieu gefördert wird.

Um die Reepithelisierung bei großflächigen Ulcerationen zu beschleunigen, wird operativ Spalthaut oder „gemashte" Haut auf das Granulationsgewebe aufgebracht. Alternativ stehen in wenigen Zentren Keratinozytenblättchen zur Verfügung. Industriell werden diese Keratinozyten in Fibrinkleber oder Autolog auf hyaluronsäurehaltige Trägerflächen („Haut aus der Tube") angeboten.

Shavetherapie

Liegt neben der Ulceration eine großflächige Dermatolipofasziosklerose vor, reichen wiederholte Grundmaßnahmen und rationale Wundbehandlung nicht aus, eine Abheilung zu erreichen. Hier liegt die Indikation für eine sogenannte Shavetherapie (Schmeller) vor. Dabei wird die Dermatolipofasziosklerose mit dem Handdermatom oder sterilen Einmalrasierern bis zur punktförmigen Blutung abgetragen und in gleicher Sitzung mit gemashter Haut gedeckt. Die Heilungsrate liegt bei 75%.

Wundheilungsfaktoren

Wenn sich trotz fach- und phasengerechter Behandlung eines Ulcus cruris keine sekundäre Wundheilung innerhalb eines halben Jahres anstoßen läßt, bietet sich der Einsatz von Wachstumsfaktoren, die aus Blutplättchen gewonnen und meist rekombinant vermehrt werden, an. Dieser Platelet Derived Growth Factor moduliert die Rezeptorexpression anderer Wachstumsfaktoren, stimuliert interaktiv mit anderen Mediatoren über chemotaktische und mitogene Mechanismen die Angiogenese und Collagensynthese. Damit initiiert die Granulation die Epithelisation und beschleunigt diese.

Vakuumversiegelung

Dieses Verfahren wird in jüngster Zeit bei hartnäckigen, schlecht heilenden Ulcerationen, auch bei der chronisch venösen Insuffizienz Grad III, eingesetzt. Dabei wird ein mit Drainagen durchzogener Polyvinylalkoholschwamm in die Wunde eingebracht und mit einer transparenten wasserdampfdurchlässigen, aber für Bakterien undurchlässigen, Polyurethanfolie abgedeckt. Die Drainagen werden an eine Vakuumpumpe oder an eine Redondrainage angeschlossen, wobei ein Unterdruck zwischen 0,4 bis 0,8 bar erzeugt werden sollte. Dadruch werden Wundsekret und toxische Zerfallsprodukte permanent abgesaugt. Je nach Wundzustand kann dieses System bis zu einer Woche belassen werden. Schon nach wenigen Tagen bildet sich ein gesundes, gefäßreiches Granulationsgewebe aus, welches dann die Basis für spontane Epithelisierung oder auch plastische Deckung bildet.

8.4 Ekzem und Behandlung

Das Ulcus cruris wird häufig von einem Ekzem begleitet. Dieses geht in der Regel auf eine Besiedlung der geschädigten Haut mit Bakterien oder Pilzen zurück, *mikrobielles Ekzem*. Die geschädigte Haut mit ihrer erhöhten Permeabilität wirkt gegenüber topischen Medikamenten häufig sensibilisierend. Ein *allergisches Kontaktekzem* ist die Folge. Die Sensibilisierung richtet sich nicht nur gegen Antipruriginosa, Antibiotika, granulations- oder epithelisationsfördernde Substanzen, sondern auch gegen bestimmte Inhaltsstoffe von Salben, Cremes, Emulsionen etc. wie Emulgatoren, Stabilisatoren, Konservierungsmittel, Antioxidantien sowie antibakterielle und antimykotische Zusätze und auch gegen die Salbengrundlagen selbst. Sichere, nicht allergische Substanzen gibt es nicht.

Mit der Epikutantestung wird versucht, die sensibilisierenden Substanzen zu finden, um diese entsprechend eliminieren zu können.

Als besonders starke Sensibilisatoren gelten Perubalsam, Wollwachsalkohole, Propylenglykol, Paraphenylendiamin, Neomycin, Holzteere, Arnika und verschiedene Konservierungsmittel. Die jeweiligen Zusätze sind nicht immer den Beipackzetteln zu entnehmen.

Die *Behandlung* richtet sich nach den allgemeinen Grundsätzen der Ekzemtherapie:

Je akuter, gereizter und nässender ein Ekzem ist, desto indifferenter, milder, oberflächlicher und hydrophiler hat die Behandlung zu erfolgen.

Bei chronischem, lichenoidem und schuppendem Ekzem muß die Behandlung dagegen lipophil, tiefenwirksam und different erfolgen.

Das akute Ekzem wird feucht behandelt. Deshalb sind flächenhaft nässende Ekzeme mit angefeuchteten Leinen- bzw. Baumwollappen unter Beifügung adstringierender oder desinfizierender Mittel anzugehen.

Sollte unter dieser Therapie die Haut schnell austrocknen, kann mit Olivenöl oder Leinöl eingerieben werden.

Das subakute oder chronische Ekzem muß einer differenzierten Behandlung unterzogen werden. Hierzu sei nochmals erwähnt, daß möglichst Salben auf Paraffinbasis ohne Wollwachs bzw. Konservierungsmittelzusatz angewendet werden sollten.

Auch Pasta zinci mollis sowie Unguentum leniens sind hervorragende Salbengrundlagen. Diese können mit antiekzematösen und antipruriginösen Zusätzen (Glukokortikoide) bzw. antibakteriellen Wirkstoffen (Eosin, Vioform) und keratolytischen Stoffen wie Salizylsäure und Harnstoff kombiniert werden.

Eine Dauertherapie mit kortikoidhaltigen Externa sollte wegen der drohenden Hautatrophie (Langzeitanwendung) unterlassen werden.

8.5   Hautpflege

Nach Abheilen eines Ulcus cruris mit Begleitentzündungen und Abschluß der entstauenden Therapie kann der Kompressionsstrumpf verordnet werden. Die Dauerkompression mittels Kompressionsstrümpfen führt häufig zur trockenen Schuppung, vor allem im Bereich des ehemaligen Ekzems und des abgeheilten Ulcus cruris. Mit geeigneten indifferenten Hautcremes, -salben etc. ist die Pflege ein wesentlicher Faktor zur Stabilisierung der Haut über dem abgeheilten Ulcus cruris.

Hierzu eignen sich besonders die im Handel erhältlichen Basiscremes und -salben bzw. die -fettsalben, je nach Hauttyp. Auch Harnstoffexterna haben hier eine beachtlich gute Wirksamkeit.

Sorgfältig sollte die Infektprophylaxe bedacht werden. Mazerationen, Rißbildungen der geschädigten Hautareale sowie der Zehenzwischenräume müssen antibakteriell und antimykotisch behandelt werden.

9. Kompressionsbehandlung

H. Altenkämper

Die Behandlung von Beinleiden mit Kompressionsverbänden ist so alt wie die Medizin selbst. Schon im alten Ägypten versuchte man durch Anlegen von Bandagen Beinbeschwerden zu lindern. Aus dem Mittelalter ist überliefert, daß den Beinkranken Schnürgamaschen aus Leder angepaßt wurden. Es wurde somit schon damals, wenn auch wohl unbewußt, das Richtige getan.

Erst in jüngerer Zeit ist die Kompressionstherapie wissenschaftlich erforscht und begründet worden. Zugleich wurden die Mittel zur Kompressionserzeugung immer weiter verbessert.

Heute wird als Basisbehandlung phlebologischer und lymphostatischer Krankheitsbilder der exakt sitzende Kompressionsverband und in der Erhaltungs- bzw. Dauertherapie der medizinische Kompressionsstrumpf empfohlen. In der Behandlung von Venen- und Lymphgefäßleiden nimmt die Kompressionstherapie eine herausragende Stellung ein. Etwa 75 % der Patienten können allein durch diese Maßnahme erfolgreich behandelt werden.

9.1 Wirkung, Indikation, Voruntersuchung

Wirkung

Steigerung der Strömungsgeschwindigkeit. Die Beschleunigung des Blutstromes ist das entscheidende prophylaktische und therapeutische Prinzip (Abb. 9-1). Die Kompression übt einen Effekt auf die Gefäße selbst aus. Die Einengung des Lumens der epi- und subfaszialen Venen führt zu der erwünschten Strömungsbeschleunigung [1, 2]. Die Zunahme der venösen Flußgeschwindigkeit resultiert aus der Reduktion des venösen Querschnitts.

Aktivierung der Venenpumpe. Kompressionsverband bzw. -strumpf führen zu einer Steigerung der Aktivität der Waden-Venen-Muskelpumpe [3]. Der Reflux im epifaszialen Venensystem wird zumindest deutlich reduziert (Abb. 9-2).

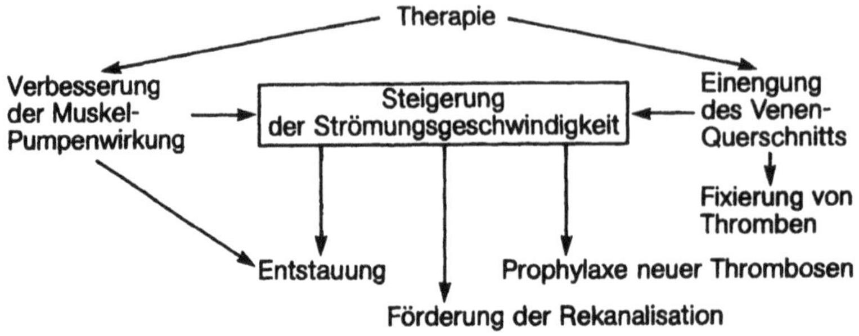

Abb. 9-1: Die Steigerung der Strömungsgeschwindigkeit ist das entscheidende therapeutische Prinzip der Kompression.

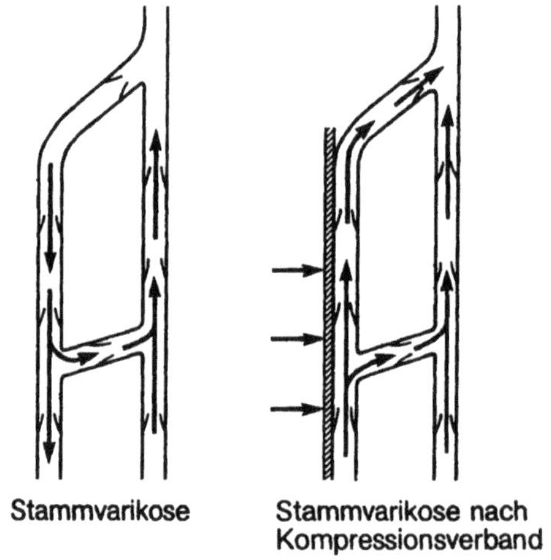

Stammvarikose   Stammvarikose nach Kompressionsverband

Abb. 9-2: Venöse Abflußwege bei Stammvarikosis ohne (links) und mit Kompressionsverband.

Mobilisierung. Die volle Ausschöpfung dieses therapeutischen Prinzips gelingt jedoch nur bei begleitender Mobilisierung.

Gewebsflüssigkeit. Die Kompressionsbehandlung führt zu einem Druckanstieg der interstitiell gelagerten Flüssigkeit. Dadurch werden die Voraussetzungen für die Rückresorption in den venösen Kapillaren sowohl in physikalischer als auch in onkotischer Hinsicht verbessert.

Mikrozirkulation. Durch die Kompression kommt es zu einer Minderung der im Rahmen einer chronisch venösen Insuffizienz auftretenden venösen Mikroangiopathie. Es kommt zu einer Minderung der Kapillardurchmesser und zu einer meßbaren Verbesserung der nutritiven Perfusion der Haut, erkennbar an einer Zunahme der Kapillardichte [4].

Indikationen

Die im folgenden gegebenen Indikationen und Kontraindikationen beziehen sich auf die Leitlinien der Deutschen Gesellschaft für Phlebologie in der zuletzt aktualisierten Fassung vom 28.02.98 [5, 6]. Hierbei sind Indikations- und Kontraindikationslisten für den medizinischen Kompressionsverband und den medizinischen Kompressionstrumpf weitgehend einheitlich gehalten. Der Kompressionsverband dient der Initialbehandlung und der Kompressionsstrumpf der Dauertherapie nach Abschluß der Basisbehandlung.

Indikationen
- Varikose, primär und sekundär
- Varizen in der Schwangerschaft
- Leitveneninsuffizienz
- Thrombophlebitis (superfiziell) sowie Zustand nach abgeheilter Phlebitis
- Zustand nach Thrombose
- Postthrombotisches Syndrom
- chronische Veneninsuffizienz der Stadien I-III nach Widmer
- Ödeme in der Schwangerschaft
- posttraumatische Ödeme
- postoperative Ödeme
- zyklisch idiopathische Ödeme
- Lymphödeme
- Lipödeme
- Angiodysplasien
- die Sklerosierungstherapie unterstützend
- nach venenchirurgischen Eingriffen
- Stauungszustände infolge Immobilitäten (arthrogenes Stauungssyndrom, Paresen und Teilparesen der Extremität)
- Thromboseprophylaxe

absolute Kontraindikationen
- fortgeschrittene periphere arterielle Verschlußkrankheit
- dekompensierte Herzinsuffizienz
- septische Phlebitis
- Phlegmasia coerulea dolens

relative Kontraindikationen
- Unverträglichkeit auf Kompressionsstrumpf- bzw. -bindenmaterial
- Sensibilitätsstörungen der Extremität
- fortgeschrittene periphere Neuropathie (z. B. Diabetes mellitus)
- primär chronische Polyarthritis

Anzumerken ist hierzu, daß die akute tiefe Beinvenenthrombose nicht mehr zu den Kontraindikationen für das Anlegen eines medizinischen Kompressionsstrumpfes zählt. Dies hängt damit zusammen, daß die früher grundsätzlich verordnete strikte Bettruhe bei Phlebothrombose zunehmend verlassen wird und bei entsprechender Compliance des Patienten und fehlenden Begleiterkrankungen – die eine stationäre Therapie evtl. erforderlich machen – eine Erhaltung der Mobilität des Patienten angestrebt wird. So wird dem Patienten im Rahmen der sogenannten Kontrollierten Ambulanten Thrombosetherapie sofort nach der Diagnose ein Wadenkompressionsstrumpf der Kompressionsklasse 3 angelegt und der Patient bleibt unter entsprechender Antikoagulation voll mobilisiert. Dabei ist die Thromboselokalisation zunächst unerheblich. Die Vorteile einer ambulanten und mobilen Thrombosetherapie sind mittlerweile durch verschiedene Untersuchungen belegt [7].

Voruntersuchungen

Die arterielle Durchblutungssituation ist vor der Kompressionsbehandlung dringend zu eruieren. Klinisch mittels Erhebung eines kompletten Pulsstatus und ergänzend durch eine arterielle Dopplerdruckmessung (Cave: Diabetes mellitus, da hier häufig sehr hohe Verschlußdrücke bedingt durch eine Mediasklerose gemessen werden). Allgemein gilt, daß bis zu einem Knöchelarteriendruck von 80 mmHg eine Kompressionstherapie mit Kompressionsstrümpfen der Kompressionsklasse 2 problemlos durchgeführt werden kann. Neuere Untersuchungen zeigen, daß auch bei Knöchelarteriendrücken von 40–65 mmHg unter Kompression mit 30 mmHg (entspricht KKL 2) keine Reduzierung der Dopplerdruckwerte sowie der transkutanen Sauerstoff- und Kohlendioxidpartialdrücke registriert werden konnte [8].

9.2 Technik

Ein optimaler Kompressionsverband wird durch Binden erreicht, die einen hohen Arbeitsdruck, aber einen niedrigen Ruhedruck besitzen.

Unter Ruhedruck ist der Druck zu verstehen, den ein Kompressionsstrumpf oder eine Bandage auch dann noch leistet, wenn nach dem Arbeitstakt die Muskulatur ihren Umfang verringert.

Der Arbeitsdruck ist der Druck, den der Strumpf oder die Binde bei der Arbeit der Wadenmuskulatur und des Sprunggelenkes gegen das Bein aufbringt, d.h. der Widerstand gegen die Ausdehnung der Muskulatur.

Die Auswirkungen verschiedener kompressionstherapeutischer Maßnahmen in bezug auf Ruhe- und Arbeitsdruck gibt Tabelle 9-1 wieder.

Tab. 9-1: Kompressionsbehandlung und ihre Auswirkung auf den Arbeits- und Ruhedruck

Kompressionstherapie	Arbeitsdruck	Ruhedruck
Verbände*	niedrig bis hoch	niedrig bis hoch
Strümpfe**	niedrig bis hoch	eher hoch
Intermittierende Kompression	niedrig bis hoch	Null

* variabel je nach Material und Technik
** ja nach Kompressionsklasse, aber nicht variabel

Ein optimales Ergebnis wird bei der Verwendung sogenannter Kurzzugbinden erreicht. Sie hat eine Elastizität von ca. 70%, d.h. sie ist bei kräftigem Zug um 70% der Ausgangslänge dehnbar. Diese Eigenschaft bedingt bei Anlage in Form eines Kompressionsverbandes einen niedrigen Ruhe-, aber hohen Arbeitsdruck. Im Gegensatz dazu hat die gern verwendete Langzugbinde eine Elastizität von über 130% und bringt damit einen hohen Ruhedruck auf. Aufgrund ihrer Dehnbarkeit entwickelt sie jedoch nur einen niedrigen Arbeitsdruck. Die Langzugbinde ist deshalb für den phlebologischen Kompressionsverband ungeeignet. Die Schwankungen von Ruhe- und Arbeitsdruck sind bei der Kurzzugbinde wesentlich ausgeprägter. Sie ist damit beim Gehen wesentlich effektiver in der Kompressionswirkung.

Der Druck des Verbandes muß von distal nach proximal stetig nachlassen. Der Radius des Beines nimmt jedoch von distal nach proximal zu, was beim Anlegen des Verbandes unbedingt beachtet werden muß.

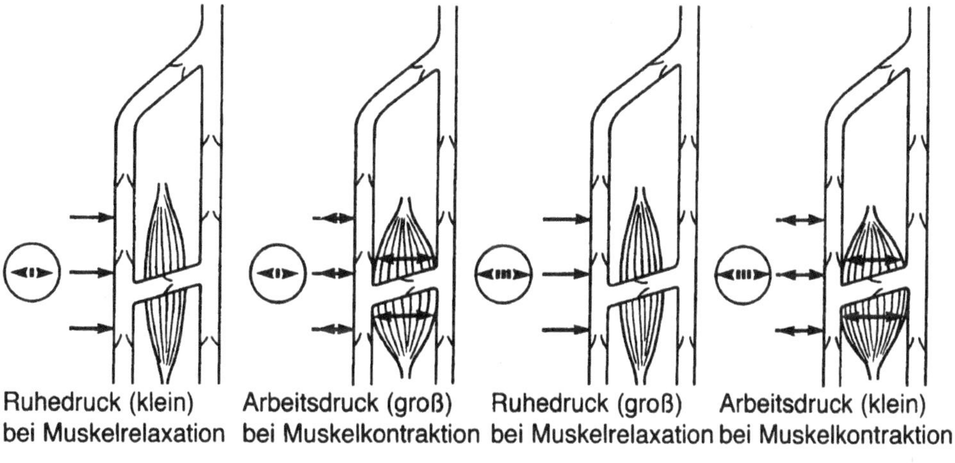

Ruhedruck (klein) bei Muskelrelaxation — Arbeitsdruck (groß) bei Muskelkontraktion — Ruhedruck (groß) bei Muskelrelaxation — Arbeitsdruck (klein) bei Muskelkontraktion

a   b

Abb. 9-3: Wirkung von Kurzzug- (a) und Langzugbinde (b) auf den venösen Abfluß in Ruhe und bei Muskelkontraktion (nach Wienert).

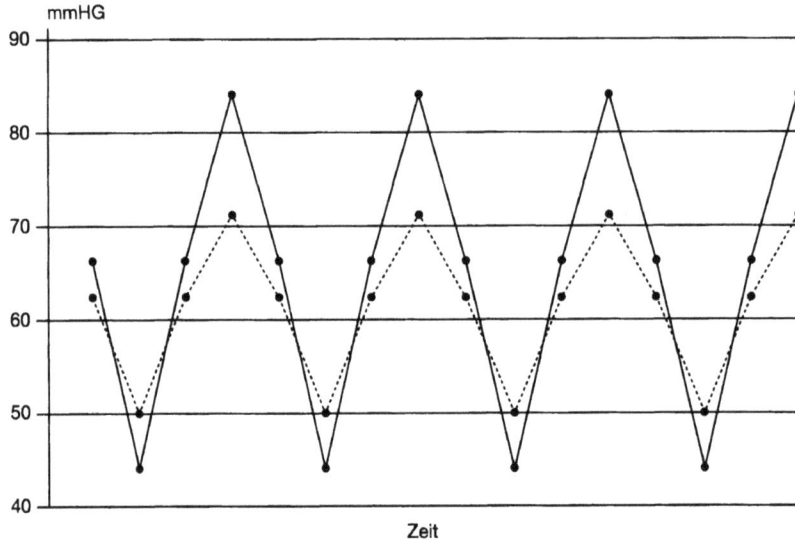

Abb. 9-4: Maximale und minimale Drücke gemessen unter einer Kurzzugbinde (durchge-
zogene Linie) und einer Langzugbinde (gestrichelte Linie) im C-Maß beim
Gehen (nach [9]).

Nach der Formel von *Laplace* verhält sich der Druck elastischer Binden umgekehrt
proportional zum Radius der Extremität:

D = S / R

D: äußerer Druck
S: Spannung der Bandage
r: Radius (auch Teilradius am Bein)

Dies hat einige praktische Konsequenzen:

1. Der Druck nimmt bei einer konstanten Spannung mit zunehmendem Radius ab.
   Man muß deshalb beim Anlegen des Verbandes am Bein proximal nicht mit geringerem Anlagedruck arbeiten als in der Knöchelregion.

2. Eine ebene Fläche hat einen unendlichen Radius. Kein noch so starker Zug an der
   Binde kann auf solch einer Fläche einen Druck ausüben. Deshalb muß an solchen
   Stellen bei gewünschter Kompressionswirkung eine exzentrische Kompression
   vorgenommen werden.

3. Umgekehrt nimmt der Druck mit abnehmendem Radius zu. Deshalb ist es
   manchmal sinnvoll (z. B. bei der pAVK), die Tibiakante unter dem Verband ab-
   zupolstern.

An folgenden Prädilektionsstellen sollten *Polsterungen* vorgenommen werden:

– Plane oder eingezogene Flächen müssen bis zur deutlichen Vorwölbung aufgepolstert werden, damit der Verband Druck ausüben kann.
– Vorsprünge (Regio malleolaris, prätibiale Region) müssen gegen relativen Überdruck geschützt werden. Dies geschieht durch Aufpolsterung neben den Vorsprüngen.

Als Polstermaterial wird u. a. Schaum-, Schwammgummi oder Filzplatte verwendet. Die Industrie bietet fertige Pelotten an (z. B. *Sigvaris*).

Über einem Ulcus cruris oder einer oberflächlichen Phlebitis kann ein zusätzliches Polster eingebunden werden, um bei jedem Schritt das Wundbett zu massieren und einen akzentuierten lokalisierten Druck auf das Venensystem auszuüben (konzentrische Kompression).

Grundsätzlich werden Verbände bei dorsalflektiertem Fuß angelegt. Eine andere Stellung wird nicht lange toleriert.

Als Verbandsmaterial sollten vorwiegend kurzzug- und evtl. mittelzugelastische Binden Anwendung finden, wobei es sich anbietet, in der Regel bei Anlegen eines Wechselverbandes eine 8 und eine 10 cm breite Binde bis in Höhe des Kniegelenkes zu wickeln. Der Oberschenkel sollte dann mit einer 12 cm breiten Schaumstoffbinde bandagiert werden. Über diese kann dann eine 10–12 cm breite Kurzugbinde gewickelt werden, wobei die Schaumstoffbinde eine gute Rutschfestigkeit garantiert.

Prinzipiell sollte eine Bindenqualität gewährt werden, mit der man gut arbeiten kann und die die Voraussetzung für die entsprechende Druckverteilung am Bein bietet. Wie man die einzelne Verbandtour legt, ist gegenüber der richtigen Druckverteilung von untergeordneter Bedeutung. Bei richtiger Unterweisung der Patienten in die Technik eines Wechselverbandes entwickeln diese durchaus eine Perfektion im Anlegen dieser Verbände mit einem sehr guten Behandlungsergebnis.

9.3 Praktisches Vorgehen, Compliance

Zwei Methoden haben sich bewährt:

Vorgehen nach Sigg:
– Binde vom Vorfuß bis zum Wadenansatz (8 cm)
– Binde vom Wadenansatz bis zum Wadenbeinköpfchen unterhalb des Knies (10 cm)

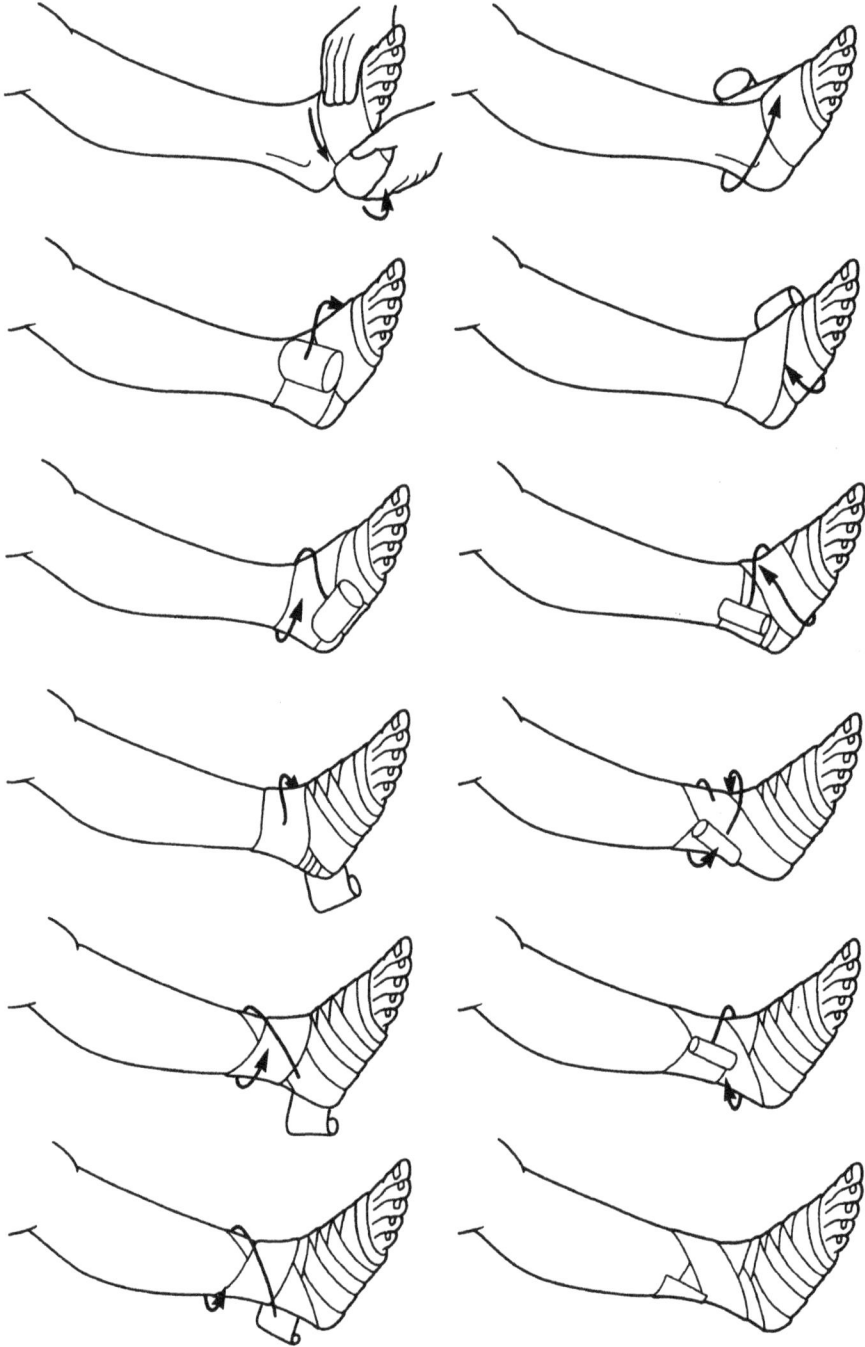

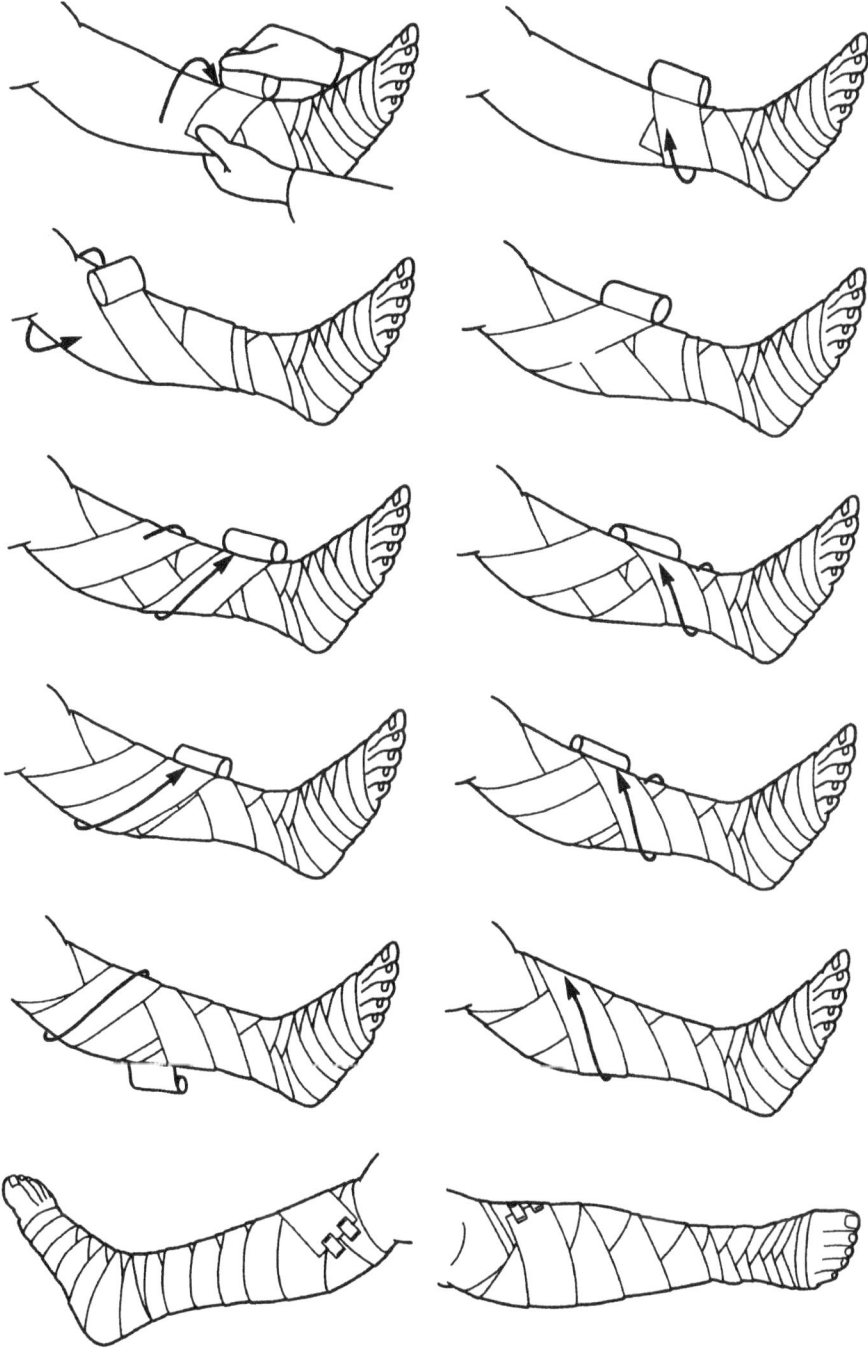

Abb. 9-5: Anlage eines komprimierenden Wechselverbandes von rechts nach links (modifiziert nach Sigg) in 3 aufeinanderfolgenden (a–c) Schritten (I–III).

Vorgehen nach Pütter:
- Binde vom Vorfuß bis hinauf zum Wadenbeinköpfchen (Binden abwechselnd von innen nach außen wickeln und umgekehrt)

Das Bandagieren kann nicht aus Büchern erlernt, sondern muß geübt werden. Wir empfehlen den Wechselverband modifiziert nach Sigg (Abb. 9-5).

Die unterschiedlichen Eigenschaften von Kurz-, Mittel- und Langzugbinden verdeutlicht noch einmal die Abbildung 9-6.

Dauerverbände sind anzulegen, sofern ein Verband über einen längeren Zeitraum verweilen soll. Dies kann aus medizinischer Indikation erforderlich sein. Auch ist es manchen Patienten nicht möglich, selbständig Wechselverbände anzulegen.

Für die Dauerverbände eignen sich selbstklebende Binden oder elastische Pflasterverbände, die sowohl längselastisch (z. B. *Porelast*) als auch längs- und querelastisch geartet sein können (z. B. *Panelast*, Lohmann). Des weiteren sind auch Zinkleim- und Zinkgelverbände sehr gut als Dauerverbände geeignet. Wir bevorzugen wegen der besseren Anmodellierbarkeit Zinkgelverbände (z. B. *Gelocust*, Beiersdorf oder *Heliocast*, Schumacher). Als Hautschutz empfiehlt sich das vorherige Anlegen eines Schlauchverbandes.

Die Basisbehandlung durch Kompressionsverbände wird in der Nach- bzw. Dauerbehandlung durch den medizinischen Kompressionsstrumpf abgelöst.

Compliance. Die Akzeptanz der Kompressionsbehandlung ist in den letzten Jahren deutlich gestiegen. Nach Ergebnissen der Anfang der achtziger Jahre veröffentlichten

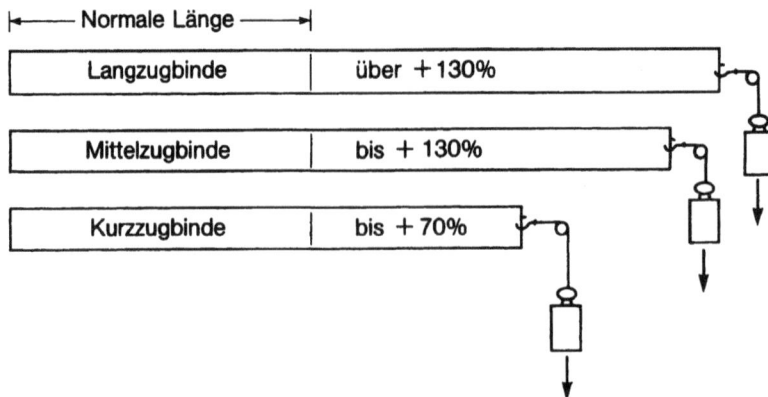

Abb. 9-6: Unterschiedliche Dehnbarkeit von Wechselverbänden: Lang-, Mittel- und Kurzzugbinde.

Tübinger Studie brachen etwa 50 % der betroffenen Patienten die Kompressionstherapie vorzeitig ab (Abb 9-7).

Diese schlechte Compliance ist nicht auf die heutige Zeit übertragbar. Eine jüngst
veröffentlichte Arbeit [10] dokumentiert eine wesentlich höhere Akzeptanz. So be-
antworteten die Frage, ob sie eine notwendig gewordene Therapie wiederholen würden, 95 % der Patienten in bezug auf die Kompressionstherapie positiv. Die Akzeptanz steigt erwartungsgemäß mit zunehmendem Schweregrad der chronischen
Veneninsuffizienz.

Eine neue Untersuchung [11] zeigt ebenfalls eine gegenüber früheren Studien deutlich gestiegene Akzeptanz der Kompressionstherapie. Nach Auswertung einer
Fragebogenaktion ist die Compliance bei der Anwendung medizinischer Kompressionsstrümpfe in 92,3 % gut bis sehr gut wenn die Patienten bezüglich der Therapie
in einer Klinik beraten wurden. Nach einer Beratung im Sanitätshaus beträgt dieser
Anteil nur 59 %. Dieser Umstand mag verdeutlichen, wie unbedingt notwendig
eine gründliche Aufklärung der Patienten über die Wirksamkeit der Kompressionstherapie ist, um eine befriedigende Compliance zu erreichen. Aber auch ganz
praktische Belange bezüglich der Anwendung (z. B. tägliche Tragedauer, Pflege-
hinweise) sollten berücksichtigt werden.

Diese positiven Veränderungen bezüglich der Compliance tragen der Tatsache Rech-
nung, daß die Industrie Qualität und Tragekomfort der Kompressionsstrümpfe erheblich verbessern konnte.

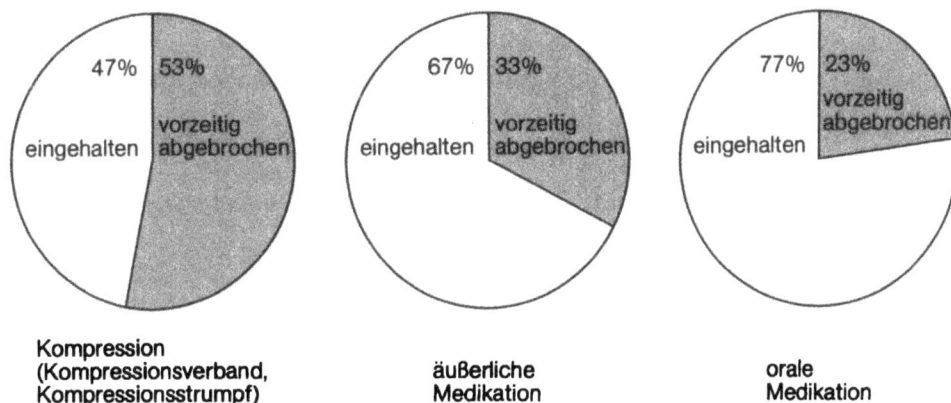

Abb. 9-7: Compliance bei Kompressions- und medikamentöser (per os, extern) Behandlung.

9.4 Intermittierende Kompression

Eine weitere wichtige und in der Handhabung relativ einfache Methode der Kompressionsbehandlung ist die sogenannte apparative intermittierende Kompression (AIK). Das Prinzip der Behandlung besteht darin, daß um die zu komprimierende Gliedmasse eine Manschette gelegt wird, die über einen angeschlossenen Kompressor intervallartig mit Luft gefüllt wird. Dabei kann am Gerät der über den Lufteinstrom zu erzeugende Druck eingestellt werden. Ebenfalls ist die Dauer der Druckeinwirkung und des druckfreien Intervalls regelbar. Es kommen sowohl Einkammer- als auch Mehrkammermanschetten zum Einsatz. Dies kann unter Umständen differentialtherapeutisch hilfreich sein. So gibt es Untersuchungen über die unterschiedlichen hämodynamischen Auswirkungen verschiedener Manschettentypen, die zeigen, daß Einkammergeräte evtl. besser zur Thromboseprophylaxe geeignet sind (höherer venöser Spitzenfluß) und sequentielle Mehrkammergeräte der Ödemausschwemmung besser dienlich sind.

Mit der Steigerung der venösen Flußgeschwindigkeit wird ein wesentlicher Faktor der Virchow-Trias günstig beeinflußt im Sinne einer thromboseprophylaktischen Wirksamkeit. Aber die intermittierende Kompression hat auch eine Wirkung auf die Gefäßwand selbst. Untersuchungen hierzu wurden in den letzten Jahren durchgeführt. Insbesondere interessierte die Frage, ob die intermittierende Kompression die Aktivität der endothelständigen Fibrinolyseaktivatoren beeinflußen kann. Dies ist von besonderem Interesse, seit bekannt ist, daß bei Varizenträgern die veränderten Venen ihre Fähigkeit, Plasminogenaktivatoren zu bilden, weitgehend eingebüßt haben. Fibrinablagerungen werden so verzögert abgebaut. Diese Patienten sind mit einem zusätzlichen Thromboserisikofaktor belastet.

Fibrinolytische Aktivität. Im Rahmen mehrerer Studien [12] haben wir die Bestimmung der fibrinolytischen Aktivität der Venenwand vorgenommen. Intraoperativ entnommene Segmente der proximalen V. saphena magna und variköser Venensegmente wurden histochemisch untersucht. Dabei kam die Methode der Fibrinolyseautographie zur Anwendung (Abb. 9-8). Die Intensität der fibrinolytischen Aktivität wurde graduell eingeteilt (Abb. 9-9). Hierbei entspricht der Lysegrad 1 einer leichten Aufhellung des Fibrinfilms, Lysegrad 2 einer deutlichen Fibrinauflösung und Lysegrad 3 heißt massive Lysehöfe mit abschwimmenden Gewebeanteilen.

Die fibrinolytische Aktivität war bei einmaliger Kompression deutlich erhöht. Sowohl in der Adventitia als auch in der Intima war eine stärkere Freisetzung von Plasminogenaktivatoren zu registrieren. Nach einer längeren Behandlung mit intermittierender Kompression von 10 Tagen war die fibrinolytische Aktivität nicht mehr erhöht gegenüber der Kontrollgruppe (Abb. 9-10).

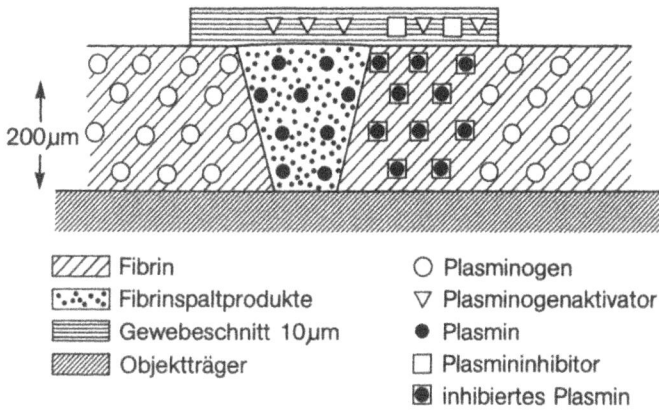

Abb. 9-8: Graphische Darstellung der Fibrinolyseautographie nach Todd (Altenkämper und Haas, 1984).

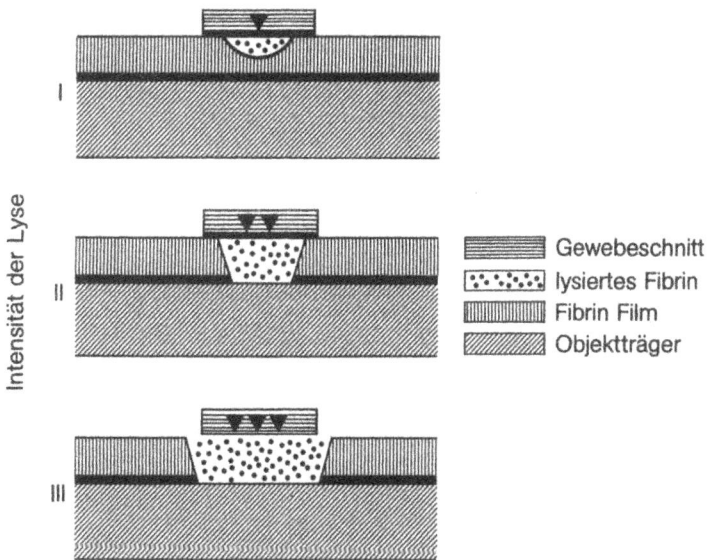

Abb. 9-9: Graphische Darstellung der Lysegradeinteilung nach Pandolfi (Altenkämper und Haas, 1984).

9.4.1 Indikationen

Auch bei den folgenden Ausführungen beziehen wir uns auf die aktuellen Leitlinien der Deutschen Gesellschaft für Phlebologie [13].

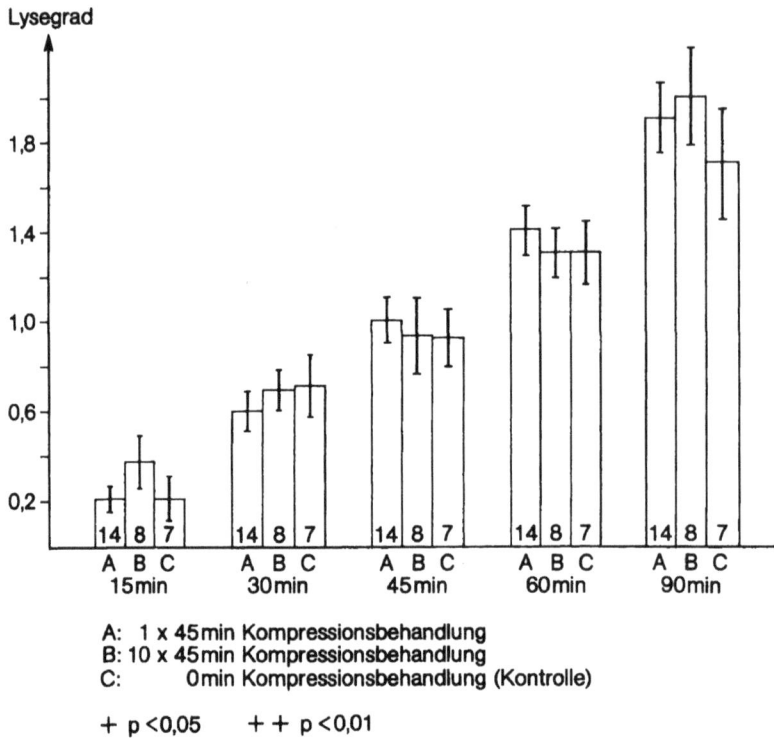

Abb. 9-10: Statistische Auswertung der fibrinolytischen Aktivität der Adventitia der V. saphena magna mit und ohne Kompressionsbehandlung (Altenkämper und Haas, 1984).

Indikationen
- Thromboseprophylaxe
- venös bedingte Ödeme
- posttraumatische Ödeme
- Ulcus cruris venosum
- Stauungszustände infolge Immobilität (arthrogenes Stauungssyndrom, Paresen und Teilparesen einer Extremität)
- primäre Lymphödeme zusätzlich zur komplexen physikalischen Entstauungstherapie
- Lipödeme
- Dependency-Syndrom
- arterielle Verschlußkrankheit mit Ödem unter strenger Kontrolle

absolute Kontraindikationen
- frischer Myokardinfarkt
- dekompensierte Herzinsuffizienz

- Lungenödem
- kardial und renal bedingte Ödeme
- Thrombophlebitis, Thrombose und Thromboseverdacht
- Erysipel
- malignes Lymphödem
- Unterschenkeltrauma

relative Kontraindikationen
- Tumoren im proximalen Abflußbereich
- Schmerzen während der AIK

Wie bereits geschildert, stehen für die Behandlung Ein- und Mehrkammerluftsysteme zur Verfügung. Die Luft wird intermittierend in die Beinmanschetten gepumpt, wobei die Manschetten aufgrund der nachgewiesenen Bedeutung der Entleerung der venösen Plexus der Fußsohle den Fuß mit umschließen sollten. Der Druck wird dann in definierten Zeitabständen auf- und abgebaut. Er muß manuell einstellbar sein und sollte in keinem Fall den Wert von 100 mmHg überschreiten. Die Behandlungszeit pro Sitzung sollte mindestens 20 Minuten betragen.

Nicht unerwähnt sollte bleiben, daß die AIK auch bei der arteriellen Verschlußkrankheit unter bestimmten Bedingungen hilfreich sein kann. Im Stadium I und II a bzw. b ist sie eine zusätzliche Behandlungsmaßnahme, wenn kurzfristig hohe Druckwerte angewandt werden und die Phase der Druckentlastung entsprechend verlängert wird. Man erreicht eine reaktive Hyperämie. Klüken konnte eine signifikante Verbesserung der Gehstrecke nachweisen [14] .

9.5 Langzeittherapie mit medizinischen Kompressionsstrümpfen

Der medizinische Kompressionsstrumpf ist unverzichtbarer Bestandteil der Basisbehandlung chronisch venöser und chronisch lymphatischer Erkrankungen. Der spezielle Wirkmechanismus des medizinischen Kompressionsstrumpfes resultiert unter anderem aus den in ihn eingearbeiteten elastischen Fäden, die ihm seine komprimierenden Eigenschaften verleihen und dazu führen, daß einer durch Elastizitätsverlust entstandenen Erweiterung der Venen mit resultierender Klappeninsuffizienz zumindest teilweise entgegengewirkt wird. Dies führt zu der bereits erwähnten Zunahme der venösen Flußgeschwindigkeit und zu einer meßbaren Reduktion venöser Refluxe auch im tiefen Venensystem [15]. Dadurch wird effektiv das Auftreten von Unterschenkelödemen verhindert [16].

Medizinische Kompressionsstrümpfe sind

- prophylaktisch und
- therapeutisch wirksam und
- besonders kostengünstig.

Vor der Verordnung von Kompressionsstrümpfen sind gewisse Voraussetzungen zu prüfen. Unter Beachtung des Grundsatzes von Notwendigkeit und Wirtschaftlichkeit sind folgende Fragen zu klären:

1. Ist die Indikation für die Verordnung von Kompressionsstrümpfen überhaupt gegeben?
   Kontraindiziert bei akutem Krankheitsgeschehen wie Ekzem, nässenden Dermatosen. Das floride Ulcus ist bei entsprechender Größe und geringer Sekretion nicht grundsätzlich eine Kontraindikation. Bei bestehenden Ödemen ist vor Anmessen eines Kompressionsstrumpfes unbedingt eine Abschwellung des Beines durch physikalische Entstauung zu erzielen (bei der unterstützenden Behandlung mit Diuretika sollten allenfalls mild und protrahiert wirkende Thiaziddiuretika eingesetzt werden, nicht jedoch Schleifendiuretika.)

2. Ist der Patient willens, Kompressionsstrümpfe zu tragen?
   Kompressionstrümpfe, die nicht täglich getragen werden, verfehlen ihren Zweck.

3. Ist der Patient in der Lage, die Kompressionsstrümpfe selbst an- und auszuziehen?
   Bei alten, sehr korpulenten und bewegungsbehinderten Patienten muß die Gewährleistung fremder Hilfe sichergestellt sein. Gegebenenfalls ist der Einsatz von Anziehhilfen sinnvoll. Diese gibt es z.B. in Form von Metallgestellen, auf die der Strumpf aufgezogen wird (SOS Slip on Sigvaris). Es kann im Einzelfall für einen Patienten unmöglich sein, einen Kompressionsstrumpf der Klasse III aufgrund dessen Festigkeit selbst anzuziehen. In diesem Fall kann es hilfreich sein, zwei Strümpfe der Kompressionsklasse I, die wesentlich leichter anzuziehen sind, übereinanderzuziehen. Somit wird ein Kompressionsdruck erzielt, der über dem eines Strumpfes der Klasse II alleine liegt. Ein Kompressionsstrumpf der Klasse II über einem der Klasse I ergibt einen Druck, der deutlich über dem eines Strumpfes der Klasse III liegt. Nur diese zwei Kompressionsklassen eignen sich zum Übereinanderziehen [17].

Indikation und Verordnung medizinischer Kompressionsstrümpfe (MKS)

Die venöse Rückstromgeschwindigkeit in den Beinvenen ist unter Kompression meßbar. Erforderlich ist es, den Kompressionsdruck von distal nach proximal leicht abfallen zu lassen. Dies kann heute mit geeigneten Meßgeräten bestimmt werden, die in der Hand des Erfahrenen wichtige Resultate für den guten Sitz eines medizinischen

Kompressionsstrumpfes ergeben. In Abhängigkeit von der Indikation werden Strümpfe verschiedener Kompressionsklassen angemessen und verordnet. Hierzu existieren die Maßgaben in Form der „Leitlinien zum medizinischen Kompressionsstrumpf (MKS) der Deutschen Gesellschaft für Phlebologie" [5], die im weiteren entsprechend berücksichtigt sind.

Das Anmessen des Kompressionstrumpfes erfolgt am ödemfreien Bein des stehenden Patienten. Das zu vermessende Bein muß das Standbein sein. Sind beide Beine mit einem Kompressionsstrumpf zu versorgen, so ist jedes Bein einzeln zu vermessen. Die Meßpunkte (Länge, Umfang) müssen definierten Normen entsprechen.

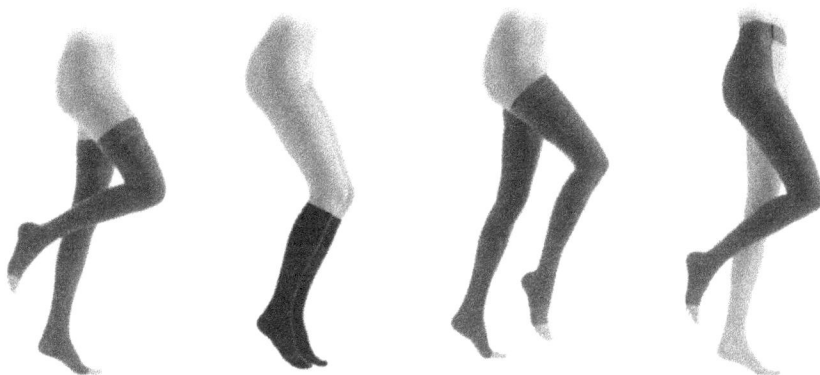

Abb. 9-11: Unterschiedliche Ausführungen von Kompressionsstrümpfen.

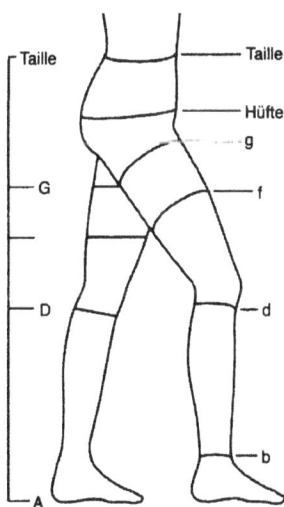

Umfangs- maße in cm	Die Serie nach Maß					
	small		medium		large	
	Normal	PLUS	Normal	PLUS	Normal	PLUS
T	bis 80	bis 80	bis 90	bis 90	bis100	bis100
H	bis110	bis110	bis120	bis120	bis130	bis130
g	bis 52	bis 60	bis 60	bis 68	bis 68	bis 76
f	bis 50	bis 54	bis 57	bis 62	bis 64	bis 70
d	bis 34	bis 38	bis 37	bis 42	bis 40	bis 46
b	19 -23	19 -23	23 -26	23 -26	26 -29	26 -29

Abb. 9-12: Relevante Umfangsmaße am Bein für die Kompressionstherapie.

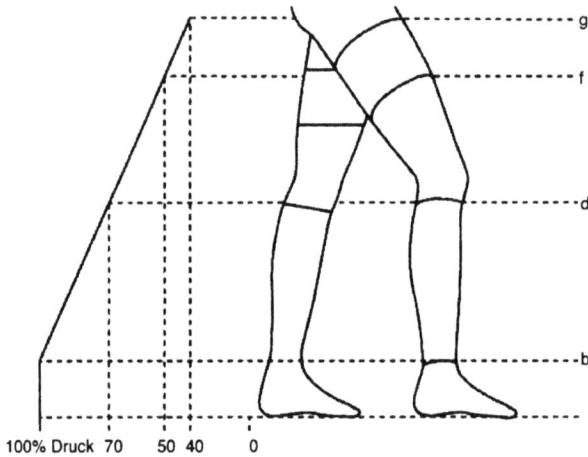

Abb. 9-13: Abnahme der Kompressionsdruckes von distal noch proximal.

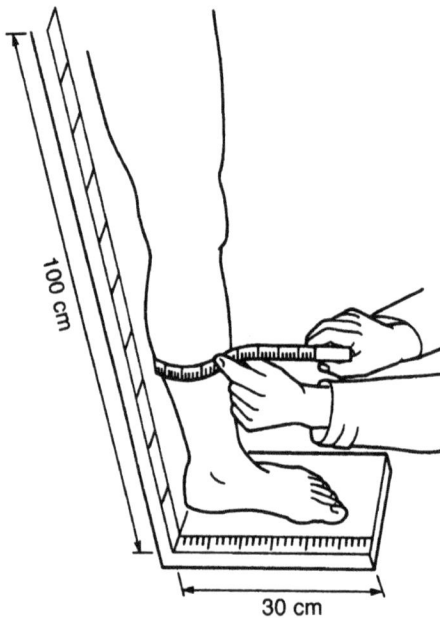

Abb. 9-14: Anmessen eines Kompressionsstrumpfes bei ödemfreiem Bein.

Die medizinischen Kompressionsstrümpfe unterscheiden sich nach

– Kompressionsklassen (Kompressionsklasse 1–4). Klasse 1 übt den geringsten, Klasse 4 den höchsten Druck aus. Nachfolgend sind die den einzelnen Kompressionsklassen zugeordneten Druckwerte aufgeführt.

Kompressionsklasse	Kompressionsintensität	Kompression	a) in kPa	b) in mmHg
Klasse I	leicht		2,4–2,8	18–21
Klasse II	mittel		3,1–4,3	23–32
Klasse III	kräftig		4,5–6,1	34–46
Klasse IV	sehr kräftig		6,5 und >	49 und >

(RAL-Norm)

– *Typen bzw. Längen.* Man unterscheidet Waden-, Halbschenkel-, Schenkel- und Schenkelstrümpfe mit Halterung (Abb. 9-11). Hinzu kommen Kompressionsstrumpfhosen und speziell für die Schwangerschaft geeignete Kompressionsstrumpfhosen mit verstellbarem Leibteil.
– *Strickart.* Man unterscheidet flachgestrickte und rundgestrickte Kompressionsstrümpfe. Für den Serienkonfektionsstrumpf wird in der Regel ein rundgestricktes Produkt angewendet. In der Maßanfertigung ist dagegen häufiger ein flachgestrickter Strumpf erforderlich (Nachteil: er besitzt eine Naht).

Die nachfolgende Tabelle gibt die einzelnen Indikationen für medizinische Kompressionsstrümpfe wieder mit den dazugehörigen Kompressionsklassen:

Indikationen	Kompressionsklasse (mmHg)	
– Prophylaxe der Venenleiden bei Risikopatienten – Funktionelle Störungen wie Schwere- und Müdigkeitsgefühl in den Beinen bei Varikosis – beginnende Schwangerschaftsvarikosis ohne Ödem – Thromboembolieprophylaxe	Klasse I	18–21

– primäre Varizen mit Ödem
– fortgeschrittene primäre Varikosis mit Ödem
   (Stamm- und Seitenastvarikosis)
– Schwangerschaftsvarikosis mit Ödem
– chronisch venöse Insuffizienz (CVI)
– Stadium I: Corona phlebectatica paraplantaris
– Stadium II: chronisches Ödem, Ekzem,
   Dermatosklerose, Hypodermitis (nach Abschluß
   der Basisbehandlung), Atrophie blanche
– Stadium III: abgeheiltes Ulcus cruris
   (Rezidivprophylaxe)
– posttraumatisches Ödem nach der Basis-
   behandlung
	Klasse II	23–32

Indikationen	Kompressionsklasse (mmHg)	
– Thrombophlebitis superficialis – postthrombotisches Ödem – vor Sklerosierungstherapie oder Varizenoperation – Erhaltungstherapie nach: – a) Sklerosierungstherapie – b) Varizenoperation		
– fortgeschrittene primäre Varikosis mit Ödem – chronisch venöse Insuffizienz Stadium I–III – Schwangerschaftsvarizen mit Ödem – Postthrombotisches Ödem – Thrombophlebitis superficialis – Angiodysplasien – reversibles Lymphödem nach komplexer physikalischer Entstauungstherapie	Klasse III	34–46

– irreversibles Lymphödem mit verstärkter
  Induration nach komplexer physikalischer
  Entstauungstherapie
– Lipödem
  (nach Abschluß der Basisbehandlung)
	Klasse IV	49 und >

Kontraindikationen

a) absolut – fortgeschrittene periphere arterielle Verschlußkrankheit
– dekompensierte Herzinsuffizienz
– septische Phlebitis
– Phlegmasia coerulea dolens

b) relativ – nässende Dermatosen
– fortgeschrittene periphere Neuropathie (z. B. Diabetes mellitus)
– primär chronische Polyarthritis
– Unverträglichkeit von Kompressionsstrumpfmaterial

Es sei nochmals darauf hingewiesen, daß die frische Phlebothrombose keine Kontraindikation mehr für die Anwendung eines medizinischen Kompressionsstrumpfes ist. Es wird im Gegenteil heute bei der ambulanten Thrombosebehandlung bei voller Mobilisation das Tragen eines Kompressionsstrumpfes der Klasse III empfohlen (bei natürlich begleitender Antikoagulation).

Risiken

Nicht passende medizinische Kompressionsstrümpfe können Hautnekrosen und nervale Druckschäden verursachen [18].

Vorgehen bei der Kompressionsstrumpfverordnung

Ein Rezept zur Verordnung von medizinischen Kompressionsstrümpfen muß folgende Angaben unbedingt enthalten:

a) Stückzahl	Paar/Stück medizinische Kompressionsstrümpfe/ Kompressionsstrumpfhose
b) Kompressionsklasse	Einteilung in vier Klassen erlaubt eine genauere und individuellere Dosierung. Für die Zuordnung zu einer Kompressionsklasse ist der Druck am sog. B-Maß (Fesselmaß) maßgebend. *Merke:* 2 Strümpfe übereinander gezogen: Drücke addieren sich!
c) Länge	Wadenstrumpf A–D Halbschenkelstrumpf A–F Schenkelstrumpf A–G Nach Becken- oder Oberschenkelvenenverschlüssen reicht in der Langzeittherapie fast immer ein gut sitzender A–D Strumpf, nach Varizen-OP und Sklerosierung benötigt man entsprechend häufig A–G Strümpfe.
d) Befestigung	z.B. A–G Kompressionsstrumpf mit Hüftbefestigung, mit breitem Leibteil, Halbhose. Spezialkleber „ES HÄLT" zur Befestigung von Halbschenkel-Strümpfen ohne Haftrand.
e) Konfektions- oder Maßanfertigung	Grundsätzlich ist eine exakte Paßform unerläßlich für eine optimale Wirkung des Kompressionsstrumpfes. Bei dem breit gefächerten Größensortiment der Hersteller ist heute nur noch in Ausnahmefällen eine Maßanfertigung erforderlich. Man vergleicht nach exaktem Anmessen im Stehen die Beinumfänge (b-, d-, f- und ggf. g-Maß) mit der Serienstrumpftabelle und wird ganz überwiegend einen passenden Serienkonfektionsstrumpf auswählen können. Eine Entscheidung über die Notwendigkeit einer Maßanfertigung kann nur nach Anmessen und Vergleich mit der Serienstrumpftabelle getroffen werden. Eine Ausnahme bilden Kompressionstrümpfe der Klasse IV, die häufiger eine Maßanfertigung erfordern (z.B. beim chronisch indurierten und deformierenden Lymphödem).
f) Diagnose	Hier sind die Differentialindikationen der einzelnen Kompressionsklassen zu beachten.

Bemerkungen

Es wird häufig eine falsche Bezeichnung für den medizinischen Kompressionsstrumpf gewählt. Umgangssprachliche Bezeichnungen wie „Gummistrumpf" sind zu vermeiden. Auch sind „Stützstrümpfe" nicht verordnungsfähig.

Das Fabrikat bzw. der Hersteller kann auf dem Rezept angegeben werden. Es ist also von Vorteil, sich mit den Seriengrößen eines oder weniger Hersteller vertraut zu machen und die typischen Qualitätsmerkmale zu kennen. Bei entsprechender Sortimentskenntnis ist dann auch die Angabe des für geeignet gehaltenen Fabrikates auf dem Rezept sinnvoll.

Auf die Bedeutung einer korrekten ärztlichen Verordnung von Kompressionshilfsmitteln kann nicht oft genug hingewiesen werden. Es sei ausdrücklich darauf aufmerksam gemacht, daß der Abgeber der Kompressionshilfsmittel, also Sanitätshaus oder Apotheke, nicht befugt ist, eine Änderung der ärztlichen Verordnung vorzunehmen. Bei der abgegebenen Ware darf es keine Änderung bezüglich Länge, Stückzahl oder der Kompressionsklasse geben. Ebenso wenig darf eigenmächtig eine Maßanfertigung abgegeben werden, wenn ein Serienkonfektionsstrumpf verordnet wurde. Die Entscheidung, ob eine Maßanfertigung erforderlich ist, obliegt allein dem verordnenden Arzt.

In diesem Zusammenhang ist mit dem weit verbreiteten Vorurteil aufzuräumen, Kompressionsstrümpfe nach Maß seien Serienkonfektionsstrümpfen überlegen. Eine Untersuchung von ausschließlich nach Maß gefertigten Kompressionsstrümpfen ergab, daß etwa 50 % der Strümpfe ohne Naht (d. h. rundgestrickt) bezüglich der Kriterien Andruck an der Fessel und Druckabfall von D nach F nicht den geforderten Kriterien der Gütezeichengemeinschaft (GZG) entsprachen [19]. Eine weitere Untersuchung konnte bei der Messung von Serien- und Maßkompressionsstrümpfen bezüglich ihres Andruckes keine relevanten Unterschiede feststellen [20]. Es ist somit nicht gerechtfertigt, dem Produkt nach Maß generell eine bessere Qualität zuzusprechen bzw. eine bessere medizinische Wirksamkeit suggerieren zu wollen.

Wie häufig muß ein medizinischer Kompressionstrumpf neu verordnet werden?

Kompressionsstrümpfe verlieren im Laufe der Zeit bei regelmäßiger Anwendung ihre elastischen Eigenschaften und der Andruck am Bein vermindert sich. In einer Arbeit, die den Druckabfall bei Kompressionsstrümpfen der Klasse II über den Zeitraum von 6 Monaten dokumentiert, zeigt sich, daß über 2/3 der untersuchten Kompressionsstrümpfe nach einem halben Jahr einen Andruck im b-Maß von weniger als 25 mmHg haben. Schlußfolgernd wird empfohlen, Kompressionsstrümpfe der Klasse II mehrmals jährlich zu erneuern. Kompressionsstrümpfe der Klasse III sollten mindestens zweimal jährlich erneuert werden [21]. Bei der Erstverordnug ist eine Verordnung von zwei Paar Kompressionsstrümpfen aus hygienischen Gründen sinnvoll und nicht zu beanstanden.

Im Bereich der Verordnung von Kompressionsstrümpfen herrscht eine große Verunsicherung im Sinne von Ängsten vor einer Budgetüberschreitung. Dabei werden leider häufig Heilmittel (z. B. Massagen, Krankengymnastik) und Hilfsmittel (z. B. medizinische Kompressionsstrümpfe) durcheinander gebracht. Es gibt zwar ein Heilmittelbudget, medizinische Hilfsmittel hingegen unterliegen keiner Budgetierung!

Haben Kompressionsstrümpfe ihre prophylaktische und therapeutische Wirksamkeit bewiesen?

In der Basisbehandlung von Patienten mit einer chronischen Veneninsuffizienz ist die Kompressionstherapie unverzichtbar und nachgewiesenermaßen wirkungsvoll. Eine Langzeituntersuchung an Patienten mit proximalen Venenthrombosen konnte zeigen, daß durch konsequentes Tragen von Wadenkompressionsstrümpfen (Klasse II) das Auftreten eines postthrombotischen Syndroms (PTS) in einem hohen Prozentsatz verhindert werden konnte. 70% der Patienten mit Phlebothrombose ohne Kompression entwickelten ein PTS und nur 30% der Patienten in der Therapiegruppe [22]. Wenn man nun davon ausgeht, daß durch die Spätfolgen einer chronischen Veneninsuffizienz, nämlich allein durch das Ulcus cruris venosum jährlich volkswirtschaftliche Gesamtkosten von 2–3 Milliarden DM verursacht werden, zeigt sich, wie sehr die Kompressionstherapie Kosten sparen müßte, wenn sie richtig und regelmäßig angewendet würde. Ein Einsparpotential von etwa 1 Milliarde DM wird bei entsprechend frühzeitig einsetzender Prävention des Ulcus cruris venosum angenommen [23].

9.6 Medizinische Thromboseprophylaxestrümpfe (MTS)

Thromboseprophylaxestrümpfe wirken ebenfalls aufgrund einer Beschleunigung des venösen Rückstroms. Sie wirken damit dem potentiell thrombogenen Faktor „Stase" der Virchow-Trias entgegen. Ihre Anwendung erfolgt hauptsächlich beim liegenden Patienten und ist ein Bestandteil der physikalischen Thromboseprophylaxe (neben der apparativ intermittierenden Kompression). Die Anwendung von medizinischen Thromboseprophylaxestrümpfen und apparativ intermittierender Kompression wird als Basismaßnahme in allen Risikogruppen empfohlen [24]. Sie ersetzt nicht die begleitende medikamentöse Thromboseprophylaxe.

Zur Anwendung von MTS beziehen wir uns im weiteren wieder auf die hierzu aktuell vorliegenden Leitlinien der Deutschen Gesellschaft für Phlebologie [25].

Indikationen
- prä-, intra und postoperative Thromboseprophylaxe
- peri- und postpartale Thromboseprophylaxe
- Thromboseprophylaxe bei bettlägerigen Patienten

Kontraindikationen
- fortgeschrittene peripher arterielle Verschlußkrankheit
- septische Phlebitis
- Phlegmasia coerulea dolens

Bei nicht ansprechbaren und intensivpflichtigen Patienten ist unbedingt auf die Entwicklung von Haut-Nekrosen unter dem Strumpf zu achten.

Empfohlen werden Strümpfe, die knie- oder schenkellang sind. Bezüglich des Andruckes dürfen MTS an keiner Stelle den Druck von 21 mmHg überschreiten. Zur Abgrenzung gegenüber medizinischen Kompressionsstrümpfen sollten Thromboseprophylaxestrümpfe ausschließlich in Weiß angeboten werden.

9.7 Schwangerschaftsvarikosis

Besonders empfehlenswert erscheint die Verordnung von Kompressionsstrümpfen in der Schwangerschaft. Bei der Schwangerschaftsvarikosis besteht die Möglichkeit, eine Schwangerschaftskompressionsstrumpfhose zu verordnen (z. B. Panty Materna). Auch als prophylaktische Maßnahme ist eine Strumpfhose niedriger Kompressionsklasse bei entsprechender phlebologischer Anamnese von Wert. Es soll noch einmal darauf hingewiesen sein, daß erst nach genauem Vermessen des Beines bzw. der Beine an den korrespondierenden Stellen und Vergleich mit der Serienstrumpftabelle die Entscheidung darüber zu fällen ist, ob ein Serienkonfektionsmodell verordnet werden kann oder evtl. Maßanfertigung erforderlich ist. Auch nach der Geburt sollte die Kompressionstherapie noch für mindestens sechs Wochen weitergeführt werden. Sie dient nicht zuletzt der Prophylaxe postpartaler Thrombosen und der Rückbildung variköser Veränderungen. Erst nach Ablauf dieses Zeitraumes sollte entschieden werden, ob Sanierungsmaßnahmen bei noch bestehenden varikösen Veränderungen notwendig sind, die aber vor einer weiteren Schwangerschaft abgeschlossen sein sollten.

Literatur

[1] Brizzio, E.O., R. Stemmer, J. De Simone et al.: Effets hemodynamiques des bas Medicaux de compression sur le retour veineux (Hemodynamic effects of medical compression stockings on the venous return). Phlebologie. 1994 (47) 12–17.

[2] Bohmeyer, J., H.G. Otte, R. Stadler: The Effect of antithrombosis stockings on the deep venous system – duplex ultrasound measurements. Phlebology 1996 (25) 66–68.

[3] Partsch, H.: Verbesserte Förderleistung der Wadenmuskelpumpe unter Kompressionsstrümpfen bei Varizen und venöser Insuffizienz. Phlebologie und Proktologie 1978 (7) 58–66.

[4] Jünger, M., S. Galler, T. Klyscz et al.: Einfluß der Kompressionstherapie auf die Mikrozirkulation der Haut bei CVI. Vasomed 1997 (4) 254–255.

[5] Wienert, V., H. Altenkämper, D. Berg et al.: Leitlinie zum medizinischen Kompressionsstrumpf (MKS). Phlebologie 1998 (27) 89–91.

[6] Wienert, V., H. Altenkämper, D. Berg et al.: Leitlinie zum phlebologischen Kompressionsverband (PKV). Phlebologie 1998 (27) 92–93.

[7] Partsch, H., B. Kechavarz, H. Kohn et al.: The effect of mobilisation of patients during treatment of thrombo-embolic disorders with low-molecular-weight heparin. Int Angiol 1997 (3) 189–192.

[8] Pöhlmann, G., G. Grohmann, G. Eidner et al.: Untersuchung zur Makro- und Mikrozirkulation bei p AVK-Patienten am Vorfuß unter verschiedenen Kompressionsdrücken des gesamten Beines. Vasomed 1999 (2) 54–57.

[9] Veraart, J.C.J.M., E. Daamen, H. A. M. Neumann: Short stretch versus elastic bandages: effect of time and walking. Phlebologie 1997 (26) 19–24.

[10] Klüken, H., G. Gallenkemper, P. Voiß et al.: Akzeptanz verschiedener Therapieformen in der Phlebologie – Ergebnisse einer multizentrischen Patientenbefragung. Phlebologie 1999 (28) 169–174.

[11] Miller, A., T. Ruzicka: Kompressionsbehandlung und Patientecompliance. Lymph Forsch 1997 (1) 93–95.

[12] Altenkämper, H., S. Haas, K. Geißdörfer et al.: Einfluß der intermittierenden Kompression auf die fibrinolytische Aktivität der Venenwand bei Varicosispatienten. Phlebologie und Proktologie 1984 (13) 63–66.

[13] Wienert, V., H. Altenkämper, D. Berg et al.: Leitlinien zur apparativen intermittierenden Kompression (AIK) Phlebologie 1998 (27) 96–97.

[14] Klüken, N.: Apparative intermittierende Kompressionstherapie bei Kranken mit arterieller Verschlußkrankheit. In U. Brunner, A. Schrey (Hrsg.): Die intermittierende Kompression. Sanol 1983: 77–78.

[15] Evers, E.J., Th. Wuppermann: Einfluß verschiedener Kompressionstherapien auf den Reflux in den tiefen Venen beim postthrombotischen Syndrom. VASA 1999 (28–1) 19–23.

[16] Loew, D., H. E. Gerlach, H. Altenkämper et al.: Effect of long-distance flights on oedema of the lower extremities. Phlebology 1998 (13) 64–67.

[17] Partsch, H., E. Rabe, R. Stemmer: Kompressionstherapie der Extremitäten. Editions Phlebologiques Francaises, Paris 1999.

[18] Hördegen-Lüdin, K.M.: Nervenläsionen durch Kompressionsstrümpfe. Phlebologie 1999 (28) 61–63.

[19] Stemmer, R., J. Marescaux, C. Furderer: Kontrollergebnisse von Kompressionsstrümpfen nach Maß. Medita 1978 (8) 166–167.

[20] Fischer, H.: Kontrolle von Kompressionsstrümpfen. Swiss Med 1988 (10) 71–72.

[21] Veraart, J.C.J.M., E. Daamen, H.C.W. de Vet et al.: Wie lange bewirken elastische Kompressionsstrümpfe einen effektiven Andruck. VASA 1997 (26–4) 282–286.

[22] Brandjes, D.P., H.R. Büller, H. Heijhoer et al.: Randomised trial of effect of compression stockings in patients with symptomatic proximal-vein thrombosis. Lancet 1997 (349) 759–762.

[23] Pelka, R.B.: Ökonomie und Ethik – ein Widerspruch bei chronischen Wunden? Phlebologie 1998 (27) 147–151.

[24] Partsch, H., W. Blättler: Leitlinien zur Thromboembolie-Prophylaxe. Phlebologie 1998 (27) 98–104.

[25] Wienert, V., H. Altenkämper, D. Berg et al.: Leitlinien zum medizinischen Thromboseprophylaxestrumpf. Phlebologie 1998 (27) 94–95.

10. Sklerosierungstherapie

A. Gericke

In der modernen Phlebologie stellen Verödungsbehandlung und Operation einander sich ergänzende, invasive Therapieverfahren dar. Linser und Sicard entdeckten während des 1. Weltkrieges, als sie Syphilitiker mit intravenösen Salvarsan-Injektionen behandelten, die thrombosierende Wirkung hypertoner Lösungen auf das Venenendothel und wendeten diese Erkenntnis dann gezielt zur Behandlung der Varikosis an. Raymond Tournay, ein Schüler Sicards, baute diese Behandlungsmethode weiter aus. Er führte die Entleerung intravariköser Koagula mittels Stichinzision ein und es entwickelte sich eine regelrechte „französische Schule" der Sklerosierungstherapie. Bis zu diesem Zeitpunkt hatte die 1891 von Trendelenburg eingeführte hohe Saphena-Ligatur als operatives Verfahren nahezu eine Monopolstellung bei der Behandlung der Varikosis eingenommen, da nach Einführung der Asepsis durch Lister die Komplikationsrate bei diesem Eingriff drastisch gesenkt werden konnte.

Durch die Erfolge der Sklerosierungsbehandlung geriet die chirurgische Therapie zwischen den Weltkriegen deutlich ins Hintertreffen. Einen Aufschwung erfuhr die Varizenchirurgie erst wieder nach dem 2. Weltkrieg durch Einführung des bereits 1907 von Babcock entdeckten Strippers. Gefäßchirurgische Zentren, an denen eine entsprechende standardisierte Venenchirurgie gelehrt wurde, befanden sich erst im Aufbau. Varizenchirurgie hingegen wurde – nicht zuletzt wegen der weiten Verbreitung des Krankheitsbildes – Land auf, Land ab betrieben. Die funktionellen und kosmetischen Ergebnisse waren deshalb größtenteils unbefriedigend.

Seit Einführung der Ultraschall-Doppler- bzw. Farbduplexsonographie ist auch ohne präoperative Phlebographie die Lokalisation pathogenetisch wichtiger Refluxpunkte möglich; eine phlebographische Abklärung ist somit nur noch in ausgewählten Fällen – z.B. bei Rezidiv-Varikosis nach Stripping-OP – indiziert. Die gleichzeitig von gefäßchirurgisch geschulten Venenchirurgen entwickelten – u.U. ambulant ausführbaren – Operationstechniken führten zur Erstellung eines in sich geschlossenen, beide Verfahren hinsichtlich ihrer jeweiligen Vorteile berücksichtigenden Therapiekonzepts. (Abb. 10-1).

Der große Pionier und Wegbereiter der deutschsprachigen Phlebologie und bedeutende Protagonist der Sklerosierungsbehandlung, Karl Sigg, hat diese oben aufgezeigte und erst in jüngerer Zeit abgeschlossene Integration beider Therapieverfahren

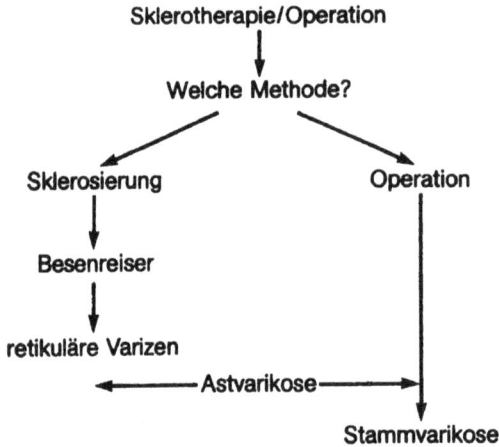

Abb. 10-1: Sklerotherapie und Operation als einander ergänzende Therapieverfahren.

nur mehr in ihren Anfängen erlebt. Seine Einstellung, angesichts der eigenen, durch ausschließliche Sklerotherapie erzielten, herausragenden Behandlungsergebnisse auf jegliche chirurgische Intervention verzichten zu können, muß daher vor dem Hintergrund der zu seiner Zeit bestehenden varizenchirurgischen Möglichkeiten und Ergebnisse gesehen werden.

10.1   Voruntersuchung und Behandlungsplan

Da die Indikation zur Sklerotherapie aufgrund funktionsdiagnostischer und klinischer Kriterien erfolgt, sind entsprechende apparative Untersuchungen (s. Abschn. 5) unerläßlich. Eine venöse Hypertonie bzw. Abflußstörung im Bereich der tiefen Leitvenen, die sich funktionsdiagnostisch nicht eindeutig im Sinne einer sog. „nicht besserbaren CVI" interpretieren läßt, muß gegebenenfalls vor Beginn der Behandlung mittels bildgebender Verfahren abgeklärt werden. Je nach Ausdehnung der zu behandelnden Varikosis muß ein entsprechender Behandlungszeitplan mit dem Patienten abgestimmt werden. Insbesondere sollten die einzelnen Behandlungstermine vorab festgelegt werden, um durch mindestens zwei Sitzungen pro Woche die Verödungstherapie möglichst rasch durchzuführen. Hierdurch wird die Kompressionsbehandlung, die ja von der letzten Injektion an über mindestens 4 Wochen durchgeführt werden sollte, nicht noch zusätzlich verlängert.

Bei komplikationsloser Reaktion auf die Erstinjektionen kann die Verbandstherapie um 2–3 Wochen verkürzt werden (vgl. Abschn. 10.5), allerdings muß dann stattdessen bis zur 4. Woche ein Oberschenkelkompressionsstrumpf der Klasse 2 getragen werden. Bestehen statische, z. B. berufsbedingte Überlastungen, müssen Unter- und Oberschenkel nach neuerlichen Injektionen in den ersten Tagen bei angelegtem Strumpf zusätzlich mittels Kurzzugbinden komprimiert werden.

Gerade nach der ersten Behandlung, anläßlich derer dem Patient die weiteren Verhaltensmaßregeln, die Technik der Wechselverbände, Anlegen von Kompressionsstrümpfen und die Anzeichen evtl. auftretender Komplikationen erläutert werden, ist dieser meist so aufgeregt, daß er nur unzureichend folgen kann. Der Patient muß daher bereits bei Besprechung des Behandlungsplanes eingehend informiert und vor allem auch aufgeklärt werden. Nach dem 1. Termin sollte zur Erinnerung dieser Einzelheiten ein auf die Gepflogenheiten der Praxis abgestimmtes Merkblatt ausgegeben werden.

10.2 Indikation

Die Indikation zur Sklerotherapie stellt sich immer dann, wenn durch Beseitigung der Varikosis die hämodynamische Dekompensation einer primären bzw. sekundären Varikosis behoben, verhindert oder hinausgezögert werden kann. Isolierte Beschwerden im Verlauf einzelner oder mehrerer Varizen und kosmetische Aspekte sind ebenfalls als Gründe für eine Sklerosierungsbehandlung anzusehen.

Ausdehnung und Kalibergröße der variкösen Veränderungen spielen bezüglich der Therapiewahl nicht die entscheidende Rolle. Wesentlich ist vielmehr die Beurteilung der hämodynamischen Relevanz der Reflux-Phänomene, die aufgrund funktioneller und klinischer Kriterien ggf. vor einer Verödungsbehandlung chirurgisch saniert werden müssen (s. Abschn. 11). Großkalibrige Astvarizen ohne wesentlichen venösen Rückfluß können daher mit gleichwertigen Langzeitergebnissen operiert oder verödet werden.

Bei nicht operablen bzw. operationsunwilligen Patienten sollte nicht auf eine Sklerosierung verzichtet werden, auch wenn primär ein chirurgisches Vorgehen angezeigt wäre. So können drohende Komplikationen (z. B. Ulzera, rezidivierende Thrombophlebitiden, Varizenrupturen usw.) verhindert werden. Der Patient muß darüber aufgeklärt werden, daß es sich um die „zweitbeste" Behandlungsmethode handelt und Rezidive u. U. früher auftreten.

10.3 Verödungsmittel

Als Sklerosierungsmittel gelangen im deutschsprachigen Raum vorwiegend *Polidocanol* sowie *Iod-Natriumiodid-Komplexe* in unterschiedlichen Konzentrationen zur Anwendung; Natrium-Tetradecylsulfat (Thrombovar) ist weit weniger verbreitet. Die genannten Verödungsmittel gehören unterschiedlichen chemischen Gruppierungen an und unterscheiden sich auch teilweise – obwohl in ihrer histologischen Wirkung weitgehend identisch – hinsichtlich ihrer Anwendungsbereiche.

Auf die Substanzen *Varigloban* (Iod-Natriumiodid-Komplex) und *Aethoxysklerol* (Polidocanol) soll hier kurz eingegangen werden:

Varigloban liegt in Konzentrationen von 4 und 8 % vor; die dunkelbraune, wäßrige Lösung verursacht auf Bodenbelägen und Kunstlederbezügen intensive, dunkle, sehr schlecht zu entfernende Flecken. Verunreinigungen auf Stoffen können durch eine Thiosulfatlösung beseitigt werden. Die Verödungswirkung von Varigloban, insbesondere in den höheren Konzentrationen, ist jener von Aethoxysklerol deutlich überlegen. Paravasale Injektionen rufen sofort einen langanhaltenden, intensiven Schmerz hervor und verursachen häufig Nekrosen, die verzögert und unter Hinterlassung hyperpigmentierter Narben abheilen. Aufgrund der Iodkomponente treten selten – bezogen auf die übrigen Verödungsmittel jedoch häufiger – überwiegend harmlose allergische Reaktionen auf (Mundtrockenheit, Hitzegefühl). In derartigen Fällen dürfen *keine weiteren* Injektionen vorgenommen werden. Es ist selbstverständlich, daß bei Verwendung iodhaltiger Verödungsmittel anamnestisch eine *Iodallergie* ausgeschlossen wird, bei manifesten Hyperthyreosen darf Varigloban ebenfalls nicht verwendet werden.

Aethoxysklerol liegt in folgenden Konzentrationen vor: 0,25-, 0,5-, 1-, 2-, 3- und 4 %ig. Die 1/4 %- bzw 1/2 %-igen Lösungen werden ausschließlich zur Sklerosierungsbehandlung von Besenreiser-Varizen (s. dort) verwendet, die einzelne Injektionsmenge sollte hier 0,6 ml nicht überschreiten. Dagegen empfehlen sich wegen der verglichen mit Varigloban geringeren Sklerosierungswirkung Einzeldosen von 1–2 ml pro Injektion bei Varikosis. Die Maximaldosis von 2 mg Polidocanol je kg Körpergewicht und Tag ist zu beachten. Während die korrekte intravasale Injektion von Varigloban vollkommen schmerzlos ist, entsteht bei der Gabe von höherkonzentriertem Aethoxysklerol ein kurzfristiger, brennender *Schmerz*. Nekrosen nach paravasalen Injektionen sind relativ selten, ebenso Allergien.

Bei der Behandlung all jener Varizenformen, wo eine Punktion im Liegen erfolgt und der korrekte Sitz der Nadel durch Aspiration von Blut dokumentiert wird, ist das farblose Aethoxysklerol Varigloban vorzuziehen, da bei letzterem aspiriertes Blut wegen der dunklen Farbe meist nicht erkannt werden kann. Weitere Einzelheiten über

Dosierung, Konzentrationen und Wahl des Mittels s. unter „Technik der Varizen-
verödung".

10.4 Pathohistologie

Alle Verödungsmittel bewirken eine schon 2 Stunden nach der Injektion einsetzen-
de Endothelschädigung bzw. -zerstörung. Die Media bleibt weitgehend verschont.
Mit der Endothelzerstörung geht ein lokaler Zusammenbruch der Hämostase durch
Schädigung der Thrombozyten und Denaturierung der Gerinnungsfaktoren einher.
Der sich in weiterer Folge bildende rote Abscheidungsthrombus enthält daher kaum
Fibrin bzw. Fibronogen, sondern besteht nahezu ausschließlich aus Erythrozyten.
Fibrinabbauprodukte, Oligopeptide des Fibrins und Fibrinogen selbst provozieren in
der Venenwand und dem umliegenden Bindegewebe eine zelluläre Entzündungs-
reaktion. In den Thrombus einsprossendes Bindegewebe führt zur Bildung einer die
Venenwände mit einbeziehenden Narbenplatte und somit zu einem stabilen
Verschluß des Gefäßlumens, woraus letztlich ein mit einer Operation durchaus ver-
gleichbares Langzeitergebnis resultieren kann.

Die geschilderten Abläufe können aber auf unterschiedlichen Stufen sistieren. Es bilden sich dann abschnittsweise septierte Narbenplatten oder es bleibt über einen langen Zeitraum ausschließlich ein sog. roter Thrombus bestehen. Die einzelnen
Entwicklungsstadien der bindegewebigen Umwandlung nach einer Sklerosierungstherapie können in ein und derselben Vene nebeneinander beobachtet werden.
Vollkommen obliterierte Venenschnitte werden im Laufe der Zeit vollständig resorbiert.

Warum die Verödungsreaktion auf den unterschiedlichen Reaktionsstufen der
Gefäßwand verharrt und nicht jedesmal eine vollkommene Obliteration des Gefäßes
hervorruft, wird wesentlich durch die Injektionstechnik, die Wahl des Verödungsmittels und die ggf. fehlerhafte Indikation beeinflußt. Es spielen aber auch lokale,
vom Behandler nicht zu beeinflussende Faktoren eine Rolle. Zum Beispiel entwickelt
sich bei klappensuffizienten, tubulären Venen – sog. „Sportleradern" bei Leistungs-
sportlern – häufig eine Resistenz gegen Sklerosierungsmittel. Andererseits könnte eine
durch die chronische hämodynamische Überlastung hervorgerufene, bereits latent bestehende Endothelschädigung in varikös veränderten Gefäßen eine gesteigerte
Empfindlichkeit der Endothelzellen auf chemische Reize bewirken und somit u.U.
für eine überschießende Verödungsreaktion verantwortlich sein. Vorstellbar wäre
auch, daß innerhalb ein und desselben Gefäßes unterschiedlich vorgeschädigte
Endothelbezirke vorliegen.

10.5 Kompressionsbehandlung

Unbestritten ist, daß die Ergebnisse einer Sklerosierungstherapie erfolgreicher und dauerhafter sind, wenn ausreichend lange und lege artis komprimiert wird. Die durch die Kompression bewirkte Adhärenz der Venenwände begünstigt die bindegewebige Organisation und narbige Abheilung des durch die Verödung gesetzten Endotheldefekts. In logischer Konsequenz sollte daher eine möglichst kräftige Kompression über der sklerosierten Varize ausgeübt werden. Neben der in üblicher Weise durchzuführenden Kompressionsbehandlung mit 2 Unterschenkelbinden hat es sich daher bewährt, insbesondere bei adipösen Oberschenkeln über die Schaumstoffbinde zusätzlich eine 12 cm breite Kurzzugbinde zu wickeln. Zahlreiche erfahrene Phlebologen verstärken in diesem Bereich auch die lokale Kompression durch Auflegen von sehr fest gepreßten Tupfern auf die Injektionsstelle, auch das Anbringen von sog. Phleborollen (nach Varady) soll eine verbesserte Adhäsion der Gefäßwände bewirken.

In jedem Falle ist es notwendig, die Kompressionstherapie ausreichend lange durchzuführen. Ein Zeitraum von 3–4 Wochen nach der letzten Injektionsbehandlung sollte bei *allen Varizenformen* eingehalten werden. Lediglich nach Besenreiserverödungen und Beseitigung intradermaler Varizen kann die Dauer der Kompression verkürzt werden. Ein Zeitraum von 7–10 Tagen sollte jedoch auch in diesen Fällen nicht unterschritten werden. Die Entscheidung, ob bereits frühzeitig anstatt des Verbandes Kompressionsstrümpfe der KKl 2 getragen werden können, hängt ausschließlich von der individuellen, lokalen Reaktion auf das Verödungsmittel und davon ab, ob der Patient willens und in der Lage ist, die Verbandstherapie weisungsgemäß durchzuführen.

10.6 Kontraindikation

Bei allen Patienten, bei denen Kontraindikationen gegen eine Kompressionstherapie bestehen, darf auch keine Verödungsbehandlung vorgenommen werden.

Absolute Kontraindikationen sind:
- Bettlägerigkeit oder Immobilität
- Iodallergie bzw. Allergien gegen die übrigen Verödungsmittel
- Hyperthyreose (bei Verwendung iodhaltiger Verödungsmittel)
- eine periphere arterielle Verschlußkrankheit mit einem arteriellen Knöcheldruck unter 80 mmHg

- schwere Systemerkrankung
- lokale oder generalisierte Infektion
- bakteriell superinfizierte Thrombophlebitis
- akute tiefe Beinvenenthrombose

Ödematös geschwollene untere Extremitäten sind zunächst mittels Kompressionstherapie komplett zu entstauen, ehe eine Injektionsbehandlung vorgenommen wird, vorausgesetzt, das Ödem beruhte ausschließlich auf einer peripheren venösen Hypostase.

Relative Kontraindikationen sind:
- Gravidität: Im 1. Trimenon sollte keine Verödungsbehandlung vorgenommen werden. In dieser Phase der Schwangerschaft ist die Abortrate relativ hoch. Auch in den letzten 6 Wochen der Schwangerschaft muß eine Verödungsbehandlung unterbleiben, da ein vorzeitiger Blasensprung, ein früherer Entbindungstermin und andere in der Spätschwangerschaft auftretende Komplikationen zu einer Bettlägerigkeit führen können.
- Diabetische Mikroangiopathie
- Thrombophile Diathese bzw. Hyperkoagulabilität
- Schlechter Allgemeinzustand
- Asthma bronchiale
- Als aorto-koronarer Bypass dient häufig die V. saphena magna (autologe Gefäßtranplantate). Bei Patienten mit koronarer Herzkrankheit ist dies zu berücksichtigen. Da Verödungsreaktionen in ihrer Ausdehnung nicht exakt steuerbar sind, sollte in diesen Fällen auch auf eine Sklerosierungsbehandlung von Astvarizen verzichtet werden.
- mangelnde Übung und Unerfahrenheit des Behandlers, insbesondere, wenn Sklerosierungen im Bereich der sog. „kritischen Zonen" vorgenommen werden: Leisten-, Kniekehlen- und Knöchelregion. Aufgrund der besonderen anatomischen Gegebenheiten (intraarterielle Injektionen!) können hier erhebliche, oft irreversible Schäden verursacht werden.

10.7 Technik

Bei der Applikation eines Verödungsmittels in eine variköse Vene handelt es sich zwar streng genommen um eine intravenöse Injektion, allerdings mit dem entscheidenden Unterschied, daß das Mittel eine sofortige lokale Reaktion hervorrufen soll und das venöse Blut nicht als Transportvehikel dient. Bei der Verödungsbehandlung hat sich die Injektionstechnik an *funktionellen* Kriterien (= Insuffizienzpunkte!) zu orientieren. Wahl- und planloses Injizieren in die am leichtesten auffindbaren Varizen stellt keine adäquate Behandlung dar.

Die Verödungsbehandlung ist eine invasive Methode. Fehlerhafte Indikation und Injektionstechnik können zum Teil schwerwiegende Folgen haben. Dem Anfänger müssen daher Regeln an die Hand gegeben werden, durch deren Beachtung die Komplikationsrate so niedrig wie möglich gehalten werden kann und die Behandlungsergebnisse von Anfang an befriedigend sind.

Während im französischen Sprachraum vorwiegend nach den Regeln von Tournay sklerosiert wird, hat sich im deutschsprachigen Bereich die Verödungstechnik nach Sigg weitgehend durchgesetzt. Dem Erfahrenen bleibt es unbenommen, einzelne Gesichtspunkte der verschiedenen Methoden miteinander zu kombinieren und so eine individuelle, den eigenen Gegebenheiten angepaßte Methode zu entwickeln. Ausschlaggebend ist nicht *wie*, sondern *daß* ein gutes Behandlungsergebnis erzielt wird.

Für den Anfänger ist es unumgänglich, sich an die Grundregeln der jeweiligen Methode zu halten. Wir empfehlen das Verfahren nach *Sigg*.

10.7.1 Verödungsbehandlung nach Sigg

Die Markierung der Injektionsstellen und die Punktion der Varizen erfolgt am stehenden Patienten. Hierdurch sind auch kleinkalibrige Gefäße gut gefüllt und können leichter punktiert werden. Zur Vermeidung i.a. Injektionen wird eine relativ großkalibrige, kurzgeschliffene Kanüle, die für die Punktion *nicht* auf eine Ganzglasspritze aufgesetzt wird, verwendet. Einen i.a.-Sitz der Nadel erkennt man sofort an dem pulsierenden Blutstrom, welcher auch dann noch erhalten bleibt, wenn der Patient für die Injektion liegt.

Nach erfolgreicher i.v.-Punktion fließt das Blut im Strahl aus der Kanüle in die darunter gehaltene Nierenschale, der Patient wird nun umgelagert, die Injektion des Verödungsmittels erfolgt in das über die Horizontale gelagerte Bein. Um ein problemloses Umlagern des Patienten zu ermöglichen, empfiehlt sich die Verwendung eines sog. Behandlungsstuhles nach Sigg (Abb. 10-2, 3, 4).

Im Ganzen kippbare Behandlungsstühle erleichtern zwar den Lagewechsel, haben aber den Nachteil, daß die Wade und der dorsale Oberschenkel nur in Seitenlage zugänglich sind.

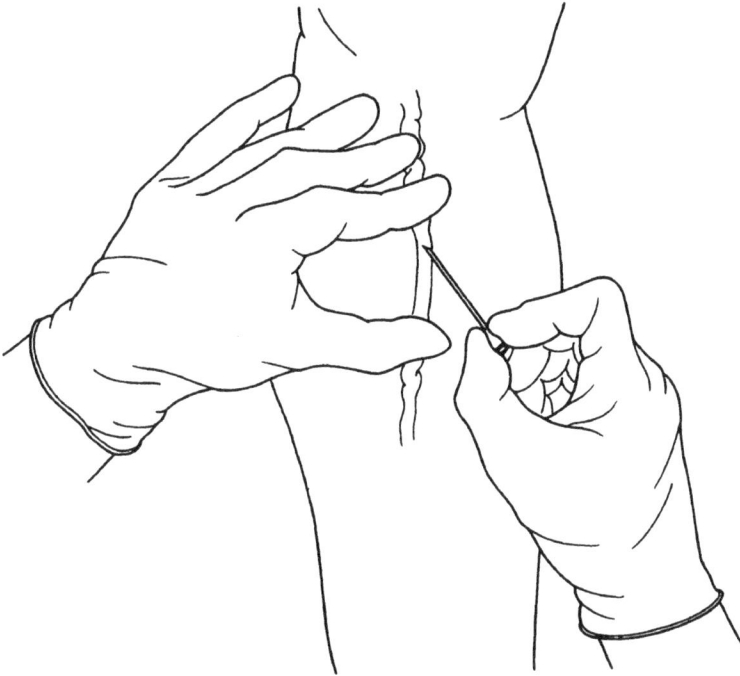

Abb. 10-2: Am stehenden Patienten wird die Varize oberhalb und unterhalb der Injektionsstelle mit Zeigefinger und Daumen fixiert und längsgespannt, die Punktion erfolgt mit der anderen Hand ohne aufgesetzte Spritze.

Die Verwendung einer großkalibrigen Kanüle bietet folgende *Vorteile*:

– auch nach mehrmaligen Einstichen ist die Kanüle meist frei durchgängig,
– kein Herausgleiten der Kanüle beim Umlagern,
– intraarterieller Sitz der Nadel sofort erkennbar (s. oben); auch bei hochgelagertem
  Bein tropft das Blut als Zeichen eines exakten, intravasalen Sitzes aus der Kanüle,
– in Verbindung mit einer leichtlaufenden Ganzglasspritze und der sog. Air-Block-
  Technik Vermeidung paravasaler Injektionen, da extravasaler Sitz der Kanüle
  durch federnden Widerstand des Stempels bzw. intrakutanes Emphysem sofort erkennbar ist. Die Tatsache, daß der Einstich mit einer dickeren Kanüle etwas
  schmerzhafter ist, wird durch die oben erwähnten Vorteile aufgehoben, zumal der
  Einstich in die beim Stehenden ohnehin gespannte Varizenwand – die Spannung
  kann durch Fixierung der Venenwand mittels Daumen u. Zeigefinger noch verstärkt werden – weitgehend schmerzlos ist, vor allem, wenn der Einstich ruckar-
  tig erfolgt. Ein Durchstechen der gegenüberliegenden Gefäßwand ist ohne Belang.
  Die Kanüle wird leicht zurückgezogen und gedreht, bis ein kräftiger Blutstrahl den
  exakten intravasalen Sitz anzeigt (Abb. 10-5).

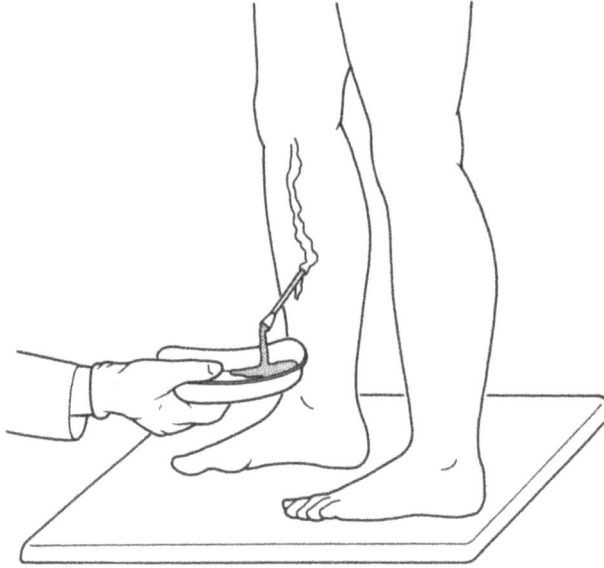

Abb. 10-3: Nach der erfolgreichen Punktion fließt das Blut im Strahl aus der Kanüle und wird von der Assistenz in einer Nierenschale aufgefangen.

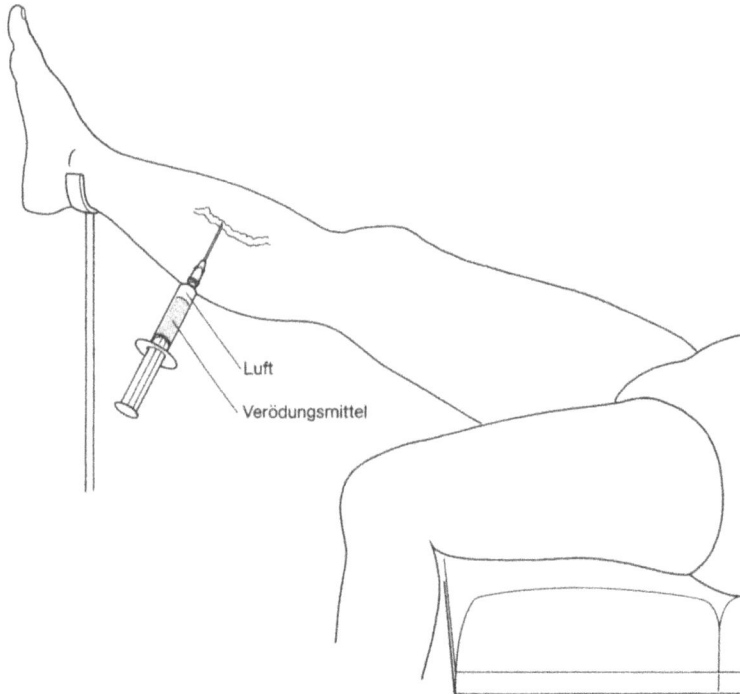

Abb. 10-4: Nach Umlagerung des Patienten erfolgt in das hochgelagerte Bein mittels Air-Block-Technik die Injektion des Verödungsmittels.

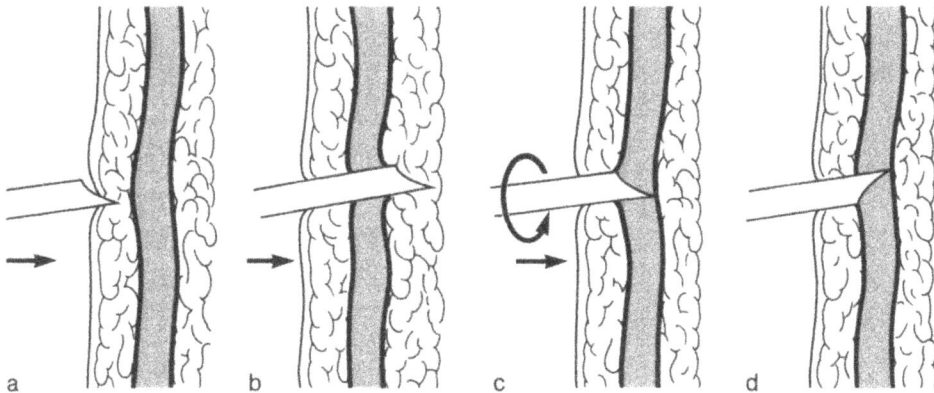

Abb. 10-5: s. S. 167 ff.

Die Einstichstelle wird mit einem möglichst festen Tupfer gut komprimiert (wir verwenden hierzu Zahnarztröllchen) und unmittelbar anschließend mit einer Kompressionsbinde fixiert. Der Kompressionsverband wird nach weiteren Injektionen sofort von distal nach proximal fortgeführt. In der Regel sollte daher zunächst mit einer Verödungsbehandlung der peripheren Insuffizienzpunkte bzw. Varizen begonnen werden. Eventuell über die Perforansvenen in die tiefen Leitvenen abdriftendes Sklerosierungsmittel wird durch den dort herrschenden hohen Blutfluß so rasch verdünnt, daß keine lokalen Reaktionen auftreten. Um diesen Verdünnungseffekt noch zu beschleunigen und den Blutstrom in den tiefen Leitvenen zu verstärken, muß sich der Patient nach jeder Verödungsbehandlung mindestens 1/2 Stunde ausgiebig bewegen. Hierunter ist kräftiges Ausschreiten zu verstehen, nicht Schaufensterbummelei oder gemütliches Flanieren.

Die *Air-Block-Technik* hat sich als nützliches Hilfsmittel zur Vermeidung extravasaler Injektionen bewährt. Zusätzlich wird nach den Vorstellungen der Verfechter dieser Methode die im Liegen bereits weitgehend kollabierte Varize (es handelt sich ja nicht um einen Kunststoffschlauch, wie er bei experimentellen Untersuchungen über die Wirksamkeit der Air-Block-Technik verwendet wurde) von Restblut „leergefegt", wodurch zusätzlich eine verbesserte Benetzung des Endothels mit dem Sklerosierungsmittel erzielt werden soll.

Lungenembolierisiko (s. 10.8.6)

Dosierung des Verödungsmittels: Bei *Varigloban* ist nach Möglichkeit darauf zu achten, daß pro Einzelinjektion nicht mehr als 0,5 ml des Verödungsmittels injiziert werden. Die Gesamtmenge sollte ca. 7 ml pro Sitzung nicht überschreiten, so daß ca. 15 Einzelinjektionen pro Sitzung gegeben werden können. Ausnahme: s. Crosse-Verödung.

Die Wahl der Konzentrationen richtet sich bei beiden Mitteln nach der Art der zu verödenden Varikosis. Vor allem bei Verwendung von Varigloban darf bei ungenügendem Sklerosierungserfolg nie eine größere Menge der gleichen Konzentration injiziert werden, sondern eine Nachsklerosierung erfolgt immer mit ca. 0,5 ml der höheren Konzentration.

Bei Verwendung von Aethoxysklerol können pro Einzelinjektion bis zu 1–2 ml verabfolgt werden.

Das 4%ige, insbesondere aber das 8%ige Varigloban ist in seiner Sklerosierungswirkung dem 4%igen Aethoxysklerol deutlich überlegen. Es gibt allerdings Fälle, wo trotz Gabe hochkonzentrierter Iodlösungen erst nach Umstellung auf Aethoxysklerol ein Verödungseffekt erzielt werden konnte. Bei unzureichender Verödungsreaktion empfiehlt sich daher ein neuer Behandlungsversuch mit einem anderen Präparat.

10.7.2 Stammvarikosis der V. saphena magna et parva

Wegen der meist ausgeprägten Refluxe ist bei Stammvarikosis ein chirurgisches Vorgehen indiziert (s. Abschn. 11).

Ist ein operatives Vorgehen nicht möglich oder wird vom Patienten nicht gewünscht, gelingt es auch hier dem erfahrenen Sklerotherapeuten, ein funktionell und kosmetisch befriedigendes Resultat zu erzielen. Eine hohe Rezidivquote muß allerdings in Kauf genommen werden. In Abänderung des Sigg-Prinzips, die Verödungsbehandlung von distal nach proximal durchzuführen, muß bei der Sklerotherapie der Stammvarikosis zunächst, ggf. unter Einbeziehung der Crosse, ein Verschluß der hämodynamisch dominierenden, proximalen Refluxpunkte erzielt werden. Erst dann soll in der üblichen Weise verfahren werden. Die Erfahrung zeigt, daß ein um so stabilerer Verschluß des Saphena-Stammes erreicht wird, je mehr Einzelinjektionen – allerdings unter Beachtung der pro Sitzung maximal zu applizierenden Gesamtmenge – in einer Sitzung vorgenommen werden. Die Einzelinjektionen sollten entlang der Saphena magna in einem Abstand von ca. 10–12 cm erfolgen.

In der Regel wird 8%iges Varigloban zur Crossen-Verödung (Technik s. unten) verwendet.

Bei der Behandlung der Saphena parva verfährt man analog: Zunächst Verschluß der Parva-Mündung mit höher konzentriertem Verödungsmittel; in den nächsten Sitzungen Behandlung der Restvarikosis.

Seit kurzem wird auch versucht, durch die intravariköse Gabe eines endothelirritierenden bzw. -schädigenden Schaumes einen dauerhaften Verschluß von Stammvarizen zu erzielen. Da z. Z. noch keine Langzeitergebnisse präsentiert werden können und die Zusammensetzung der verwendeten Substanzen pharmakologisch nicht standardisiert ist, ist die Wertigkeit dieser Methode derzeit nicht beurteilbar.

10.7.3 Insuffizienz der Vv. perforantes

Nach Ansicht einzelner namhafter Phlebologen ist ein dauerhafter Verschluß insuffizienter Perforansvenen durch eine Sklerosierungsbehandlung nur selten zu erzielen. Die unterschiedlichen operativen Verfahren zur Beseitigung insuffizienter Perforantes sind jedoch auch mit einer relativ hohen Rezidivquote belastet. Oft nehmen Astvarizen von insuffizienten Perforansvenen ihren Ausgang. In jedem Falle sollte versucht werden, das die Varikosis unterhaltende Gefäß zu verschließen. Zuweilen gelingt es durch Palpation, fast immer aber mittels Farbduplex die Durchtrittsstelle der Perforansvene zu lokalisieren (sie ist meist *nicht identisch* mit dem sichtbaren Varizenbeginn). In diesen Fällen erfolgt die Injektion des Verödungsmittels nicht entlang des Varizenverlaufes, sondern direkt sagittal. (Bezüglich des evtl. in die tiefen Leitvenen gelangenden Verödungsmittels s. 10.7.1.)

Wie schon erwähnt, bewirkt auch ein nur temporärer Verschluß *periulzerös* liegender Perforansvenen durch die damit verbundene hämodynamische Entlastung eine deutlich raschere Abheilung der Ulzerationen. Generell ist daher hier die Indikation für ein aktives Vorgehen großzügig zu stellen.

10.7.4 Schwangerschafts- und Vulva-Varizen

Mit einer invasiven Behandlung von Schwangerschafts- oder Vulvavarizen sollte man zurückhaltend sein (s. auch relative Kontraindikationen). Selbst großkalibrige Varizen bilden sich während der ersten 2 Monate nach der Entbindung oft weitgehend zurück. Vulva-Varizen verschwinden schon meist während der ersten Woche des Puerperiums.

Treten bei einer Schwangerschaftsvarikosis gehäuft Thrombophlebitiden auf, so kann, neben einer Expression der intravariкösen Koagula, eine blockierende Sklerosierung (s. auch 10.7.8) der proximalen Varizenanteile vorgenommen werden.

Thrombosierte Vulvavarizen können ebenfalls inzidiert werden. Verursachen Vulvavarizen starke Beschwerden, so sollte zunächst die nach Sigg modifizierte Kompressionstherapie versucht werden (s. Crossen-Verödung). Nur in Ausnahmefällen wird man sich zu einer Verödungsbehandlung entschließen.

10.7.5 Crossen

Eine Verödung der Crossen sollte nur dann vorgenommen werden, wenn eine Operation nicht möglich ist oder diese von dem Patienten nicht gewünscht wird.

Meist kann die ektatische Einmündungsstelle der Saphena magna auch beim sitzenden oder liegenden Patienten gut getastet werden. Beim Valsalva-Preßversuch wölbt sich der Mündungsbereich meist deutlich vor. Auch das Beklopfen der Saphena magna im unteren Oberschenkeldrittel bei gleichzeitiger Palpation mit der anderen Hand unmittelbar medial vom Puls der A. femoralis stellt ein gutes Hilfsmittel dar, anhand der fortgeleiteten venösen Blutwelle die Einmündungsstelle exakt zu lokalisieren.

Als Sklerosierungsmittel wird 8 %iges Varigloban oder auch u. U. 4 %iges Aethoxysklerol verwendet. *Nur bei der Crossen-Verödung wird ausnahmsweise das Limit von 0,5 ml pro Einzelinjektion überschritten.* Es können 1,5–2,0 ml pro Injektion appliziert werden.

Am stehenden Patienten markiert man sich zunächst eine Injektionsstelle ca. 12–15 cm unterhalb sowie eine unmittelbar über der Einmündungsstelle. Die Punktion wird, je nach Füllungsgrad des Gefäßes, am sitzenden oder liegenden Patienten vorgenommen. Um exakt in der Leiste punktieren zu können, wird der Oberschenkel nach lateral geführt und in Außenrotation abgewinkelt. Während der Injektion wird oberhalb der Injektionsstelle mit der anderen Hand das Gefäß komprimiert, um ein möglichst langes Verweilen des Verödungsmittels im Mündungsbereich zu erreichen. Anschließend wird entlang des gesamten Beines ein Kompressionsverband angelegt, über der Injektionsstelle ein Schaumgummipolster appliziert und dieses mit einer zusätzlichen Schaumstoffbinde in der in der Abbildung gezeigten Weise fixiert (Abb. 10-6). Obwohl dieser Verband unter Umständen für den Patienten belästigend ist (z. B. muß nach jedem Aufsuchen der Toilette neu eingebunden werden), sollte in dieser Form über mindestens 1 Woche tagsüber komprimiert werden. Ein eingetretener Verschluß dokumentiert sich doppler-sonographisch durch fehlenden Rückfluß beim Valsalva-Preßversuch und einen palpablen derb indurierten Strang in der Leiste. Rezidive nach Crossen-Verödung sind relativ häufig

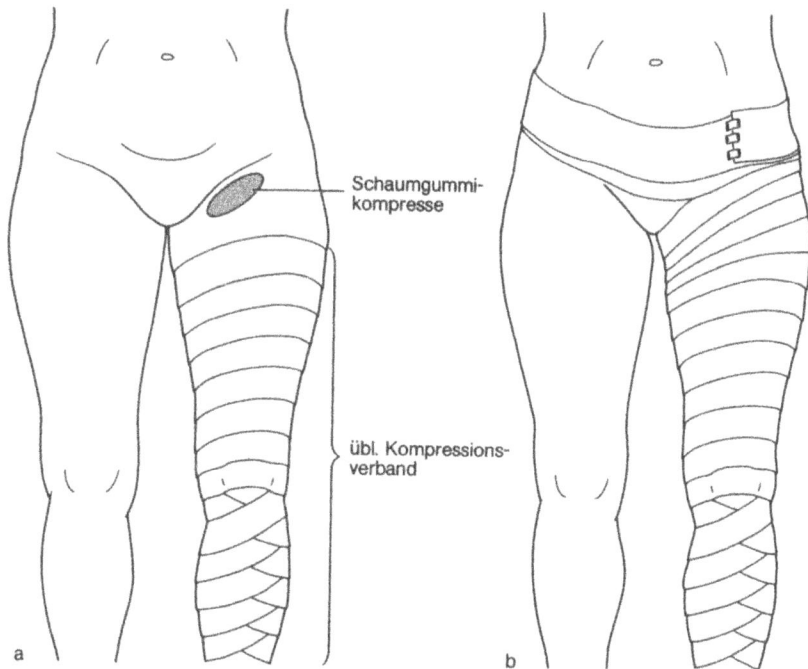

Abb. 10-6: Verbandstechnik nach Crossen-Verödung: Üblicher Kompressionsverband bis
zur Leiste, Applikation einer festen Schaumgummikompresse auf die Injektionsstelle, Fixierung des Polsters mit einer weiteren Schaumgummikom-
pressionsbinde, die eine Bindenbreite unterhalb der Leiste am Oberschenkel
angesetzt und dann ein- bis zweimal über Bauch und Gesäß geführt wird.

(doppler-sonographisch verifizierbarer venöser Rückstrom in ca. 50 % der Fälle nach
1 Jahr). Wurde die Crossen-Verödung im Zusammenhang mit der Sklerotherapie
einer Stammvarikosis vorgenommen, können trotz wiederaufgetretener Refluxe noch
Jahre vergehen, ehe ein sog. „echtes Rezidiv" einer Stammvarikosis im Sinne einer
Rekanalisation nachweisbar wird.

In den letzten Jahren erfuhr die sog. „B-guided Sclerotherapy" zunehmende
Verbreitung. Bei diesem Verfahren werden die Crosse bzw. mündungsnahen Stamm-
varizen beim liegenden Patienten duplexsonographisch dargestellt und unter
Sichtkontrolle (die liegende Kanüle erscheint im Bild) wird dann das Verödungsmittel
injiziert. Manche Anwender empfehlen, im Anschluß an die Injektion mit dem
Schallkopf eine intermittierende, lokale Kompression vorzunehmen.

10.7.6 Varizenruptur

Varizenblutungen können, insbesondere wenn es sich um Canyon-Varizen bzw.
dünn überhäutete Varizenknoten handelt, durch Bagatelltraumen hervorgerufen
werden. Das Ereignis wird von dem Patienten zumeist als außerordentlich dramatisch
empfunden, da das Blut in hohem Strahl austritt und die sich rasch bildende große
Blutlache einen erheblichen Blutverlust vortäuscht. Tritt allerdings eine derartige
Verletzung während der Nachtruhe auf (unbewußtes Aufkratzen einer Varize mit dem
Zehennagel) kann es zu erheblichem Blutverlust – u. U. mit Volumenmangelschock
– kommen. Bestehen bei einer Varikosis derartige, im Hinblick auf eine evtl. Ruptur
suspekte Regionen, so sollte hier immer zunächst eine Sklerotherapie, unabhängig
von dem weiteren therapeutischen Procedere, vorgenommen werden, zumal diese
Gefäße zumeist in Bezirken der stärksten venösen Hypertonie, also weit peripher, lie-
gen. Die Sklerosierung erfolgt in der üblichen Weise. Ähnlich wie bei der Crossen-
Verödung sollte durch Komprimierung proximal gelegener Varizen ein zu rasches
Abfließen des Verödungsmittels vermieden werden. Um einen stabilen Verschluß
der Gefäße zu erreichen, werden ggf. auch die weiter kranial gelegenen sog. „Nähr-
Varizen" verödet.

Bei eingetretener Ruptur muß zunächst ein fester Druckverband angelegt werden.
Zusätzlich muß eine Kompressionstherapie, zumindest des Unterschenkels erfolgen.
Eine Sklerosierung muß so bald wie möglich, also evtl. noch am gleichen Tag vor-
genommen werden.

10.7.7 Chronische Veneninsuffizienz (CVI)

Eine hämodynamisch dekompensierte CVI mit Insuffizienz der tiefen Leitvenen
und Perforantes ist durch Ausschaltung extrafaszialer Varizen in der Regel nicht mit
Erfolg zu behandeln. Die Sklerotherapie ist nur in jenen Fällen indiziert, wo die
Varikosis sekundäre Veränderungen hervorgerufen hat oder diese unterhält (Ulcus cruris, Stauungsekzeme, Varicophlebitiden usw.). Ziel der Sklerosierungsbehandlung ist
auch in diesen Fällen ein zeitweiser oder dauerhafter Verschluß der hämodynamischen Insuffizienzpunkte (meist: Perforansvene).

Ebenso müssen periulzerös liegende Varizenpolster saniert werden. Auch hier empfiehlt es sich, während der Injektion den proximalen Gefäßanteil zu komprimieren,
damit das Verödungsmittel intraulzerös liegende Varizen miterfaßt. Eine Sklerosierungstherapie der im Ulkusgrund verlaufenden Varizen sollte nur dem Erfahrenen
vorbehalten bleiben (s. Abschn. 10.8).

10.7.8 Varicophlebitis

Die Therapie der Wahl bei rezidivierenden Varico- bzw. Thrombophlebitiden wird in Kapitel 6 beschrieben. Ergänzend hierzu sei angemerkt, daß eine sog. „blockierende Verödung" am proximalen Ende des entzündeten Venen- bzw. Varizenstranges meist sicher ein weiteres Fortschreiten der Entzündung nach cranial verhindert.

Vor dieser Maßnahme ist allerdings mittels bildgebenden Verfahrens eine begleitende, tiefe Thrombose auszuschließen.

10.7.9 Besenreiservarizen

Die erfolgreiche Sklerosierung von Besenreiservarizen setzt Erfahrung, Geschick und die Fähigkeit zur selbstkritischen Beurteilung des zu erwartenden Therapieerfolges voraus. Die Besenreiservarizen stören die zumeist weiblichen Patienten aus kosmetischen Gründen. Um so wichtiger ist das ausführliche Gespräch: Erwartungshaltung des Patienten versus Erfolgsaussichten.

Besenreiservarizen bei CVI – ihre venöse Genese ist schon rein äußerlich in Form eines blaugefärbten Gefäßnetzes erkennbar – sind einer Sklerosierungsbehandlung meist gut zugänglich, ebenso hormonell bedingte Gefäßnävi (z.B. bei Östrogensubstitution, Einnahme von Ovulationshemmern). Essentielle Teleangiektasien weisen bereits durch ihre Rotfärbung auf eine arterielle Beteiligung hin. Ihre Beseitigung verlangt vom Behandler besondere Erfahrungen, manuelles Geschick und Geduld, da befriedigende Therapieresultate – wenn überhaupt – nur bei exakter intravasaler Injektion zu erzielen sind.

Die Punktion erfolgt am liegenden Patienten. Es sollte, wo immer dies möglich ist, in ein sog. „Nährgefäß" eines Varizenspiders injiziert werden. Man verabfolgt ca. 0,2–max. 0,6 ml des Verödungsmittels. Bei exakter intravasaler Lage kann man die kreisförmige Verteilung des Verödungsmittels innerhalb der Gefäße beobachten. Jedes so behandelte Areal hat ca. einen Durchmesser von 3–4 cm. In einer Sitzung sollte möglichst ein ganzer Bezirk, z.B. die Außenseite des Oberschenkels, komplett behandelt werden.

Als Kanüle verwenden wir die derzeit im Handel erhältliche kleinstkalibrige Einmalnadel (30G 1/2 0,30 x 13). Die Gefäße liegen meist so oberflächlich, daß der exakte Sitz der Kanüle (sichtbares Kanülenlumen!) erkennbar ist. Die Punktion feinster Gefäße gelingt zumeist nur mit einer Lupenbrille.

Die Injektion des Verödungsmittels erfolgt langsam und ohne Druck, dies gelingt am besten durch Verwendung von leichtlaufenden 1 ml Einmalspritzen (sog. Tuberkulin-

Spritzen). Ein Platzen der Gefäße muß unbedingt vermieden werden. Auch bei exakt liegender Kanüle und kurzfristig beeindruckendem Injektionserfolg (während der Injektion sind die vorher bestehenden Besenreiservarizen wie „weggeblasen") sollten nicht mehr als max. 0,6 ml injiziert werden. Die Einstichstelle wird mit einem Tupfer für einige Sekunden fest komprimiert und dieser mittels Pflasterstreifen fixiert.

Als Sklerosierungsmittel gelangt 0,25%iges oder 0,5%iges Aethoxysklerol zur Anwendung. Man kann die Konzentration noch dadurch etwas herabsetzen, daß man das Mittel aufschüttelt und nur den entstandenen Schaum injiziert oder aber die 1/4%ige Zubereitung je nach Bedarf noch weiter mit physiolog. NaCl-Lösung verdünnt.

Die Punktion haarfeiner Gefäße gelingt am besten, wenn das Hautareal von der Assistenz durch Auflegen der Handflächen nach lateral und medial gespannt wird. Der Behandler muß zusätzlich die zu punktierende Varize mit 2 Fingern der freien Hand spannen. Außerdem muß für eine ausgezeichnete Ausleuchtung gesorgt werden (Abb. 10-7).

Einige Phlebologen führen eine sog. Quaddel-Behandlung durch, wenn ein Gefäß nicht zu punktieren ist. In die Gefäßbezirke werden intrakutan Quaddeln mit aufgeschäumtem, niedrigstkonzentriertem Aethoxysklerol gesetzt. Die Ergebnisse schwanken zwischen Therapieversagern und befriedigenden Erfolgen.

Nach jeder Besenreisersklerosierung sollte ein Kompressionsverband angelegt werden. Da oft eine intradermale Reizung entsteht, empfiehlt es sich, die Textil- bzw. Schaumstoffbinden mit einem Verband aus Mullbinden zu unterlegen. Sind keine

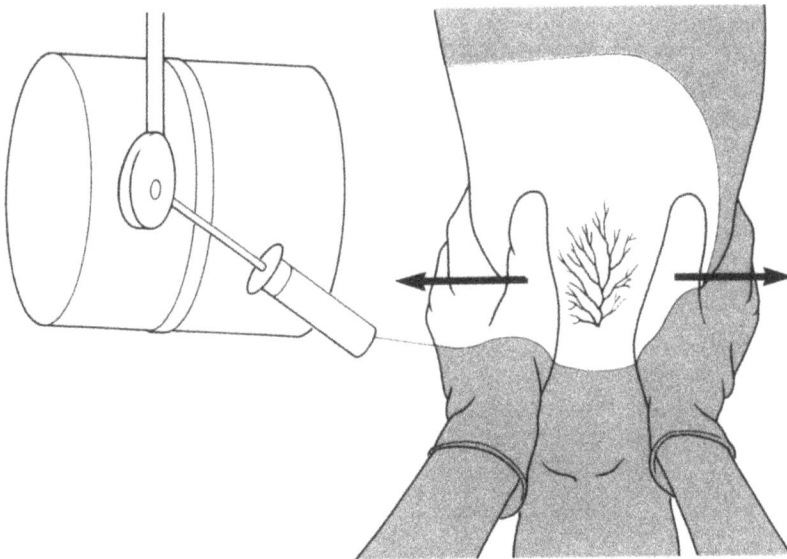

Abb. 10-7

weiteren Sitzungen notwendig, erfolgt dann eine Kompressionstherapie über ca. 1–2 Wochen mit Kompressionsstrümpfen der Klasse 2.

Um Pigmentationen zu vermeiden, müssen auch kleine, in größeren Gefäßästen verbleibende Hämatome mittels Stichinzisionen (s. Abschn. 10.9) entleert werden.

Trotz lege artis durchgeführter intravasaler Injektionsbehandlung treten gelegentlich oberflächliche Hautnekrosen auf. Als Ursache wird eine spastische Capillaritis, die sich schon während der Injektion ausbilden soll, diskutiert.

Die Behandlungstechnik einer intradermalen Varikosis unterscheidet sich nicht wesentlich von derjenigen bei Besenreiservarizen. Die Behandlung erfolgt ebenfalls im Liegen, die Punktion gelingt meist leicht. Als Verödungsmittel empfiehlt sich 0,5- bzw. 1%iges Aethoxysklerol. Die Obergrenze der pro Punktion injizierten Menge liegt bei 0,8–1,0 ml; auch hier ist die Verwendung von Einmalspritzen anzuraten. Die Kompressionstherapie orientiert sich an den für die Besenreiserbehandlung dargelegten Richtlinien.

Physikalische Verfahren

Der *Laser* wird seit langem in der Dermatologie zur Behandlung vaskulärer Fehl- und Neubildungen eingesetzt. Die Beseitigung der Gefäße erfolgt durch Koagulation oder Photothermolyse. Die dem Phlebologen zur Verfügung stehenden Geräte bieten derzeit noch nicht jene technisch notwendigen Voraussetzungen, die zu befriedigenden, reproduzierbaren Dauerresultaten führen würden. Unbestritten ist, daß in Einzelfällen gute Therapieerfolge erzielt werden können.

Gleiches gilt – allerdings mit noch größerer Einschränkung – für nichtkohärente, polychromatische Lichtquellen (*Photoderm*) und die *Elektro-Kautherisierung*.

Die *Verödungsbehandlung* muß somit auch weiterhin als Therapie der Wahl angesehen werden, bei der Beseitigung feinster, flächenhafter Teleangiektasien stellen die physikalischen Verfahren – *unter Dominanz des Lasers* – jedoch eine sinnvolle therapeutische Ergänzung dar.

10.8 Komplikationen

Die Sklerosierungsbehandlung ist eine invasive Therapie mit Substanzen, die paravasal injiziert zu erheblichen Gewebsschädigungen führen können. Bleibt sich dieser Tatsache auch der erfahrene und geübte Behandler ständig bewußt und vergegenwärtigt er sich von Zeit zu Zeit trotz der mit den Jahren eingeschlichenen Routine die sog. Sicherheitsregeln der Verödungstechnik (s. folgenden Hinweis), so werden sich schwerwiegende Komplikationen im allgemeinen vermeiden lassen.

Varizenverödungen in der Leistenbeuge, der Kniekehlen- und Knöchelregion dürfen nur von geübten und erfahrenen Behandlern vorgenommen werden. Aufgrund der hier vorliegenden besonderen anatomischen Gegebenheiten besteht für den Unerfahrenen die höchste Gefahr einer intraarteriellen Injektion. Aber auch paravasal injiziertes Verödungsmittel kann hier zu besonders deletären Gewebsnekrosen mit z.T. irreversiblen Schädigungen motorischer Nerven führen.

Die Verödung von den Ulkusgrund durchziehenden Varizen, deren Beseitigung oft eine schlagartige Abheilung der Ulzeration bewirkt, muß dem Erfahrenen vorbehalten bleiben. Die bevorzugte Lokalisation dieser Ulzerationen in der Bisgaard-Kulisse mit ihren variantenreichen Gefäßverläufen (mit zum Teil aberrierenden Arterien) stellt ein hohes Risiko für i. a. Fehlinjektionen dar.

Varizen innerhalb einer atrophie blanche dürfen nur dann sklerosiert werden, wenn sie für Sekundärveränderungen (Ekzeme, Ulzera usw.) verantwortlich sind. Der Erfahrene wird hier zunächst immer mit einem niedrig konzentrierten Verödungsmittel behandeln. Ebenso dürfen nicht mehr als 0,3 ml pro Injektion gegeben werden. Auch sollte bei der ersten Behandlung nur eine einzige Injektion in dem betreffenden Gebiet vorgenommen werden.

Fehlerhafte Technik, Wahl des falschen Sklerosierungsmittels und unzureichende Kompression sind die Ursachen für iatrogene Komplikationen!

10.8.1 Periphlebitis, Nervenläsion

Bei der Periphlebitis handelt es sich um eine schon in den ersten Tagen nach Verödungsbehandlung auftretende entzündliche Mitreaktion perivaskulärer Strukturen. Ursächlich hierfür ist meist die Wahl eines zu hoch konzentrierten Verödungsmittels oder die Behandlung eines noch nicht komplett entstauten Beines. Auch paravasale Injektionen niedrig konzentrierter Verödungsmittel können derartige Reaktionen hervorrufen. Bis zum Abklingen der Entzündung sollten weitere Verödungsmaßnahmen unterbleiben, ggf. muß für einige Tage eine Dauerkompression durchgeführt werden. Bei heftigen Reaktionen und starken Beschwerden kann zusätzlich Brufen oder Diclophenac, ggf. initial als i. m.-Injektion, gegeben werden, vor allem aber wird durch die Gabe eines niedermolekularen Heparins ein rascher Entzündungsrückgang erreicht. Zuweilen führt die Behandlung insuffizienter Boyd-Perforansvenen zu einer entzündlichen Mitbeteiligung des benachbarten N. saphenus mit Hyp- und

Parästhesien im Versorgungsgebiet. Fast immer verschwinden die Beschwerden innerhalb weniger Wochen. Auch Hautäste anderer Nerven können entzündliche Mitbeteiligungen in Form eines umschriebenen Taubheitsgefühls zeigen; auch hier besteht meist in Kürze wieder Beschwerdefreiheit.

10.8.2 Pigmentierung

Gelegentlich finden sich entlang eines sklerosierten Gefäßes noch für Wochen und Monate dunkle Hautverfärbungen, die sich aber schließlich doch noch zurückbilden. Bleibende Pigmentierungen können gelegentlich bei dunkelhäutigen Personen aufgetreten, sind aber dennoch meist auf die Verwendung zu hoch konzentrierter Verödungsmittel und verspätete oder nicht durchgeführte Entleerungen intravasaler Hämatome zurückzuführen (s. Abschn. 10.9). Auch eine nicht ausreichend lange und inkonsequent durchgeführte Kompressionstherapie führt u. U. zu bleibenden Pigmentationen.

Nekrosen nach paravasaler Injektion (auch nach Besenreiser-Behandlung) heilen verzögert und oft unter Hinterlassung hyperpigmentierter Areale ab.

Pigmentierungen lassen sich vermeiden durch:
- Rechtzeitige Entleerung intravasaler Hämatome,
- konsequente, ausreichend lange Kompressionstherapie,
- Wahl der richtigen Konzentration des Verödungsmittels,
- strikte Vermeidung paravasaler Injektionen.

Nach Besenreiserverödung über einen längeren Zeitraum kein Sonnenbaden oder Solariumaufenthalt.

Eine Aufhellung noch nicht lange bestehender Verfärbungen kann durch folgende Lokalbehandlung versucht werden:

Acidum acsorbinicum 2,0%, Hydrochinonum 5,0%, Salbengrundlage ad libitum (je nach benötigter Menge) S.: 2 x täglich auf die befallenen Stellen über 3–4 Wochen auftragen; während der Behandlung kein Sonnenbad.

Bei hartnäckigen Pigmentierungen empfiehlt sich der Versuch einer Laserbehandlung.

10.8.3 Nekrose

Paravasale Injektionen von höher konzentrierten Verödungsmitteln können durchaus zu ausgedehnten Gewebsuntergängen im Injektionsbereich führen. Diese Nekrosen heilen verzögert ab und hinterlassen hyperpigmentierte Narben. Eine chirurgische Exzision des Narbengewebes ist in der Regel nicht notwendig. Durch Anwendung der Air-Block-Technik und Verwendung leichtlaufender Ganzglasspritzen wird eine extravasale Lage der Kanüle bereits vor der Injektion bemerkt. Der bei paravenös injiziertem Varigloban auftretende intensive Schmerz zwingt zudem zum sofortigen Abbruch der Injektion.

Bei Verdacht auf perivasale Injektion muß die Kanüle sofort entfernt werden, die Blutung aus der Einstichstelle darf nicht komprimiert werden, vielmehr sollte man versuchen, durch leichten Druck auf den Einstichkanal paravasal liegendes Verödungsmittel nach außen zu exprimieren. Die sich an der Einstichstelle bildende Gewebseinschmelzung sollte möglichst frühzeitig inzidiert und entleert werden. Bei Nekrosen muß die Kompressionstherapie ggf. so lange durchgeführt werden, bis eine gute Granulationstendenz der Wunde nachweisbar ist.

Die Punktion im Stehen verursacht gelegentlich Spontanhämatome um die Punktionsstelle. Auch wenn nach dem Umlagern das Blut weiter aus der Kanüle tropft, sollte hier auf eine Injektion verzichtet werden, da Verödungsmittel durch die rupturierte Gefäßwand in das Gewebe abdriften könnte.

Merke: Lieber öfter NICHT als EINMAL daneben injizieren.

10.8.4 Intraarterielle Injektion

Die schwerste, ausschließlich auf einem Behandlungsfehler beruhende Komplikation bei der Verödungsbehandlung ist die i. a.-Injektion. Schlimmstenfalls ist die betroffene Extremität distal von der Injektionsstelle hochgradig amputationsgefährdet. Auf jeden Fall muß mit der Ausbildung ausgedehnter Nekrosen gerechnet werden.

Jene Bereiche, deren Gefäßregionen für eine versehentliche i. a.-Injektion besonders disponiert sind, wurden oben bereits genannt.

Liegt nach versehentlicher i. a.-Injektion die Nadel noch, müssen sofort 5–10 ml 1–2 %iges Lidocain oder Mepivacain sowie 10.000 I. E. Heparin injiziert werden. Ist dies nicht mehr möglich, muß die gleiche Menge Heparin systemisch gegeben werden. Dem Behandler muß klar sein, daß ein *angiologischer Notfall*, der eine unverzügliche stationäre Behandlung erfordert, besteht. Für den Transport ins Krankenhaus muß die Extremität in Watte gepackt und herabhängend gelagert werden. Es

versteht sich von selbst, daß die weiterbehandelnden Krankenhausärzte vollständig
über den vorliegenden Behandlungsfehler aufgeklärt werden müssen.

10.8.5 Allergische Reaktionen, anaphylaktischer Schock

Selbst geringgradige allergische Reaktionen sind sehr selten. Dies gilt auch für iod-
haltige Verödungsmittel. Schilderungen über Mundtrockenheit, Hautjucken, lokales Erythem oder Hitzegefühl im Anschluß an die Sklerosierung dürfen jedoch nicht
bagatellisiert werden. Bei iodhaltigen Verödungsmitteln sollte in derartigen Fällen auf
Aethoxysklerol ausgewichen werden. Treten bei der Behandlung mit dem letztge-
nannten Sklerosierungsmittel allergische, subakute Reaktionen auf, sollte gänzlich auf
eine Verödung verzichtet werden.

Die im Zusammenhang mit einer Sklerosierung auftretende gefährlichste, weil nicht
vorhersehbare Komplikation stellt der anaphylaktische Schock dar. Glücklicherweise
ist diese Komplikation außerordentlich selten. Dennoch müssen die Praxen auf derartige Ereignisse, die im Extremfall Reanimationsmaßnahmen erfordern, vorbereitet
sein.

10.8.6 Embolie

Die Häufigkeit thromboembolischer Komplikationen nach Verödungsbehandlung
liegt deutlich unter der Frequenz derartiger Ereignisse bei Varikosis ohne vorausge-
gangene Verödungsbehandlung. Beachtung des Verödungsverbotes bei immobilen
Patienten, Einhaltung der vorgeschriebenen Dosierungen, ausreichende und fachge-
rechte Kompression und eine korrekte Indikationsstellung senken das Embolierisiko
praktisch auf Null.

Vorsicht ist geboten bei adipösen Postthrombotikern mit derben Stauungsindurationen und ausgeprägter sekundärer Varikosis. Vorstellbar ist, daß in derartigen Fällen durch direkte Injektion in weitlumige, klappenlose Perforansvenen throm-
botische Reaktionen bei vorgeschädigten tiefen Leitvenen provoziert werden. Um
thromboembolische Komplikationen in diesen Fällen zu vermeiden, ist eine exakte
funktionelle und klinische Diagnostik, ggf. unter Einbeziehung einer Phlebographie,
vor Beginn der Behandlung unerläßlich. Ist eine Verödungsbehandlung wegen bestehender Sekundärkomplikationen unumgänglich, dürfen pro Sitzung höchstens 2
Injektionen durchgeführt werden, auf das Limit von 0,5 ml Verödungsmittel pro
Injektion (gilt auch für Aethoxysklerol!) sollte in diesen Fällen besonders geachtet
werden.

Die Befürchtung, durch Anwendung der Air-Block-Technik könnten Luftembolien provoziert werden, ist unbegründet. Um durch die Air-Block-Technik eine Luftembolie hervorzurufen, müßten aufgrund experimenteller Untersuchungen 500 ml Luft innerhalb von 30 Sekunden in die Vene gelangen. In der Regel werden bei einer Verödungsbehandlung etwa 10 ml pro Sitzung nicht überschritten. Dieses Volumen wird resorbiert, bevor das Blut den rechten Vorhof erreicht.

10.9 Verlaufs- und Nachkontrolle

Der Behandlungsplan sollte 1–2 Sitzungen für ausschließliche Nachkontrollen enthalten, in denen unter anderem evtl. bestehende restliche intravariköse Hämatome mittels Stichinzisionen entleert werden. Um spätere Komplikationen, insbesondere in Form von Hyperpigmentationen, zu vermeiden, muß die Indikation hierzug großzügig gestellt werden.

Intravariköse Hämatome innerhalb eines derben, sklerosierten Gefäßstranges imponieren durch Fluktuation und einer deutlich gesteigerten Schmerzempfindlichkeit. Oft kann man noch Wochen nach der Behandlung kleinere, druckempfindliche Knoten aufspüren, aus denen sich nach Inzision flüssige Blutretentionen oder organisiertes thrombotisches Material entleeren.

Insbesondere in den ersten beiden Wochen nach einer Verödungsbehandlung ist das Exprimieren intravasaler Blutretentionen recht schmerzhaft. Wir setzen daher in der Umgebung der Einstichstelle mit dem Dermojet kleinflächige, oberflächliche Anästhesien. Während man die Induration durch Spannen der darüber liegenden Hautareale fixiert, erfolgt mit der anderen Hand ein beherzter und zügiger Einstich mit einem Skapell. Hervorquellende braunschwarze visköse Flüssigkeit bzw. Austreten thrombotischen Materials beweisen die erfolgreiche Inzision. Um diese für den Patienten unangenehme Prozedur in einem möglichst knappen Zeitraum zu bewältigen, sollten pro Sitzung u. U. mehrere Einzelinzisionen vorgenommen werden. Hierbei sind die von uns verwendeten Einmal-Skalpelle der Größe 11 durchaus mehrfach in einer Sitzung verwendbar (Abb. 10-8).

Der die Inzisionsstelle abdeckende Tupfer wird mit Pflasterstreifen fixiert und für 3 Tage belassen. Waren ausgedehntere Schnitte – z.B. bei Varico- oder Thrombophlebitiden – notwendig und verbleiben nach Expression klaffende Wundränder, so werden diese mittels Leukoclip-Streifen adaptiert.

Das Behandlungsergebnis wird nach ca. 1/2 Jahr kontrolliert. Kleinere Restvarizen können dann nachverödet werden. Besteht ein klinisch unauffälliger Befund, so sind anfangs halbjährliche, später jährliche Kontrollen ausreichend.

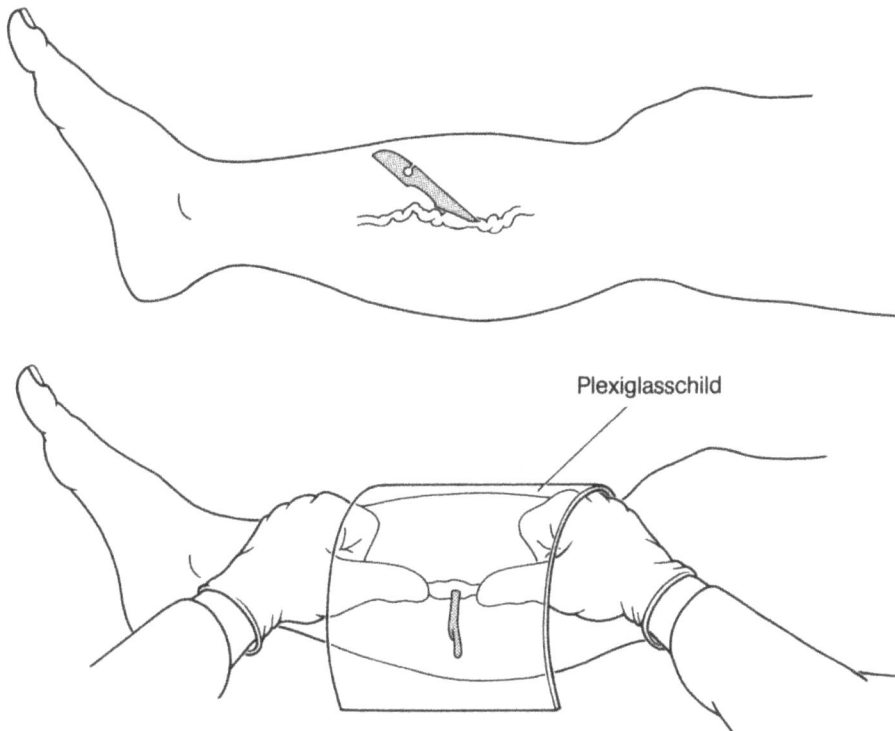

Abb. 10-8: Inzisionstechnik bei Thrombophlebitiden und intravasalen Hämatomen nach
Verödungsbehandlung (s. Abschn. 6).

Jede Kontrolluntersuchung erstreckt sich auf eine eingehende klinische Befund-
erhebung mit anschließender Doppler-Ultraschall-Untersuchung. Weiterführende
bildgebende Untersuchungen sind indiziert, wenn die Ursache einer Rezidiv-
Varikosis anders nicht ausreichend abgeklärt werden kann.

Die Sklerotherapie ist in der Hand des Geübten und Erfahrenen eine effektive und
komplikationsarme Behandlungsmethode. Typische Anfängerfehler resultieren häufig aus einer Unterschätzung möglicher Komplikationen, Nichtbeachtung bestehender Kontraindikationen und sich in der Hektik des Praxisalltags einschleichen-
der Nachlässigkeit bei der Injektionstechnik.

Aber auch der Routinier sollte sich von Zeit zu Zeit das ABC einer erfolgreichen
Sklerotherapie in Erinnerung rufen:

– **A**kkurates Punktieren, Dosieren und Injizieren
– **B**ehandeltes Bein lege artis und ausreichend lange komprimieren
– **C**ontraindikationen (auch relative!) beachten.

11. Chirurgische Behandlung

M. Hartmann

Grundvoraussetzung einer erfolgreichen Therapie ist die Kenntnis anatomischer und pathophysiologischer Gegebenheiten (s. Abschn. 2, 3).

Operativer Eingriff und Verödungsbehandlung stellen in der modernen Phlebologie zwei einander ergänzende Methoden zur optimalen Behandlung der primären Varikosis dar.

Alleinvertretungsanspruch der Sklerotherapeuten, sowie Zeiten radikalster chirurgischer Eingriffe sollten endgültig der Vergangenheit angehören.

Erbbedingte Besonderheiten dieses Leidens und sozialmedizinische Aspekte müssen in die Planung zur Therapie des Krampfaderleidens einbezogen werden. Die Vene als Ersatzteil für autologen Gefäßersatz spielt in der Koronarchirurgie immer noch eine große Rolle.

11.1 Prinzipien der operativen Varizenbehandlung

Das Grundprinzip und gleichzeitig auch der Vorteil der operativen Varizenbehandlung besteht in der relativ sicheren Beseitigung pathologischer Refluxe zwischen tiefem und oberflächlichem Beinvenensystem.

Durch die schon erwähnte Kombination von chirurgischen Verfahren und Sklerosierung hat die Operation an Radikalität verloren. Sie beschränkt sich auf die Ausschaltung der Insuffizienzpunkte und Eliminierung großkalibriger, varikös veränderter Venenabschnitte. Restliche Varizen, die hämodynamisch nicht mehr wirksam sind, lassen sich mittels Sklerosierung postoperativ beseitigen. Dem Therapeuten selbst bleibt es überlassen, ob er kleinere Varizenabschnitte mittels sog. Phlebektomie, d. h. Entfernung kleinerer Venenabschnitte durch „Miniinzisionen", beseitigen will.

Neben der Befreiung von Beschwerden, Reduzierung schon vorhandener Zeichen der chronischen Veneninsuffizienz, erwartet der Patient ein kosmetisch ansprechendes Ergebnis.

Genaue operative Planung, möglichst durch gute präoperative Diagnostik, Kenntnis der Komplikationsmöglichkeiten, sowie der anatomischen Variationsbreite, Beachtung der topographischen Beziehungen der Leitungsbahnen, sind Voraussetzung für eine optimale Varizenchirurgie.

Die operative Varizenbehandlung folgt dem Grundsatz:

- Immer: chirurgische Ausschaltung aller diagnostizierten Insuffizienzpunkte (85% Crosse der V. saphena magna, 15% Crosse der V. saphena parva und isolierte, insuffiziente Perforansvenen)
- Meistens: Eliminierung größerer Varizenabschnitte (Stammvarizen der Magna und Parva, Seitenastvarizen, kleine Perforansvenen).
- Variabel: Eliminierung kleinerer, hämodynamisch nicht entscheidender Varizenabschnitte mittels Phlebektomie durch Miniinzisionen.

11.2 Technische Voraussetzungen

Operationssaal. Die Varizenchirurgie sollte im üblichen Operationsraum durchgeführt werden. Wie für alle anderen operativen Eingriffe ist besonderer Wert auf Asepsis und Sterilität zu legen. Der Operationssaal muß die technische Einrichtung zur Durchfahrung sämtlicher Anästhesieverfahren (ITN, Leitungsanästhesie etc.) beinhalten. (Notfälle müssen behandelt werden können.)

Vorbereitung. Vor der Operation erfolgt die Rasur des Beines, wobei Schnittwunden während der Rasur vermieden werden müssen. Anzeichnen der Insuffizienzpunkte sowie der zu entfernenden Varizenabschnitte erfolgt möglichst im Stehen, da viele Venenabschnitte im Liegen nicht mehr sicher zu tasten sind.

Wir fixieren im Leistenbereich am Vortag der Operation bei adipösen Patienten eine mit Betaisodona Lösung getränkte Kompresse. Das Operationsbesteck sollte den gefäßchirurgischen Ansprüchen gerecht werden.

Operation. Es gelten die Anforderungen eines gefäßchirurgischen Eingriffs. Entsprechende Kenntnisse, die durchaus nicht auf reine Gefäßchirurgie beschränkt sein sollten, müssen vorhanden sein. Der Operateur muß in der Lage sein, eine tiefe Leitvene, z. B. die V. femoralis bei Anriß zu nähen. Sorgfältige Desinfektion ist bei diesem Eingriff mit Berührung großer Hautareale besonders wichtig. Atraumatische Operationsweise zur Schonung anatomischer und funktionell wichtiger Strukturen, zügiges operatives Vorgehen zur Vermeidung langer Operationszeiten, sind auch hinsichtlich des Auftretens von Wundinfektionen und tiefen Beinvenenthrombosen wichtig.

Die exakte Krampfaderchirurgie ist keine Anfängeroperation. Hauptpfeiler der Varizenchirurgie sind:

- Crossektomie
- Stripping-Operation
- Perforansligatur oder -unterbrechung

11.3 Indikation zur Varizenoperation

Faustregeln, eine bestimmte Therapieform zu bevorzugen, existiert nicht. Meist muß aus der Situation des Einzelfalls entschieden werden. Der Therapieplan zur Behandlung der Magna- und Parva-Varikosis richtet sich nach der sonographischen Einteilung der Varikosis, die in Anlehnung an Hach erarbeitet wurde (Abb. 11-1). Auch aus der Einteilung nach Preßphlebographie ergibt sich eine ungefähre Richtlinie zur Therapie. Abweichungen werden bestimmt durch den Patienten und sein soziales Umfeld, die Art der Varizen und durch den Arzt.

Sonografische Schweregradeinteilung

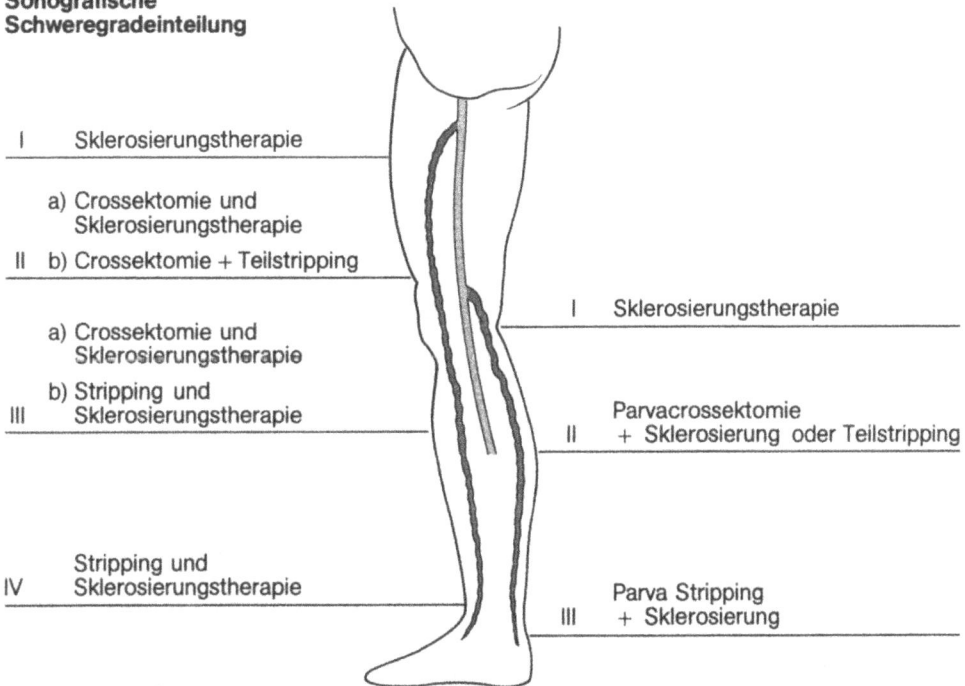

I   Sklerosierungstherapie

II   a) Crossektomie und Sklerosierungstherapie
     b) Crossektomie + Teilstripping

III a) Crossektomie und Sklerosierungstherapie
     b) Stripping und Sklerosierungstherapie

IV   Stripping und Sklerosierungstherapie

I   Sklerosierungstherapie

II   Parvacrossektomie + Sklerosierung oder Teilstripping

III Parva Stripping + Sklerosierung

Abb. 11-1: Schweregrad der Stammvarikosis nach Hach. Li. V. saphena magna, re. V. saphena parva.

- Durch den *Patienten*:   Risikofaktoren, Diabetes mellitus, arterielle Verschlußkrankheit, Herzinsuffizienz, orthopädische Leiden, Dermatosen, Allergie, Adipositas, Alter, Lymphödeme, Narkosefähigkeit, Beschwerdebild
- durch das *soziale Umfeld*:   stationärer Aufenthalt, ambulante Operation, Arbeitsplatz, Familie, Wohnort
- durch die *Art der Varizen*:   geradliniger Verlauf (schlecht zu veröden), Ektasien, Seitenastvarizen, Atypien der Mündungsverläufe, Angiodysplasien
- durch den *Arzt* selbst: Ausbildungsstand, Klinikarzt, Belegarzt, niedergelassener Arzt, vorwiegend Sklerotherapeut, vorwiegend Operateur. Interdisziplinäre Zusammenarbeit

11.3.1 V. saphena magna

Mit ca. 90 % ist die operative Behandlung der Magna-Insuffizienz der *häufigste chirurgische Eingriff der primaren Varikosis*. Jede Crossen-Insuffizienz sollte unter Beachtung der Kontraindikationen operiert werden. Eine Ausnahme bildet der Grad I (Abb. 11-1).

Wie Untersuchungen mittels Phlebodynamometrie zeigen, ist für die Höhe des permanenten Venendrucks und der damit fehlenden Druckreduktion der Durchmesser der Varize selbst nicht entscheidend. Aus diesen Gründen ist gleichgültig, ob es sich um eine kaliberstarke oder kaliberschwache Crosse mit entsprechender Stammvarize handelt.

Tabelle 11-1 vermittelt Richtlinien zur operativen Therapie der Magna-Insuffizienz. Sie haben sich bei gesunden, jungen Patienten bewährt. Trotz sonographisch Schweregrad III bzw. IV nehmen wir eine reine Crossektomie ohne Stripping vor bei:

- arterieller Verschlußkrankheit und arteriellen Perfusionsdrücken unter 80 mmHg
- alten oder moribunden Patienten
- Kontraindikation gegen Vollnarkose oder Leitungsanästhesie (Stripping-Op. evt. in Lokalanästhesie möglich, TLA)
- Rezidivvarikosis und starken subkutanen Vernarbungen am Bein
- chronisch ausgeprägtem Lymphödem (vorher immer dynamische und statische Lymphszintigraphie)

Tab. 11-1: Insuffizienz der V. saphena magna und ihre Behandlung nach
Schweregrad I–IV

Schweregrad	Therapeutisches Verfahren
Schweregrad I	
Insuffizienz der 1. Klappe und retikuläre Varikosis	Verödung
Supravalvuläre Mündung und kleiner Seitenast, sonographischer Rückfluß in Seitenast	Crossektomie und Verödung des Seitenastes
Supravalvuläre Mündung und großer Seitenast, sonographischer Rückfluß in Seitenast	Crossektomie und Exhairese des Seitenastes (große Konvolute) und Nachverödung
Schweregrad II	
Zartkalibrige, geschlängelte Magna, evtl. kleine Seitenäste	Crossektomie und Nachverödung
Geradlinige Magna mit normalem Kaliber, retikuläre Varikosis	Crossektomie und Stripping bis unterer Insuffizienzpunkt (Knie), Nachverödung
Kaliberstarke Magna, kaliberstarke Seitenäste am Oberschenkel/Knie	Crossektomie und Stripping bis Knie, Exhairese der Seitenäste und Nachverödung
Schweregrad III	
Zartkalibrige, geschlängelte Magna, evtl. kleine Seitenäste, retikuläre Varizen	Crossektomie und Nachverödung
Geradlinige Magna mit normalem Kaliber, retikuläre Varizen	Crossektomie und Stripping bis proximaler Unterschenkel, Nachverödung
Kaliberstarke Magna, kaliberstarke Seitenäste am Knie und Oberschenkel	Crossektomie und Stripping bis proximaler Unterschenkel, Exhairese größerer Konvolute und Nachverödung
Schweregrad IV	
Zartkalibrige, geschlängelte Magna, evtl. kleine Seitenäste, retikuläre Varizen	Crossektomie und Nachverödung
Geradlinige, tubuläre Insuffizienz der Magna, retikuläre Varizen	Crossektomie u. Stripping bis distaler Unterschenkel, Nachverödung retikulärer Varizen
Kaliberstarke Magna, kaliberstarke Seitenäste am Ober- und Unterschenkel	Crossektomie, Stripping und Exhairese der Seitenäste, Nachverödung
Kaliberstarke Magna, insuffiziente Perforansvenen	Crossektomie und Stripping, Unterbindung insuffizienter Perforansvenen, Nachverödung

Die Insuffizienz der V. saphena magna stellt insgesamt die Domäne des chirurgischen
Eingriffes dar.

11.3.2 V. saphena parva

Grundsätzlich gelten ähnliche Regeln wie bei der Saphena magua (Abb. 11-1). Der
Insuffizenzpunkt liegt jetzt eben im Bereich der Kniekehle mit sehr großer Variationsbreite (s. Abschn. 2.2.2).

Tab. 11-2: Insuffizienz der V. saphena parva und ihre Behandlung nach
Schweregraden I–III

Schweregrad	Therapeutisches Verfahren
Schweregrad I	
Insuffizienz der 1. Klappe, Seitenastvarikosis, retikuläre Varizen	Verödung
Schweregrad II	
Zartkalibrige, geschlängelte Crosse und Parvastamm	Verödung
Kaliberstarke, geradlinige Parva	Parva-Crossektomie und Teilstripping
Kaliberstarke, geschlängelte atypische Mündung der Parva-Crosse und geschlängelte Parva	1) Verödung, bei schnellem Rezidiv: 2) Crossektomie und Exhairese oder Verödung
Kleinkalibriges Parva-Rezidiv	Verödung (Duplex kontrolliert)
Schweregrad III	
Geschlängelte Parva-Crosse, Seitenastvarikosis, kleinkalibrige Saphena parva	Verödung
Kaliberstarke Parva-Crosse, geradlinige Parva	Parva-Crossektomie und Stripping, evtl. Nachverödung
Kaliberstarke Parva mit Schlängelung, Seitenästen, Perforansveneninsuffizienzen	Parva-Crossektomie und Stripping, Exhairese von Seitenästen und Perforansvenenligatur, Nachverödung
Kaliberschwaches Rezidiv bei sehr hoher Ligatur in der Voroperation	Verödung (Duplex kontrolliert)
Kaliberstarkes Rezidiv mit Schlängelung	Parva-Crossektomie und Nachverödung

Zu bedenken ist, daß im allgemeinen die Sklerotherapie der Parva eine sehr hohe Erfolgsquote hat und die Operation der Parva-Crosse aufgrund der engen nachbarschaftlichen Beziehungen zu Nerven, Arterien, tiefen und oberflächlichen Venen, sowie Lymphbahnen eine gewisse Unsicherheit mit sich bringt.

Sollten z. B. Vv. gastrocnemiae, die kurz vor dem Mündungsareal in die V. saphena parva münden, ligiert werden? Handelt es sich dabei nicht um tiefe Beinvenen, auch wenn es Muskelvenen sind?

Unsere Erfahrungen haben wir in Tabelle 11-2 zusammengefaßt.

Die Therapie-Richtlinien bei Parva-Insuffizienz sind weniger klar definiert als bei der Magna-Insuffizienz.

11.3.3 Vv. perforantes

Die operative Behandlung isolierter Perforansveneninsuffizienzen kommt nur dann in Frage, wenn es sich um kaliberstarke und gleichzeitig hämodynamisch wirksame Formen handelt (Phlebodynamometrie!).

Die isolierte Perforansveneninsuffizienz ist relativ selten. Der sogenannte blowdown über die Saphena magna-Insuffizienz sorgt für Ektasien der Perforansvenen, meist der Cockett-Gruppe am Unterschenkel. Sie sind hämodynamisch nicht wesentlich wirksam. Nach Stripping-Operation können die Perforansvenen wieder suffizient werden.

Kleinere isolierte Perforansvenen können durchaus zunächst verödet werden.

Eine operative Behandlung erfordert häufig die sogenannte inkomplette Stammvarikosis, ausgehend von einer insuffizienten Dodd-Perforansvene am Oberschenkel (Abb. 11-2). Aber auch hierbei sind einige Formen besser zu veröden und nicht zu operieren (Abb. 11-3). Sicher ist diese Perforansinsuffizienz rezidivanfällig.

Nach Unterbindung von Perforansvenen kann z. T. der insuffiziente restliche Magna-Ast mit-„gestrippt" werden.

Auch die May-Perforansvene am mittleren dorsalen Unterschenkel, als Querverbindung zwischen Vv. gastrocnemiae und V. saphena parva, ist häufig eine Indikation zur operativen Ligatur.

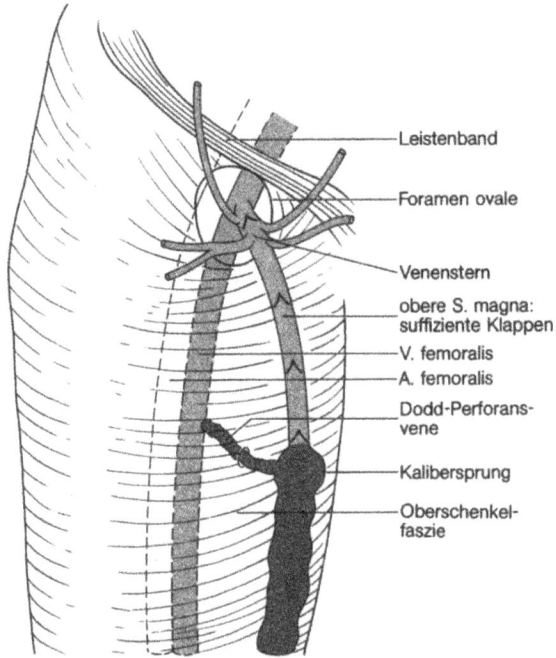

Abb. 11-2: Operationsindikation bei inkompletter Stammvarikosis (Dodd-Perforansvene).

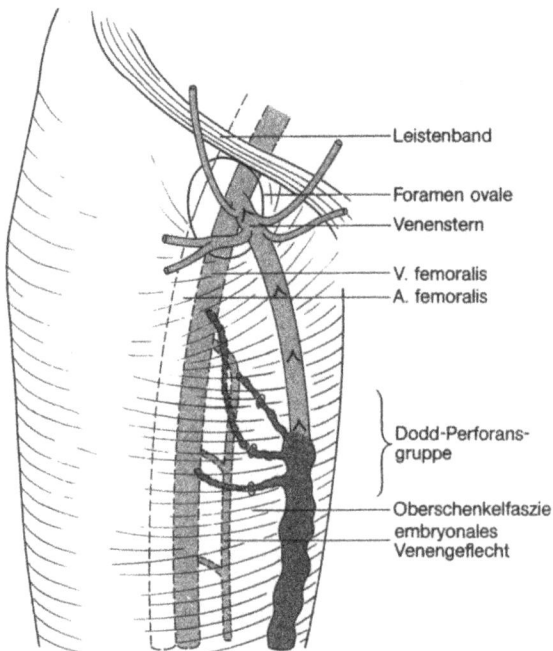

Abb. 11-3: Inkomplette Stammvarikosis (Dodd-Perforansvene). Indikation zur Verödung oder Phlebektomie ohne Unterbindung der Dodd-Perforansvene.

11.4 Operationstechnik bei Stammvarikosis der V. saphena magna

Insuffizienzpunkte und größere ektatische Venenabschnitte sollten durch gezielten operativen Eingriff beseitigt werden. Nur die insuffizienten Venenanteile dürfen entfernt werden. Nach Crossektomie bietet sich das Stripping von proximal nach distal an.

Vorsichtige Präparation in der Leiste, optimale Schnittführung an der Extremität helfen Ödeme durch Traumatisierung des ventromedialen Lymphbündels zu vermeiden.

Die Techniken zur Operation sind zum Teil etwas unterschiedlich. Unser Vorgehen hat sich bei etwa 30 000 Operationen bewährt.

11.4.1 Crossektomie

Grundvoraussetzung ist die Kenntnis der anatomischen Vielfalt im Bereich der Magna-Crosse (s. Abb. 2-4). Wichtigstes Ziel ist die Unterbindung sämtlicher dort einmündender Venen, wobei auch separat in die V. femoralis gelangende Äste ligiert werden müssen (s. Abb. 2-5). Vorsichtige Präparation des Fettgewebes in der Leiste, gefäßnahe Präparation, Schonung vorhandener Lymphknoten helfen, postoperative Lymphödeme zu vermeiden.

Zur Vorbereitung des Leistenschnittes fühlt man mit dem Finger die Pulsation der A. femoralis. Von diesem Punkt nach medial ziehend wird der Schnitt in die Leistenbeuge, bzw. knapp oberhalb derselben gelegt. Seine Länge ist abhängig von der Dicke des subkutanen Fettpolsters an dieser Stelle und erreicht durchschnittlich 4–8 cm. Damit liegt der Schnitt entweder direkt in der Leistenbeuge, oder, und hier ist besonders bei jungen Frauen achtzugeben, im Bereich der Schamhaare.

Nach stumpfer Präparation und Schonung des ventromedialen Lymphbündels werden die Saphena-Mündung und sämtliche dort einmündenden Venen klar dargestellt (hier sei besonders auf die anatomische Vielfalt der Crosse hingewiesen). Neben den *Vv. epigastricae superfiziales, Vv. pudendae externae* und der *V. circamflexa ilium* münden etwas distal oft noch die *V. saphera accessoria lateralis* und *medialis* in die Crosse. Wenn möglich, sollten sie auch von diesem Schnitt aus ligiert werden. Nahezu regelmäßig unter- oder überkreuzt die kleine *A. pudenda* die Crosse. Manchmal (s. Abb. 2-6) teilt sich die V. saphena magna, um die A. pudenda passieren zu lassen.

Wenn möglich, sollte man auch diese Arterie schonen. Nach Darstellung des Hiatus saphenus mit den dort befindlichen Gefäßen werden die Nebenäste der Crosse einzeln ligiert. Die *V. femoralis superficialis* selbst sollte vom Crossenbereich 1–2 cm nach proximal und distal freipräpariert werden, um auch hier die einmündende V. pudenda externa profunda zu ligieren (s. Abb. 2-5).

Eine doppelte Ligatur versorgt den Magna-Stumpf. Um bessere Aufschlüsse bei evtl. Rezidiv-Operationen zu erhalten, wird die Crosse an der Einmündung an V. femoralis mit nicht resorbierbarem Nahtmaterial ligiert. Der Abschluß muß unbedingt plan erfolgen. Einengung der V. femoralis in diesem Bereich durch Ligatur kann die hämodynamische Auswirkung eines postthrombotischen Syndroms annehmen. Es wird diskutiert, ob zur weiteren Rezidivvermeidung der Stumpf noch zusätzlich übernäht werden sollte.

Nach Unterbindung des distalen Anteils der Crosse und Entfernung eines etwa 5–8 cm langen Venensagmentes ist die reine Crossektomie abgeschlossen. Wundverschluß erfolgt zunächst mittels Subkutannähten, der Verschluß in der Leiste mittels Einzelknopfnaht oder Intrakutannaht.

Komplikationen

- Exakte Lokalisierung der einzelnen Venen, Differenzierung von V. saphena magna und V. femoralis sind Grundregeln. Verwechslung dieser Gefäße führt zu katastrophalen Folgen.
- Die oft sehr ektatische V. saphena magua ist manchmal dünnwandig und bläulich durchschimmernd. Sie kann am Mündungsareal ein- oder abreißen. Dies führt zu schwallartiger Blutung aus der V. femoralis. Vor einer blinden Klemmenapplikation oder unübersichtlichen Naht muß gewarnt werden. Die Blutung wird mit Fingerdruck gestillt, es erfolgt Kopftieflage und anschließende vorsichtige Präparation der V. femoralis mit Anlage atraumatischer Gefäßzügel nach proximal und distal.
  Anschließend erfolgt die Venennaht nach gefäßchirurgischen Kriterien. Nach solch einer Komplikation muß intensive Thromboseprophylaxe betrieben werden.
- Abriß einer V. pudenda externa profunda. Hier gilt die ähnliche Versorgung wie bei einem Einriß der V. femoralis.
- Häufigste Ursache einer Nachblutung ist die Verletzung der A. pudenda. Diese Arterie muß aufgesucht und entsprechend ligiert werden.
- Verletzungen der A. femoralis dürften bei exakter Präparation im Crossenbereich nicht vorkommen.

11.4.2 Crossektomie und Stripping (Abb. 11-4)

Je nach Indikationsstellung muß nach Crossektomie die Stripping-OP der V. saphena magna folgen. Wie schon aufgezeigt, ist dies besonders der Fall bei geradlinigem Verlauf oder bei sehr ektatischen Varizenkonvoluten.

Erster Schritt dieses operativen Eingriffes sollte die Crossektomie sein. Daran schließt sich die Stripping-OP an. Nach kompletter Crossektomie wird in den Magna-Stumpf von proximal nach distal der Venenstripper eingeführt (Abb. 11-4). Es gelingt häufig, diesen Stripper bis zum distalen Insuffizienzpunkt (z. B. proximaler Unterschenkel) vorzuschieben. Starke Schlängelungen bewirken, daß der Stripper sich in irgendeinem Venenabschnitt verfängt und nicht weiter vorgeschoben werden kann. In diesem Falle sind kleine weitere, längs gerichtete Inzisionen notwendig. Mit der freien Hand kann der Stripperkopf häufig gut durch Verzweigungen und Schlängelungen dirigiert werden. Am distalen Insuffizienzpunkt wird der Stripper durch einen kleinen Hautschnitt entnommen.

Es gibt 2 Möglichkeiten, den Stripper mit der Magna zu entfernen:
- Der Stripperkopf (Durchmesser: 2–9 mm) *reißt* die Vene nach distal mit *heraus*. Der Stripper wird nach Entfernen der Vene, aus dem oft nur 2 mm großen Schnitt, wieder nach proximal geschoben, so daß der Kopf nicht durch den unteren kleine Schnitt entfernt werden muß. Damit verhindern wir das doch häufige Abreißen der Vene bei dem invaginierenden Strippen.
- *Das invaginierende Stripping*: Der Stripperkopf wird an der Vene festgenäht und durch das Venenlumen gezogen. Dadurch kommt das Gefäß am distalen Ende mit der Intima nach außen zum Vorschein. Der Stripperkopf hat in diesem Falle einen Durchmesser von 2–4 mm.

Blutungen beim Stripping vermeidet man durch
- Blutsperre. Das trockene Operationsgebiet macht ein gezieltes und exaktes Vorgehen möglich. Die Rollmanschetten nach *Lundquist* erleichtern dies.
- Operation am elevierten Bein. Hiermit kann das Bein um mindestens 45 Grad angehoben werden, der Venendruck geht gegen Null. Es kommt nur noch zu geringfügigen Blutungen aus den Operationswunden.

Nachdem der Stripper eingeführt ist, wird die Crossektomiewunde vernäht. Das Einlegen einer Redon-Drainage ist nur selten notwendig, falls es aus größeren, abgerissenen Seitenästen am Oberschenkel blutet.

Stripping, Exhairese von Seitenästen und Wundverschluß werden am elevierten Bein vorgenommen. Das Bein kann von allen Seiten gut behandelt werden. Nach Ende des Eingriffs wird der Kompressionsverband am hochhängenden Bein angelegt.

Die Wunden werden vernäht oder mit einer Folie verklebt.

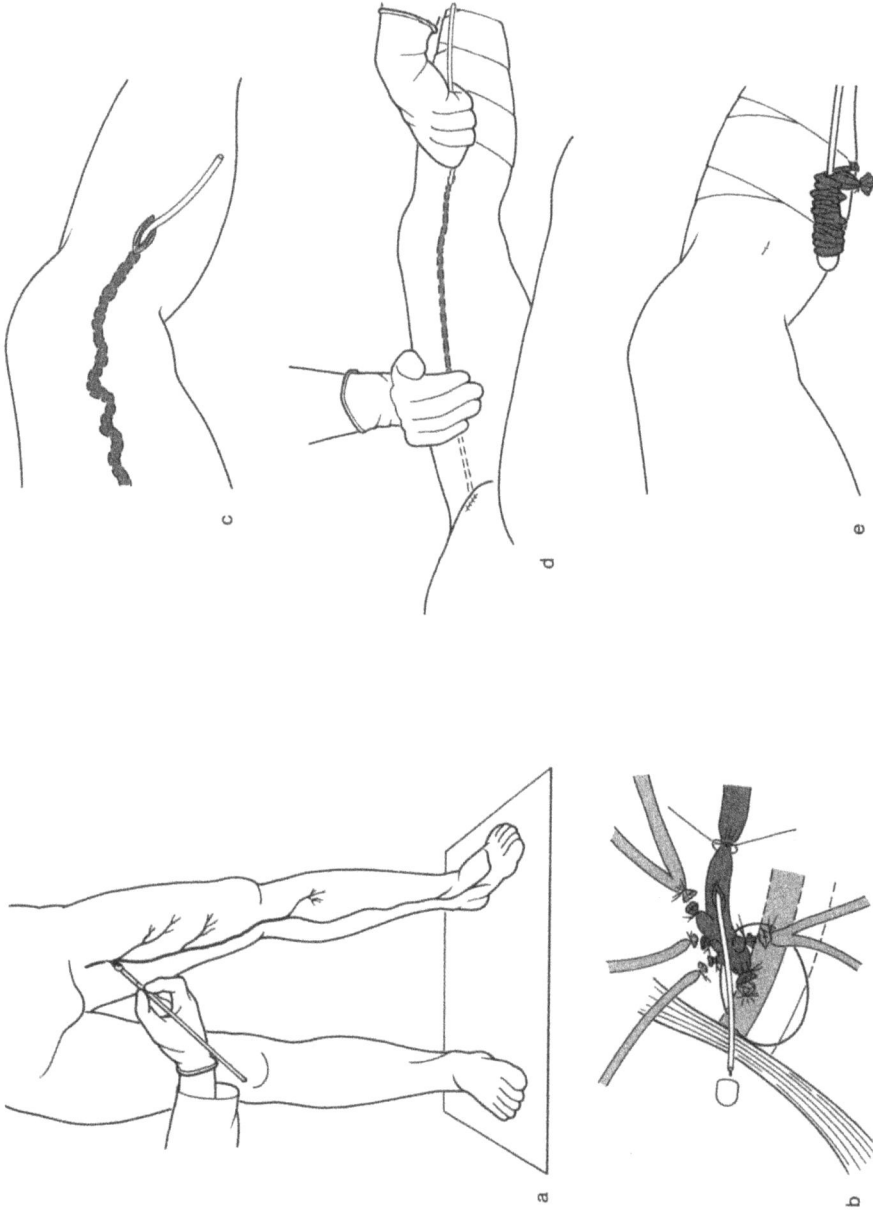

Abb. 11-4: a: Anzeichnen der Varizenkonvolute im Stehen als Vorbereitung für die Magna-Crossektomie; **b:** Crossektomie; **c:** Einführen des Strippers; **d:** Stripping; **e:** Entnahme und Kompressionsverband.

Komplikationen

- Das Abgleiten des Strippers beim Einführen über Perforansvenen ins tiefe Venensystem ist aufgrund des anatomischen Verlaufs der Perforansvenen beim Abwärtsstrippen selten möglich (vor allem bei Dodd).
- Die Läsion des N. saphenus erfolgt meist im Bereich des Innenknöchels. Seine Verletzungsmöglichkeit wird vermindert durch:
  – Stripping von proximal nach distal.
  – Entfernung nur bis zum unteren Insuffizienzpunkt.
  Dieses Verfahren macht Inzisionen am Innenknöchel zur Auffindung der V. saphena magna überflüssig. Beim Strippen von proximal nach distal, auch wenn es bis zum Innenknöchel geschehen muß, wird der Nerv in seltensten Fällen abgerissen. Dennoch können Sensibilitätsstörungen entstehen, die jedoch infolge ihrer geringen Ausdehnung als tolerabel erscheinen.

11.4.3 Crossektomie, Stripping und Exhairese von Seitenästen

Nach Crossektomie und Stripping wird die Exhairese zur besseren Übersichtlichkeit in Blutleere (Blutsperre), oder am elevierten Bein vorgenommen.

Exhairese-Möglichkeiten:

- Phlebektomie durch Minischnitte. Erreichen der Vene durch einen Minischnitt (1–3 mm) mit einem Häkchen, Anfassen der kleinen Seitenäste mittels Kocherklemme und Exhairese. Die Wunden werden verklebt (Abb. 11-13).
- Perkutane Umstechungsligaturen: Diese Operationstechnik gehört der Vergangenheit an.

11.4.4 Crossektomie mit Exhairese von Seitenästen ohne Stripping

Unter dem Gesichtspunkt des Stammvenenerhalts für arterielle Gefäßrekonstruktionen sollten suffiziente Magna-Stämme erhalten bleiben.

Typischer Fall dieses operativen Vorgehens mit Crossektomie und alleiniger Exhairese von Seitenästen wäre die supravalvuläre Mündung einer Seitenastvarikosis. Die Mündung dieses Seitenastes ist oberhalb der ersten Klappe der V. saphena magna. Um Rezidive über andere Seitenäste zu vermeiden, ist es notwendig, eine komplette Crossektomie durchzuführen. Da der Magna-Stamm suffizient ist, sämtliche Klappen in diesem Bereich schließen, ist es sinnvoll, dieses Gefäß sozusagen als Ersatzteillager im Körper zu belassen.

Verlauf der Operation

Crossektomie wie Abschnitt (s. Abschn. 11.4.1). Die Ligatur im Bereich der V. saphena magna oder der gedoppelten Magna wird belassen. Exhairese der Seitenäste wie aufgeführt (s. Abschn. 11.4.3).

11.4.5 Seltener durchgeführte operative Verfahren

Crossektomie urd Katheterverödung: Die zunächst von Moskowicz 1927 empfohlene hohe Saphena-Ligatur mit Sklerosierung des Stammgefäßes nach distal, unter Verwendung eines eingeführten Katheters, wird immer noch vereinzelt durchgeführt. Welche Form des Katheters benützt wird, spielt dabei keine wesentliche Rolle.

Prinzip: Komplette Crossektomie, gleichmäßige Verteilung des Verödungsmittels über den ganzen Magna-Stamm.

Vorteil: Nur eine Narbe.

Nachteil: Nicht immer gleichmäßige Magna-Verödung. Längerdauernde Resorption des Magna-Stammes. Bei Zeichen von Phlebitis sind dennoch Inzisionen notwendig (Narben!).

Das Verödungsmittel gelangt unkontrolliert ins tiefe Beinvenensystem mit möglicher Schädigung.

Seitenäste sind damit nicht zu erreichen.

Kryotherapie: Nach kompletter Krossektomie wird in die V. saphena magna eine Kältesonde eingeführt. Nach kurzem Festfrieren der V. saphena magna kann diese nach proximal herausgezogen werden.

Vorteil: Kürzere Operationszeiten, gute kosmetische Ergebnisse und schnelle Mobilisation, sowie geringe postoperative Beschwerden. Nur eine Narbe im Bereich der Leiste (nur in ca. 15 % anwendbar).

Nachteil: Die zu entfernende Varize muß möglichst gradlinig sein, schlechte Hautverhältnisse sowie Stauungsdermatosen und chronisch entzündliche Veränderungen sind ebenso wie die abgelaufene Thrombophlebitis ungeeignet für die Kryotherapie. Kleine unter der Haut gelegene Varizen sowie großkalibrig geschlängelte Varizen sind für die Kryotherapie ungeeignet. Es besteht die Gefahr von Hautnekrosen, Schädigung von begleitenden Lymphbahnen.

C.H.I.V.A.: Diese Methode wurde 1988 von Franceschi publiziert. Ziel dieser sogenannten konservativen Methode ist es, auf lange Sicht ein zufriedenstellendes Resultat zu erreichen bei gleichzeitiger Schonung der Saphenastämme. Gezielt werden Ligaturen bei Perforansvenen, sowie Unterbrechung veno-venöser Shunts vorgenommen. Auf die Entfernung der Varizen wird verzichtet.

Vorteil: Geringe Anzahl von Blutergüssen, schneller postoperativer Heilungsverlauf.

Nachteil: Langzeitergebnisse fehlen, Narben wie bei jeder Exhairese vorhanden, die Resorption belassener Varizenanteile benötigt ähnlich lange Zeit wie bei der Verödungsbehandlung. Höherer Prozentsatz an Rezidiven.

Radiowellentherapie: Die Behandlung der Stammvarikosis durch Erwärmung der Venenwand mittels Radiowellenenergie ist eine instrumentell endovaskuläre Technik und wird mittels Katheter durchgeführt. Hiermit soll eine kontrollierte Collagenschrumpfung der Venenwand induziert werden, um damit die erweiterte Vene wieder auf den gewünschten Durchmesser zu verkleinern (Klappenschluß wieder möglich) oder vollständig zu verschließen. Die Erwärmung geschieht mittels eines Hochfrequenzgenerators durch Radiowellenenergie (VNUS Closure, VNUS Restore).

Über diese neue Therapieform gibt es keine Langzeitergebnisse.

Nachteil: Ähnlich wie bei früheren Verödungsbehandlungen der Crosse kann das sichere Verhalten dieser Collagenschrumpfung im V. femoralis nahen Bereich, mit Verschluß sämtlicher Seitenäste, nicht sicher kontrolliert werden. Die Methode ist sehr teuer.

Powerphlebektomie (Trivex®): Abfräsen der Varizen am Bein durch eine Apparatur mit Saugung. Keine Langzeitergebnisse.

Nachteil: Teure Einmalartikel notwendig, höherer Aufwand an Personal.

Allen oben erwähnten Verfahren ist eines gemeinsam: Postoperativ muß das behandelte Bein mittels eines sehr gut sitzenden Kompressionsverbandes oder eines entsprechend angepaßten Kompressionsstrumpfes versorgt werden. Dies dient zur Verhinderung von größeren Hämatomen, Indurationen oder Phlebitiden.

11.5 Operationstechnik bei Stammvarikosis der V. saphena parva

Grundvoraussetzung auch bei dieser Operation ist die Kenntnis der anatomischen Variationsbreite im Bereich der Parva-Crosse (s. Abschn. 2.2.2).

Aus diesem Grunde muß die Mündungshöhe der Parva-Crosse ins tiefe Beinvenensystem vor der Operation bekannt sein.

Die Lokalisation erfolgt meist mittels Dopplersonographie, Preßphlebographie oder vor allem der Duplexsonographie. In einigen Fällen kann jedoch auf die Preßphlebographie bzw. Varikographie nicht verzichtet werden (s. Abschn. 5.7).

Eine vorsichtige Präparation der Fossa poplitea hilft, Komplikationen zu vermeiden. Grundsätzlich ist die Operation der V. saphena parva-Crosse schwieriger als die der Magna.

11.5.1 Crossektomie

Bei der operativen Sanierung der Parva-Crosse gibt es noch keine allgemein anerkannten Richtlinien. Dennoch, so zeigen die Resultate von Rezidivoperationen, sollte die proximale Ligatur so nah wie möglich an der V. poplitea erfolgen. In nahezu 80 % mündet die Parva im Bereich der Fossa ovalis in die V. poplitea. Hier ist sie durch einen Schnitt im Bereich der Knickehlenfalte zu erreichen. Vor der Operation der Parva sollte man sich über die heiklen nachbarschaftlichen Beziehungen zu Arterien, den tiefen Venen, Nerven und Muskeln bewußt sein (s. Abb. 2-7).

Zunächst erfolgt eine ca. 3 cm lange, quere Inzision, möglichst im Bereich der Kniekehlenfalte. Nach Präparation der Faszie wird diese längs gespalten. Sehr häufig liegt dann direkt unter der Faszie die schon vorher durchschimmernde V. saphena parva. Sie wird angeschlungen und zunächst nach proximal stumpf weiter verfolgt. Nach May und Nissel mündet in den nun folgenden proximalen Anteil der V. saphena parva in nahezu 35 % eine V. femoro-poplitea.

Aufgrund eigener Untersuchungen aus dem Operationsgut ist diese Vene häufiger, in 70 bis 80 % vorhanden. Es folgen seltener weitere kleine Venen.

Die Parva-Crosse verläuft C-förmig, meistens von lateral zur V. poplitea. In diesem Areal münden nicht selten eine oder mehrere Gastrocnemius-Venen in den Crossen-Bereich.

Hierin besteht auch die Unklarheit der kompletten Crossektomie der V. saphena parva: bei den Gastrocnemius-Venen handelt es sich definitionsgemäß um „tiefe Beinvenen". Beläßt man den Stumpf der Parva mit den dort einmündenden Gastrocnemius-Venen, so ist häufig ein Rezidiv vorprogrammiert. Aus diesem Grunde versuchen wir, und dies gelingt wegen der anatomischen Situation und der oft stark ektatischen Vv. gastrocnemiae nicht immer, diese noch zusätzlich zu ligie-

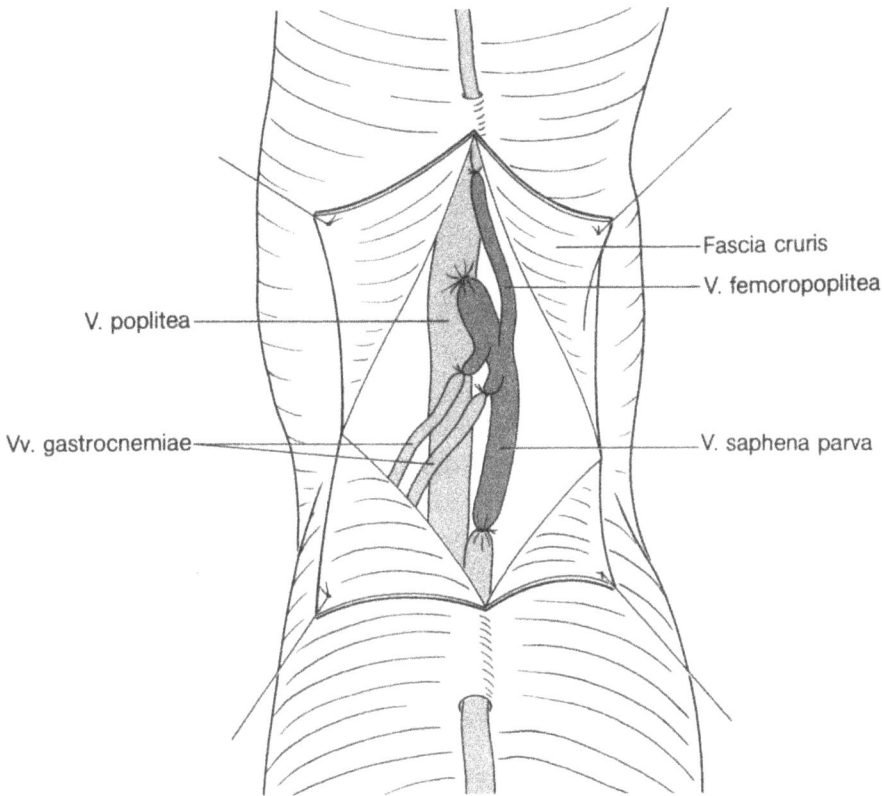

Abb. 11-5: Operationstechnik bei Parva-Crossektomie.

ren (Abb. 11-5). Auf jeden Fall muß bei der operativen Behandlung der Parva-Crosse die V. femoro-poplitea ligiert werden.

Wenn man sich bewußt ist, daß die V. saphena parva eine lange subfasziale Strecke bis zu ihrer Mündung zurücklegt, wird klar, daß auch der Schnitt in der Kniekehle eine gewisse Größe haben muß, um jede Einzelheit erkennen zu können.

Die heikle chirurgische Nachbarschaft dieser Vene zum N. tibialis und N. peroneus, sowie zur V. und A. poplitea machen deutlich, daß diese Operation komplikationsanfällig ist.

Nach doppelter Ligatur der Parva-Mündungsareale an der V. poplitea erfolgt Wundverschluß durch Faszien- und Hautnaht mittels Intrakutannaht.

Komplikationen

Komplikationen treten besonders bei

•Unübersichtlichkeit auf. Stark geschlängelte, ektatische, dünnwandige Venen im Parva-Crossenbereich neigen zu Blutungen. Dadurch kommt es zur Unübersichtlichkeit, das Setzen von Klemmen kann katastrophale Folgen haben, wenn aus Versehen der N. tibialis oder N. peroneus angeklemmt wird. Hieraus könnten im schlimmsten Fall Lähmungen resultieren.

•   zu starkem Zug auf eine sehr ektatische V. saphena parva kann diese an der Einmündungsstelle zur V. poplitea einreißen.

    Da der Zugang zu diesem Teil durch die engen Verhältnisse schon von sich aus schwierig ist, kann er folgende Komplikationen verursachen:
    – hoher Blutverlust, deshalb Kopftieflage oder Op in Blutleere,
    – Nervenläsion durch Setzen von Klemmen,
    – große Narben durch Erweiterung des Operationsgebietes,
    – Thromboserisiko durch Manipulation am tiefen Beinvenensystem,
    – postthromboseähnliches Bild infolge Einengung der V. poplitea durch die Gefäßnaht mit verzögertem Ausstrom.
    – Sensibilitätsausfall infolge Durchtrennung von Hautnerven und Fetthernie im Bereich der Kniekehle bei fehlender Fasziennaht.

Manchmal ist es kaum möglich, die sehr dehiszente Faszie wieder komplett zu vernähen.

11.5.2 Crossektomie und Stripping

Je nach Indikation sollten größere ektatische Anteile der V. saphena parva, zumindest bis zum distalen Insuffizienzpunkt, entfernt werden. Dies geschieht ähnlich wie bei der Magna-Varikosis mittels Stripping-Operation.

Nach kompletter Crossektomie (s. Abschn. 11.5.1), erfolgt das Einführen des Strippers wieder von proximal nach distal. Bei gradlinigem Verlauf ist es kein Problem, den Stripper bis zum Außen- bzw. manchmal auch bis zum Innenknöchel vorzuschieben. Bekanntlich bestehen Querverbindungen von Magna und Parva am Innenknöchel. Der Stripper wird mittels einer kleinen Längsinzision entnommen. Bei Entnahme des Strippers am Außenknöchel sollte die topographische Nähe des N. suralis beachtet werden. Bei guter Sicht kann der Nerv stumpf abpräpariert werden. Der Stripperkopf sollte so klein wie möglich gewählt werden, auch um Nervenläsionen bei der Extraktion des Strippers zu vermeiden.

Nach Einführen des Strippers kann dann der schon beschriebene Wundverschluß im Kniekehlenbereich vorgenommen werden. Das Stripping der Vene erfolgt beim 90 Grad abgewinkelten Bein, so daß es nur noch zu geringfügiger Blutung kommt.

Häufig liegt der distale Insuffizienzpunkt im Bereich der May-Perforansvene. Durch Inzision über dieser Perforansvene kann der Stripper entnommen und die Perforansvene ligiert werden.

Komplikationen

Häufigste Komplikation ist hier die Schädigung des N. suralis. Daraus resultieren Taubheitsgefühle im Bereich des Außenknöchels und manchmal des lateralen Fußrandes. Sie sind störend, lassen aber innerhalb eines Jahres deutlich an Intensität nach. Diese Sensibilitätsstörung hat funktionell keine Bedeutung.

11.5.3 Crossektomie und Stripping mit Exhairese von Seitenästen

Auch bei der Parva-Crosseninsuffizienz kann es zu stark ektatischen Seitenästen am Unterschenkel kommen. Sie ziehen oft nach lateral oder medial in das Gebiet der Magna.

Nach den Operationen, wie sie in Abschn. 11.5.1, 11.5.2 dargestellt wurden, wird die Exhairese größerer Seitenäste der Parva ebenfalls chirurgisch vorgenommen. Dazu sind, wie oben dargestellt, kleine Inzisionen notwendig. Hierdurch können größere Abschnitte mittels Häkchen und kleinen Kocherklemmen entfernt werden. Als Wundverschluß eignet sich besonders der Klebeverband.

11.5.4 Kniekehlenperforansvene

Die Kniekehlenperforansvene wird am besten ins Operationskapitel der Stammvarikosis der V. saphena parva eingeordnet. Wie im Anatomieteil zu ersehen (Abb. 11-6), mündet sie im Bereich der Kniekehle von lateral in die V. poplitea bzw. in den proximalen Anteil der V. saphena parva.

Der Eingriff verläuft wiederum ähnlich der Parvakrossektomie. Ganz wichtig ist hier die gute Dokumentation der Mündung dieser Perforansvene in die V. poplitea mittels farbcodierter Duplexsonographie. Dabei wird meist der weit laterale und proximale Zugang sichtbar. Die Mündung ist manchmal mit einem kosmetisch schöne-

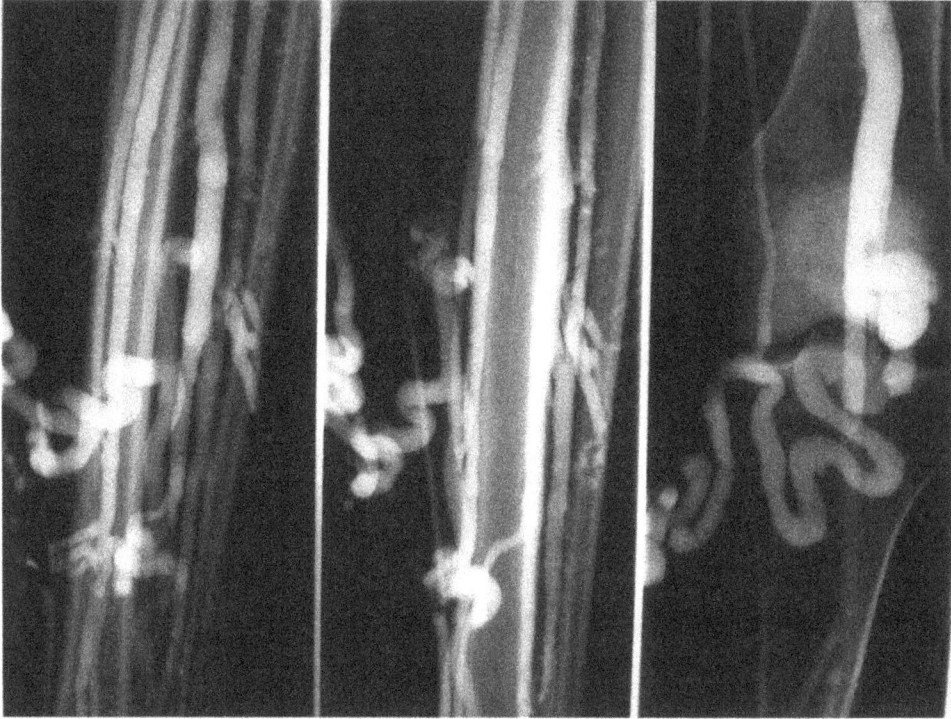

Abb. 11-6: Kniekehlenperforansvene.

ren Querschnitt nicht erreichbar. Um sich einen klaren Überblick über das Mündungsverhältnis zu verschaffen, muß ein s-förmiger Längsschnitt in der Kniekehle durchgeführt werden. Wie im Anatomieanteil hingewiesen, muß besondere Rücksicht auf den in diesem Bereich laufenden N. peronaeus und weiter tiefer auf den N. tibialis genommen werden. Um Rezidive zu vermeiden, muß auch hier so mündungsnah wie möglich operiert werden.

Auch diese Operation erfolgt in Bauchlage. Meist ist eine Stripping-Operation der folgenden Varizen nicht möglich, es muß eine Miniexhairese, vor allem der in der Kniekehle gelegenen Varize, vorgenommen werden.

11.6 Operation der Vv. perforantes

An einer unteren Extremität existieren ca. 120 Vv. perforantes (s. Abschn. 2.2.3). Ihre Aufgabe ist es, zusätzlich zur Funktion der Magna und Parva Blut aus dem epifaszialen System ins tiefe Leitvenensystem abzusaugen. Dies geschieht durch die Klappenrichtung und die Muskelpumpe. Nicht alle Perforansvenen werden insuffizient.

Klinisch relevante Perforansvenen sind meist mit Eigennamen ihrer Erstbeschreiber belegt. 90 % aller Perforansvenen kommen auf der Medialseite vor.

Vor allem den Perforansvenen im Bereich des mittleren und distalen Unterschenkels wurde in früherer Zeit große klinische Bedeutung bei der Entstehung der primären Varikosis und der chronischen Veneninsuffizienz beigemessen.

Bei der antegraden Phlebographie waren Perforansvenen die ersten, durch die das Kontrastmittel von innen nach außen ausgetreten ist. Dies könnte erklären, warum die Venen immer mit dem Ulcus cruris in Verbindung gebracht werden.

Wie weitere Untersuchungen zeigten, ist die Faszienlücke häufig größer als die durchtretende Perforansvene. Daraus wird der Schluß gezogen, daß zwischen der Größe der Faszienlücke und der Insuffizienz von Perforansvene nicht unbedingt ein Zusammenhang besteht, und eine Faszienlücke nach Perforansligatur nicht vernäht werden muß. Wie bekannt, gibt es einige Faszienlücken im Bereich des Unterschenkels, auch ohne Durchtritt von Perforansvenen.

Mit den Möglichkeiten der Phlebodynamometrie wurde klar, daß bei der Entstehung eines Ulcus cruris bei primärer Varikosis den Perforansvenen nur selten eine wichtige Bedeutung zukommt. Entscheidend ist der „blow down", also die Crosseninsuffizienz der Magna oder Parva.

Bei der Operation dieser beiden Gefäße sollten natürlich, wie schon erwähnt, größere insuffiziente Perforansvenen mit entfernt werden. Die präoperative Diagnostik mittels Palpation, Dopplersonographie, Duplex-Sonographie und Phlebographie hilft, insuffiziente Perforansvenen aufzusuchen. Die früher häufig zitierte Lokalisation der Cockett-Perforansvenen I-III mit genauer Zentimeterangabe von der Fußsohle aus ist nach Staubesand und Fischer nicht mehr haltbar.

Verschiedene Wege wurden beschrieben, die insuffizienten Perforansvenen zu unterbinden. Die wichtigsten, Cockett-Venen, liegen, wie im Anatomieteil beschrieben, nicht in direktem Zugang zur Magna, sondern im Bereich der hinteren Bogenvene, der Linton-Linie.

Hierin besteht auch der Operationsvorschlag von Linton, der eine Längsinzision auf der medialen und lateralen Seite des Unterschenkels mit Durchtrennung der Faszie in fast der gesamten Unterschenkellänge vorsieht. Dadurch hatte man einen optimalen Zugang zu den insuffizienten Perforansvenen. Neben den heute nicht mehr zumutbaren Narben kam es auch zu Wundheilungsstörungen im Bereich der chronischen Veneninsuffizienz. Ein anderer Weg ist der direkte Zugang mit Ligatur insuffizienter Perforansvenen.

11.6.1 Selektive Unterbindung der Vv. perforantes

Direkt in die Magna oder Parva einmündende Perforansvenen werden durch das Stripping abgerissen. Sie müssen nicht mehr getrennt angegangen werden. Handelt es sich um eine inkomplette Stammvarikosis, z.B. ausgehend von einer *Dodd-Perforansvene* im Oberschenkelbereich, so ist diese Vene der obere Insuffizienzpunkt.

Hier befindet sich der oberste Schnittpunkt, die Vene muß selektiv angegangen und, wenn möglich subfaszial, an der V. femoralis, ligiert werden (Abb. 11-7). Danach erfolgt Stripping der V. saphena magna bis zum distalen Insuffizienzpunkt.

Vor allem im Bereich des Unterschenkels sind die Meinungen über die selektive operative Unterbindung der Perforansvenen verschieden. Folgende Methoden werden empfohlen:

Subfasziale Ligatur (Abb. 11-7)
Oberhalb der lokalisierten Perforansvene wird möglichst ein Längsschnitt gelegt. Freipräparieren der Perforansvene bis zur Einmündung in die tiefe Vene, wobei einige dieser Venen transmuskulär verlaufen. Setzen der Naht an der tiefen Vene. Anschließend wird der Fasziendefekt verschlossen und gleichzeitig die ektatischen epifaszialen Venen entfernt. Hautnaht. Es handelt sich hierbei um eine sehr radikales Vorgehen.

Komplikation: Lange bestehende Schmerzen durch Muskeltraumatisierung. Einengung der tiefen Leitvenen durch zu starken Zug nach außen und zu tiefer Sitz der Ligatur (Abb. 11-8).

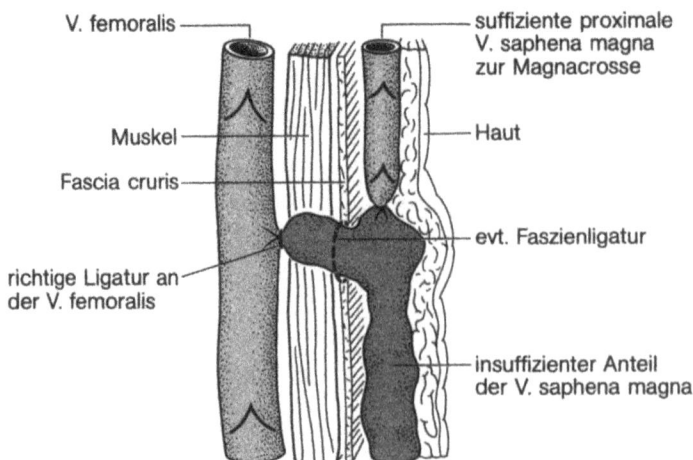

Abb. 11-7: Richtige Ligatur bei inkompletter Stammvarikose (z.B. Dodd-Perforansvenen-insuffizienz).

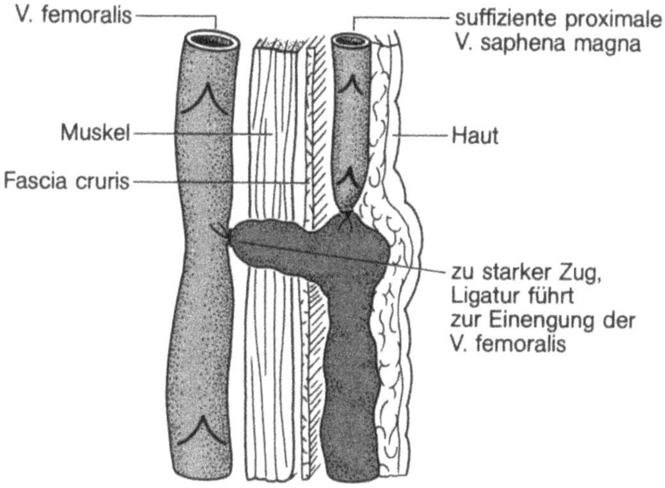

Abb. 11-8: Komplikationen bei Unterbindung von Perforansvenen. Herausziehen der Perforansvene, zu tiefe Ligatur und damit Einengung der tiefen Leitvene.

Häkchenmethode nach Bassi

Die Haut wird nach Aufsuchen der Perforansvene mittels einer Stichinzision eröffnet. Ein kleiner, seitlich gebogener stumpfer Haken wird in die Wunde eingeführt und damit die Perforansvene geangelt. Sie wird durch die Inzision nach außen gezogen und dort mit einer Kocherklemme abgerissen. Ein Faszienverschluß erfolgt nicht (Abb. 11-9).

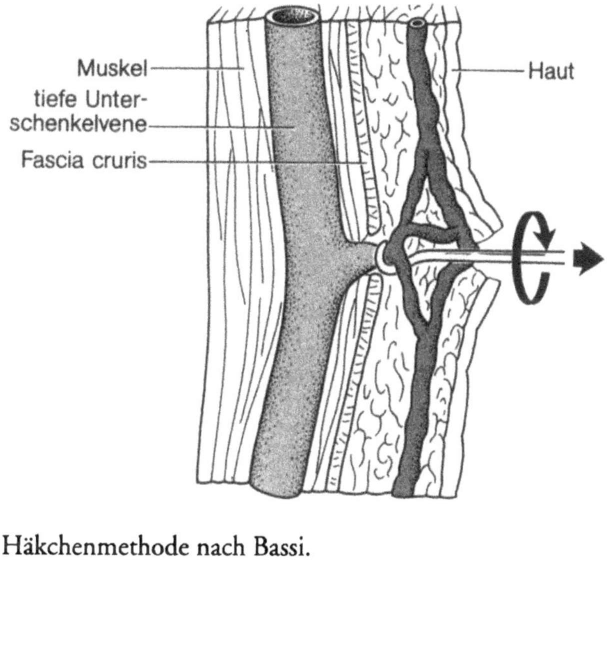

Abb. 11-9: Häkchenmethode nach Bassi.

Komplikationen: Nachblutung, daher unbedingt Kompressionsverband anlegen. Rezidiv, wenn nicht alle Teile der manchmal geteilten Perforansvene entfernt werden.

Diszisionsmethode mit dem Klapp-Messer

Durch eine kleine Hautinzision wird mit einem kleinen spitzen Messer die vermutete Perforansvene durchtrennt (Abb. 11-10). Im Anschluß daran muß die Durchtrennungsstelle komprimiert werden. Auch hier erfolgt kein Faszienverschluß.

Methode mit der Kocherklemme

Ähnlich wie bei der Häkchenmethode wird hier direkt mit einer kleinen Kocherklemme die insuffiziente Perforansvene gefaßt und durch die Hautinzision herausgezogen. Es erfolgt Nachfassen mit der Kocherklemme und schließlich Abreißen der insuffizienten Perforansvene.

Komplikationen: Blutungsgefahr, daher unbedingt Kompressionsverband anlegen.

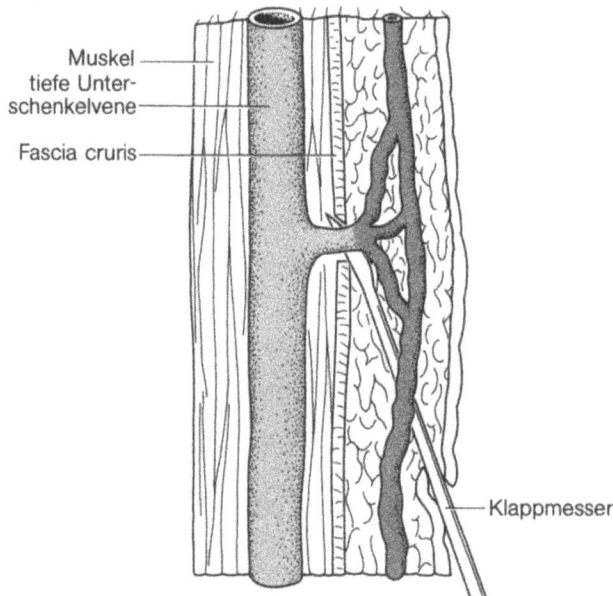

Abb. 11-10: Diszisionsmethode mit dem Klapp-Messer.

11.6.2 Endoskopische Verfahren (Abb. 11-11)

Mit dieser Methode nach Hauer, Fischer und Sattler sind neue Möglichkeiten zur Behandlung hartnäckiger Perforansinsuffizienzvenen, vorwiegend am Unterschenkel, eröffnet worden.

Die Unterschenkelfaszie läßt sich im Bereich der Linton-Linie und damit im Areal der Cockett-Perforansvenen leicht mit einem stumpfen Gegenstand mobilisieren. Dies muß nach Möglichkeit in Blutsperre vorgenommen werden.

Von einem Schnitt an der proximalen Unterschenkelinnenseite wird das Endoskop subfaszial vorgeschoben. Die Cockett-Perforansvenen sieht man meist als querverlaufende Gefäße, die in gleicher Sitzung durchtrennt, bzw. koaguliert werden können. Die Cockett I-Perforansvene ist mit dieser Methode nur selten zu erreichen.

Komplikationen: Blutungen in den Subfaszialraum können auftreten, die aber mittels guter Kompression beherrscht werden. Cave: Durchtrennung von Arterien und Nervenläsionen. Kompartmentsyndrom.

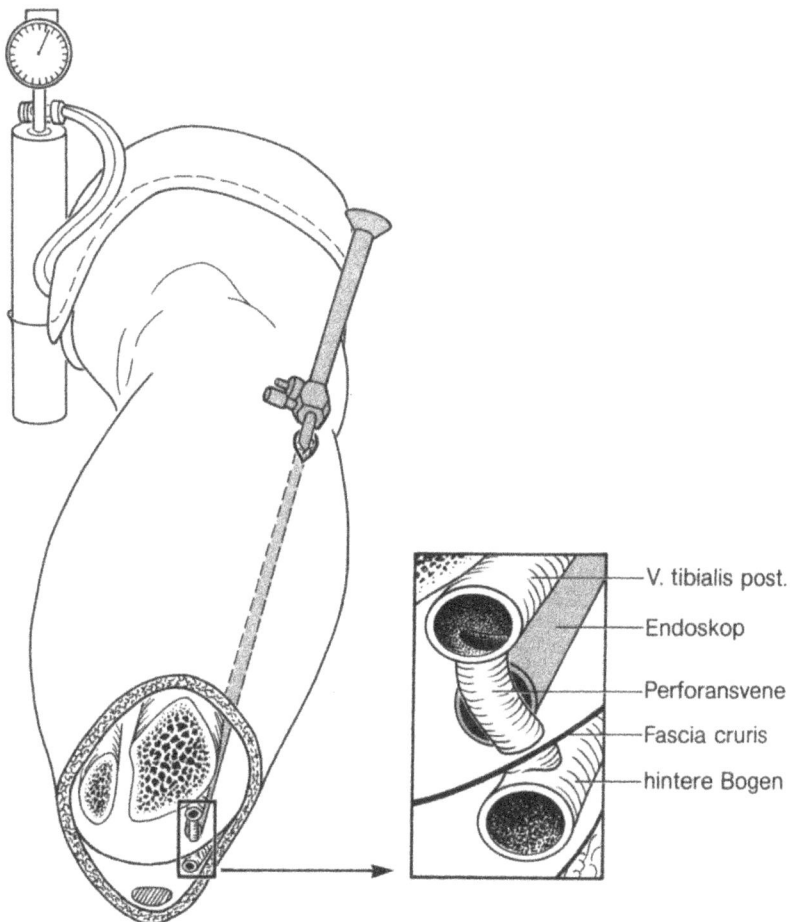

Abb. 11-11

11.6.3 Paratibiale Fasziotomie nach Hach (Abb. 11-12)

Diese von *Hach* 1985 beschriebene Technik ist vorwiegend bei therapieresistentem Ulcus postthromboticum indiziert. Das Ulcus sollte nicht von einem arthrogenen Stauungssyndrom, d.h. von der Versteifung des oberen Sprunggelenkes und damit Ausfall der wichtigen Sprunggelenkspumpe begleitet sein.

Operationsprinzip: Operationen in indurativ veränderter Haut der Linton-Linie führen zu Wundheilungsstörungen. Aus diesem Grunde wird vom Schnitt proximal der Induration oder maximal handbreit unterhalb des Knies eine lange Schere eingeführt. Mit diesem Instrument wird die verhärtete Fascia cruris entlang der Linton-Linie gespalten und gleichzeitig die dort befindlichen Cockett-Perforansvenen durchtrennt. Eine schwallartige Blutung sollte nicht zu Nervosität führen, sie gehört dazu. Nach Wundverschluß erfolgt der Kompressionsverband.

Die Spaltung der Faszie soll die Kommunizierung der extrafaszialen und intrafaszialen Gewebsräume fördern und damit zur besseren Arterialisierung und günstigerem Lymphabfluß führen. Sollten perfekt ausgeführte, konservative Methoden nicht zur Abheilung eines Ulcus postthromboticum führen, ist die paratibiale Fasziotomie während eines stationären Aufenthaltes indiziert.

Mit Sicherheit werden bei einer Varizenoperation einzelne kleine insuffiziente Perforansvenen übersehen. Sie sind hämodynamisch von untergeordneter Bedeutung und können sich bei Normalisierung des Venendrucks zurückbilden. Auch die Verödung hat ihren Platz in der Behandlung insuffizienter kleinerer Perforansvenen.

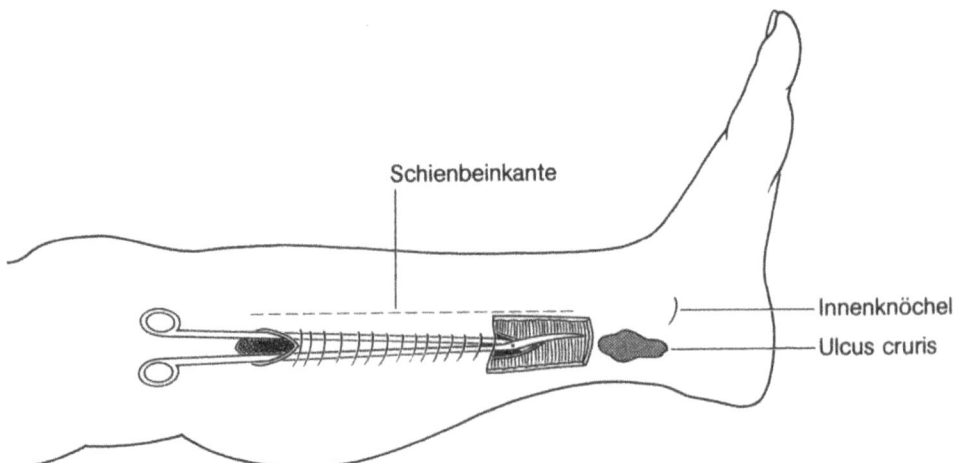

Abb. 11-12

11.6.4. Operative Behandlung von therapieresistenten, großflächigen Ulcerationen am distalen Unterschenkel

Die Behandlung großflächiger „Gamaschenulcera" bereitet allgemeine Schwierigkeiten. In neuerer Zeit werden von Hach und Schmeller neuere Verfahren zur Behandlung dieser hartnäckigen Ulcerationen vorgestellt. Sinnvoll ist diese Therapie, wenn nach ca. 12monatiger optimaler Behandlung keine Heilungstendenz erkennbar ist oder Abheilung erzielt wurde.

Folgende Verfahren wurden vorgestellt:

1. Methode nach Hach

a) Laterale Muskeltranspositionsplastik
Ausschneiden des Geschwürs nach dem Homans'schen Prinzip bis in den gesunden Bereich. Danach Resektion der Faszia cruris mit Eröffnung der Kompartimente des M. extensor digitorum longus und des M. peronaeus longus. Die beiden Muskeln werden aus der Loge herausluxiert und über dem Wadenbein durch Knopfnähte miteinander adaptiert. So soll der normal durchblutete Muskel am Wundgrund optimale Voraussetzungen für die Annahme eines freien Transplantats bilden.

b) Kurale Faszieektomie
Eröffnung der dorsalen Kompartimente und ggf. eine Muskeltranspositionsplastik sollen auch hier eine Möglichkeit für gute Aussicht auf dauerhafte Heilung bieten. Es handelt sich dabei aber um einen großen Eingriff mit länger dauerndem stationären Aufenthalt.

2. Methode nach Schmeller

Bei diesem Verfahren wird das Ulcus und die umgebende Dermatoliposklerose mit dem Schink Handdermatom tangential in dünnen Schichten bis in die tiefe Subcutis entfernt. Die Faszie wird dabei allerdings nicht eröffnet. Die Defektdeckung erfolgt in derselben Sitzung mit vom Oberschenkel entnommener und 1/3 gemashter Spalthaut von 0,4–0,7 mm Dicke. Aufgrund der Meinung von Schmeller sind für das Auftreten und die Persistenz venöser Ulcera nur die epifaszial gelegenen Veränderungen an Dermis und Subcutis maßgebend.

11.7   Spezielle technische Verfahren

Zunehmende Spezialisierung und indikationsgerechte Anwendung operativer Methoden haben dazu geführt, auch große Varizenkonvolute durch kleine und wenige Inzisionen zu entfernen. Unerläßlich ist die Sanierung der Insuffizienzpunkte, vorwiegend der Crossen. Vor allem in der Schweiz, wo offenbar der große Eingriff vorwiegend von Chirurgen und die kleineren „mikrochirurgischen" Operationen von Dermatologen vorgenommen werden, hat sich diese Kombination ergeben. Die „zeitraubende" Mikrochirurgie, d. h. Entfernung von Seitenästen durch 2–5 mm große Inzisionen, ist in Deutschland nur bei „Privatpatienten" kostendeckend.

11.7.1   Operation in Blutsperre

Wie in Abschnitt 11.6.2 gezeigt, findet die Blutsperre auch in der Venenchirurgie ihre Anwendung.

Einige Operateure legen nach Crossektomie und vor dem Varizenstripping eine Blutsperre an.

Nun gelingt es, ohne Blutverlust bei gleichzeitig guter chirurgischer Übersichtlichkeit, Seitenäste und Perforansvenen zu entfernen. Als Blutsperre dienen die üblichen Manschetten oder die von *Lundquist* vorgestellten *Rollmanschetten*.

11.7.2 Operation am elevierten Bein

Wir bevorzugen die Operation am elevierten Bein mit optimalem Zugang. Die Druckverhältnisse im venösen System werden erniedrigt, so daß kaum Blutungen entstehen. Eine Kopftieflage unterstützt diese Methode vor allem bei Operationen von Seitenästen am proximalen Oberschenkel. Dazu haben wir eine Aufhängevorrichtung entwickelt. Über ein Rollensystem kann ein Seil mit einem Ring von der Decke herabgelassen werden. An diesen Ring wird ein steriler „Fleischerhaken" gehängt, an diesen wiederum die mittels einer sterilen Binde fixierte Ferse befestigt.

Operatives Vorgehen: Zunächst Durchführung der Crossektomie und Einführen des Strippers von proximal nach distal wie beschrieben. Danach Wundverschluß im Bereich der Leiste. Anschließend wird das Bein „hochgehängt".

Jetzt erfolgt Stripping der Vene und Exhairese der Seitenäste. Nach Wundverschluß kann der Kompressionsverband ohne zusätzliche Helfer angelegt werden.

Diese Methode spart Zeit und bringt gute Übersichtlichkeit des OP-Gebietes. Sie hilft, viele Schnitte zu vermeiden.

Nachteil: Bei Wirbelsäulenschäden ist die Elevation eingeschränkt.

11.7.3 Kosmetische Schnittführung, Mikrochirurgie

Die modernen Phlebologie hat sich der kosmetischen Schnittführung längst bedient. Maximal bis zu 1 cm lange, längs verlaufende Schnitte, selten mehr als 6 an der Zahl, gewährleisten ein kosmetisch gutes Ergebnis. Dies kann dann erfolgen, wenn der Hauptinsuffizienzpunkt beseitigt worden ist.

Retikuläre Varizen lassen sich durch zwei Methoden entfernen:

Verödungstherapie bzw. Phlebektomie oder „Minichirurgie".

Die *Phlebektomie* wurde schon in den 50er Jahren von R. Muller beschrieben. Viele Chirurgen und Dermatologen wenden dieses Verfahren in speziellen Fällen an.

Operatives Vorgehen: In Lokalanästhesie oder in dem schon zur Crossektomie und Stripping angewandten Anästhesieverfahren werden 1 bis 4 mm große Inzisionen mit dem 11er Skalpell vorgenommen. Dann holt man mit dem Häkchen die Vene durch die Inzision heraus (Abb. 11-13) und faßt sie mit einer Moskitoklemme. So kann man durch Hin- und Herbewegen in manchen Fällen bis zu 10 cm lange Venensegmente herausziehen. Der Wundverschluß erfolgt mittels Klebestreifen. Falls die Op. in Lokalanästhesie vorgenommen wurde, besteht postoperativ sofort Mobilisierbarkeit.

Komplikationen: Selten kann es zu leichten Hypästhesien kommen, kleine Blutergüsse werden schnell resorbiert. Auch Lymphbahnfisteln sind möglich. Die Methode ist aufwendiger als die Verödung, bringt aber gute kosmetische Ergebnisse. Die Abrechnung dieses doch zeitaufwendigen Verfahrens mit den Krankenkassen läßt sehr zu wünschen übrig.

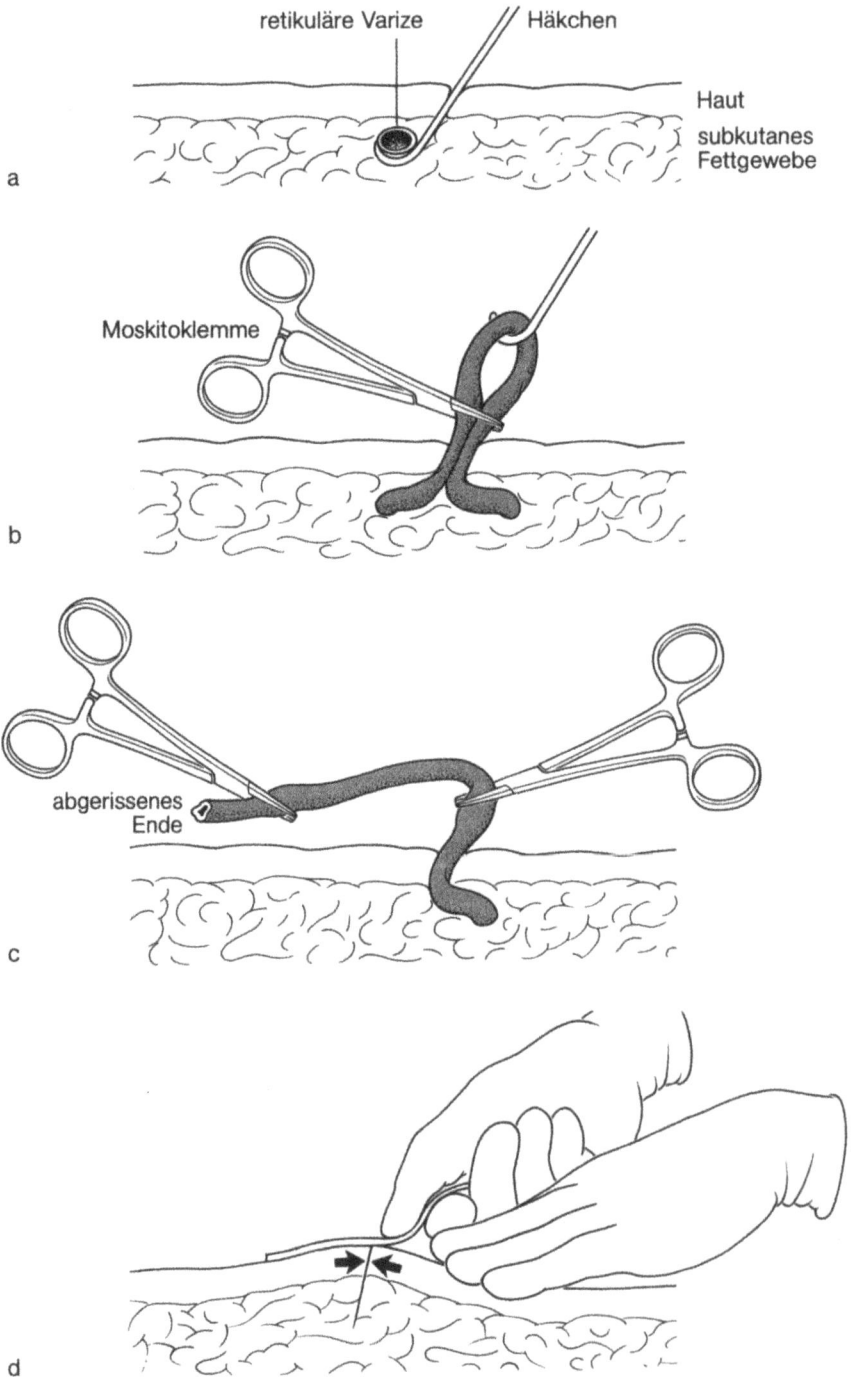

Abb. 11-13: Einzelne Phasen der Phlebektomie. **a:** Aufsuchen der Varize mit dem Häkchen nach kleinstem Hautschnitt. **b:** Anklemmen. **c:** Herauspräparation bis zum Abriß der Vene. **d:** Klebeverschluß der Wunde mittels Operationsfolien.

11.8 Anästhesieverfahren bei Varizenoperationen

Verschiedene Verfahren stehen hier zur Auswahl und sollen nur am Rande erwähnt werden. Insgesamt ist das Anästhesieverfahren abhängig:

- vom **Ort** der Operation: ambulant oder stationär
- von der **Art** der Operation: Crossektomie der *Magna*:
  - mit Stripping
  - mit Stripping und Seitenastexhairese

  Crossektomie der *Parva*:
  - mit Stripping
  - mit Stripping und Seitenastexhairese
- vom Patienten: Alter, Risikofaktoren etc., Wohnort, Entfernung zur Praxis oder zum Krankenhaus

Als Anästhesieverfahren selbst kommen in Frage:

Lokalanästhesie, Spinal- und *Periduralanästhesie, Intubationsnarkose, Larynxmaske* sowie die *Tumeszenz-Lokalanästhesie (TLA), Femoralis-Blockade.*

Welches Verfahren zu bevorzugen ist, hängt vom Einzelfall ab.

In Lokalanästhesie lassen sich vorwiegend Exhairesen sowie Krossektomien wegen der geringen Menge des benötigen Lokalanästhetikums durchführen. In Tumeszenz-Lokalanästhesie lassen sich letztlich die gesamte Varizenchirurgie durchführen, unserer Meinung nach muß die Lokalanästhesiekonzentration jedoch erhöht werden. Zur Verabreichung dieser Lokalanästhesie ist ein erhöhter Zeitaufwand notwendig.

Vorteile dieser Lokalanästhesie:

Frühmobilisierung und postoperative Schmerzlosigkeit.

11.9 Rezidive

Postoperative Rezidive entstehen hauptsächlich über eine nicht lege artis sanierte Crosse. Dabei handelt es sich um ein „Pseudorezidiv", denn die Ursache, d.h. der Obere Insuffizienzpunkt der Varikosis ist nicht komplett beseitigt worden.

Das Auftreten von Varizen nach operativem Eingriff und Verödungsbehandlung ist aufgrund der Chronizität des Leidens zu erwarten. Hierauf sollte bei jedem Aufklärungsgespräch hingewiesen werden.

So können: Besenreiservarizen
                     Retikuläre und geschlängelte Varizen
                     Perforansvenen (inkomplette Stammvarizen)
erneut auftreten.

Nach Magna-Op kann auch, unabhängig davon, eine Parva-Varikosis entstehen.

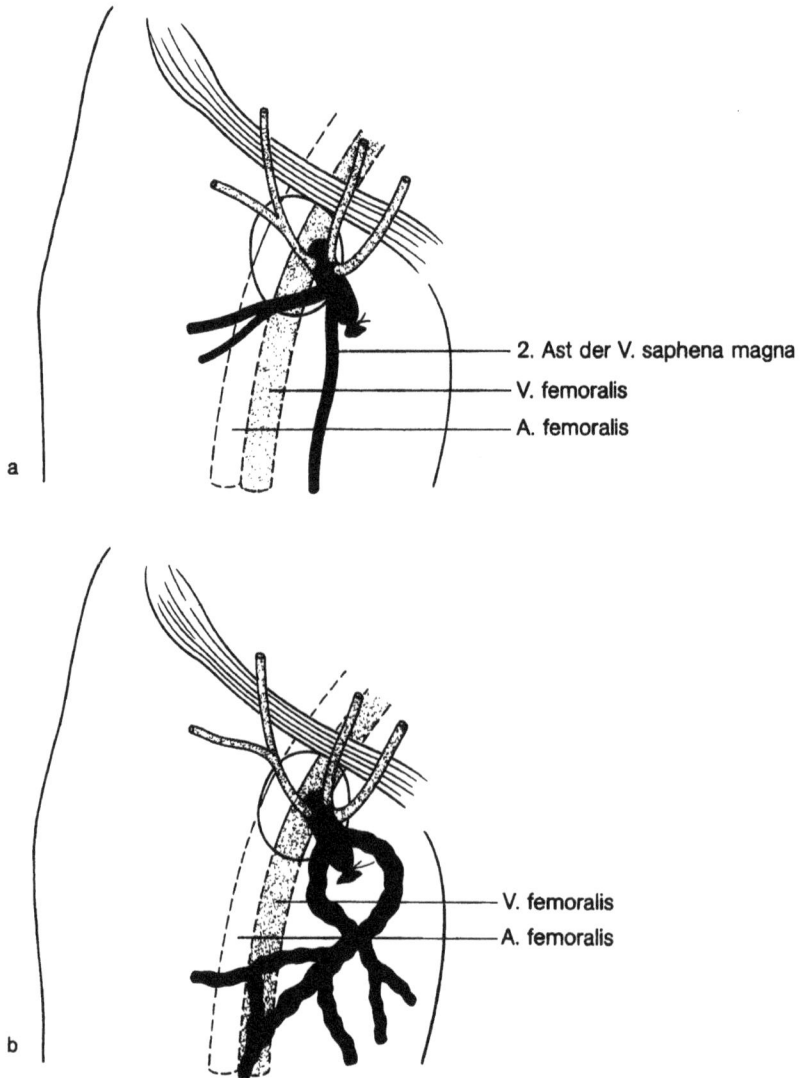

Abb. 11-14: Verschiedene Arten der „Rezidivvarikosis". **a:** bei unvollständiger Crossektomie
und belassenem zweiten Magna-Stamm, **b:** bei unvollständiger Crossektomie
ohne V. saphena magna.

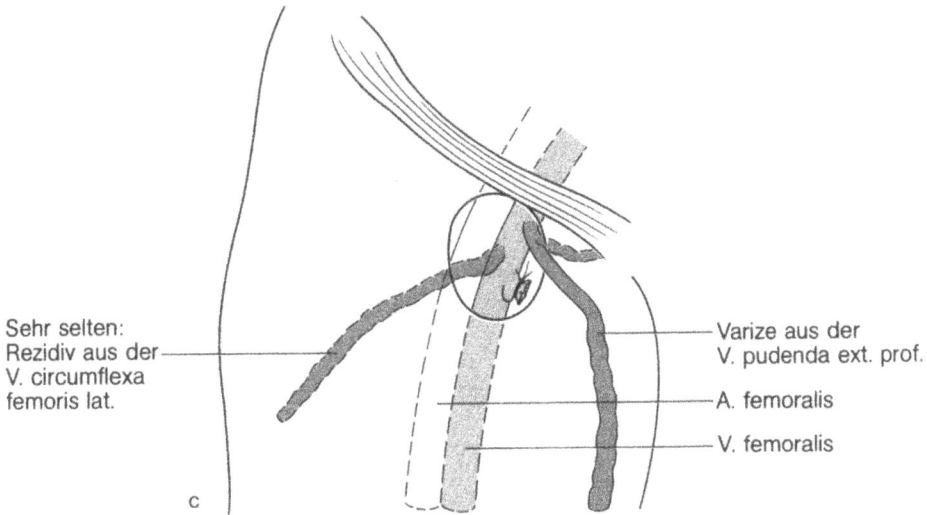

Abb. 11-14c: Verschiedene Arten der „Rezidivvarikosis". Über V. pudenda externa profunda oder dem lat. Ast der V. circumflexa fem. lat.

Kleinere Rezidivvarizen entstehen gelegentlich bald nach der Operation und sollten verödet werden.

Liegt eine Femoralveneninsuffizienz vor, so ist das Rezidiv über Perforansveneninsuffizienzen am Oberschenkel vorprogrammiert.

Ein Pseudorezidiv und das Auftreten von Beschwerden ist oft schon kurz nach dem vorangegangenen operativen Eingriff registrierbar. Hierbei ist die Ligatur im Crossen-Bereich der Magna oder Parva nicht weit genug proximal gelegt worden. Über Pseudorezidive informiert Abbildung 11-14. Über die Gefäße des Venensterns, die sich zu riesigen Konvoluten erweitern können, erhalten periphere Venen Anschluß an die verbliebene Crosse.

Für den Operateur gilt: Je weiter entfernt der Schnitt von der Leiste ist, um so einfacher ist die „Rezidivoperation".

Proximale Ligaturen führen zu sehr kleinkalibrigen Varizen in der Crosse, zusätzliche Vernarbungen komplizieren die Operation wesentlich.

Postoperative Rezidive sollten behandelt werden durch

• Verödung: Bei hoher Ligatur und sehr kleinkalibriger Vene im Crossen-Bereich (Duplex kontrolliert).
• Operation: Bei großkalibrigen Venen (meist bei distaler Ligatur), z. B. stehengebliebene V. saphena magna, V. saphena accessoria medialis oder lateralis.

Besonders schwierig wird die Operation, falls eine direkt in die V. femoralis einmündende Begleitvene (Abb. 5, Anatomie) das Pseudorezidiv verursacht.

Operatives Vorgehen: Die stärksten Vernarbungen gibt es distal der Crossenregion.
Deshalb empfehlen wir:

- Schnitt oberhalb der Leiste,
- Präparation bis zur V. femoralis proximal der Crosse (am Leistenband),
- Präparation entlang der V. femoralis nach distal,
- Versuch der doppelten Ligatur der verbliebenen Crosse unter Einschluß der
  Seitenäste,
- Stripping nur, wenn keine wesentlichen Vernarbungen vorhanden sind und der
  Stripper ohne Schwierigkeit von proximal nach distal vorgeschoben werden kann,
- Exhairese bei wenig subkutaner Vernarbung,
- intensive Nachverödung der restlichen Varizen.

Komplikationen:

- Verletzung von Lymphbahnen führt zu
- Lymphzystenbildung,
- sekundärem Lymphödem.
- Verletzung der V. femoralis superficialis führt zu
- erhöhtem Phlebothrombose-Risiko
- Einengung der tiefen Venen durch Naht, dadurch Abflußhindernis, hämodyna-
  misch wie postthrombotisches Syndrom.
- Verletzung von A. femoralis oder N. femoralis (sehr selten).

Die Entscheidung zur Rezidivoperation hat eine klare Diagnostik und eine umfassende Aufklärung des Patienten zur Voraussetzung. Sie muß gegen die Komplikationsmöglichkeiten abgewogen werden. Der Erfolg einer alleinigen Verödungsbehandlung sollte Berücksichtigung finden.

Auch nach optimal durchgeführter Crossektomie gibt es Rezidive aus der Crosse.
Jeder Operateur wird solche Fälle haben.

11.10 Operation bei postthrombotischem Syndrom (PTS)

Crossektomie und Stripping-Operation sind nach einer abgelaufenen Thrombose des
tiefen Leitvenensystems weder möglich noch sinnvoll. Die Thrombose hat das
Leitvenensystem zerstört. Auch nach Rekanalisierung werden die Klappen meist
nicht mehr funktionstüchtig.

Pathophysiologisch findet dies seinen Ausdruck in fehlender Druckreduktion bei Belastung (siehe Phlebodynamometrie).

Bei einigen Patienten mit PTS bleibt das Klappensystem funktionell wirksam, weil

- eine leichte Phlebothrombose vorliegt (gilt vor allem für den Unterschenkel),
- eine Lyse oder Thrombektomie durchgeführt wurde,
- eine gute spontane Rekanalisation erfolgte.

Die bei der Thrombose als Umgehungskreislauf fungierende V. saphena magna ist hierdurch erweitert, oder war schon varikös verändert.

Wenn nach Rekanalisierung das tiefe Leitvenensystem wieder durchgängig ist, kann eine relativ gute Klappenfunktion resultieren.

Die Diagnostik muß hierbei mittels Preßphlebographie und Phlebodynamometrie erfolgen. Durch letzteres Verfahren ist der Wert des operativen Eingriffs bei PTS im voraus zu klären.

Einen Anhaltspunkt, ob operiert werden sollte oder nicht, ergeben Ausgangsdruck und Druckreduktion.

Beispiel: Ausgangsdruck: 70 mmHg
                 Druckreduktion: bis 20 mmHg – keine Op., da Risiken zu hoch
                                          über 20 mmHg – Op. wie bei primärer Varikosis, ggf.
                                                                   nur Crossektomie

Da eine Druckreduktion bis zu physiologischen Werten meist nicht zu erzielen ist, müssen Kompressionskniestrümpfe der Klasse II (Dauernachbehandlung) verordnet werden (s. Abschn. 5.6, Periphere Venendruckmessung – Phlebodynamometrie).

11.11 Ambulante Varizenchirurgie

In der Klinik werden Patienten aller Altersstufen mit unterschiedlichsten Risikofaktoren behandelt. Die ambulante Varizenchirurgie hängt hingegen im wesentlichen von der qualifizierten Vorauswahl der Patienten ab.

Durch dieses ausgesuchte Patientenkollektiv läßt sich die übliche Risikorate noch vermindern. Die fehlende postoperative Überwachung läßt das Gesamtrisiko etwas ansteigen. Grundlage aller varizenchirurgischen Eingriffe, auch im ambulanten Bereich, ist die eingehende Diagnostik.

Die ambulante Varizenchirurgie kann in:

Lokalanästhesie, Leitungsanästhesie, Intubationsnarkose und *Larynxmaske* vorgenommen werden.

Das jeweilige Verfahren hängt vom Einzelfall ab. Bei uns selbst hat sich die Operation in Larynxmaske unter Aufsicht eines Anästhesisten bewährt.

Die Crossektomie der Magna und Parva mit Stripping-Operation und Seitenastexhairese führen wir ambulant vorzugsweise an jüngeren, möglichst schlanken Patienten durch, die keine internistischen Risikofaktoren aufzeigen. Wir operieren in einer Sitzung eine Extremität. Dadurch sind die Patienten schnell zu mobilisieren. Die Operationszeit sollte unter 1 Stunde liegen, da sonst das Thromboserisiko steigt. Postoperativ muß die häusliche Nachsorge gewährleistet sein. Der Patient sollte unter keinen Umständen den Rest des Operationstages und der darauffolgenden Nacht allein verbringen und in Nähe von Krankenhaus oder Praxis wohnen.

Die ambulante Operation läuft folgendermaßen ab: Nach Diagnostik und Patientenwahl sowie Untersuchung auf Narkosefähigkeit (Hausarzt) erfolgt eine Woche vor der Operation die Vorstellung beim Anästhesisten.

Nach der Operation bleibt der Patient für ca. 3–6 Stunden zur Überwachung in der Praxis. Vor Entlassung legen wir einen Kompressionsklebeverband an, der ca. 5 Tage bleibt.

5 Tage nach der Operation erfolgt Kontrolle durch den Operateur, der Klebeverband wird abgenommen, anschließend trägt der Patient für 4–6 Wochen einen Kompressionsstrumpf der Klasse II. Restliche Verödungsbehandlung wird ebenfalls an diesem Tag vorgenommen. Der Abschluß der Behandlung ist meist nach 4–8 Wochen erreicht.

Komplikationen: Wegen der sorgfältigen Auswahl der Patienten kommt es ganz selten zu Komplikationen. Im Vergleich zur stationären Gruppe sind die ambulanten Patienten schneller fit, dies liegt natürlich an der besonderen Auswahl dieser meist jüngeren und schlankeren Patienten. Eine postoperative Heparinisierung (NMH) führen wir für 5 Tage durch.

Eine mögliche Nachblutung aus der A. pudenda zeigt sich meist innerhalb der ersten 5 Stunden postoperativ.

12. Pharmakotherapie: Diuretika, venenkontrahierende Pharmaka, Ödemprotektiva

W. Felix

Der venöse Abfluß aus den Beinen kann beeinträchtigt werden durch

- ein meist umschriebenes *mechanisches Hindernis*, etwa eine Thrombose in größeren Venen, aber auch eine *Schwangerschaft*,
- *insuffiziente Venenklappen*.

Beides kann kombiniert sein. Im ersten Fall ist der Abfluß ständig durch Einengung behindert, im zweiten Fall kann das Blut an sich ungehindert abfließen. Wie im Kapitel über die Physiologie der Venen dargelegt, reicht im ersten Fall die Kraft der Muskel-Gelenk-Pumpe nicht aus, weil das Blut gegen ein mechanisches Hindernis bewegt werden muß. Im zweiten Fall wird das Blut an sich gut weitergepumpt, da aber keine oder zu wenig funktionstüchtige Klappen vorhanden sind, die das Blut während der Erschlaffung der Beinmuskeln abfangen würden, ist der Wirkungsgrad der Pumpe eingeschränkt. Ein gestörter Abfluß beeinträchtigt die beiden *Hauptfunktionen* des Venensystems:

- Gewährleistung des niedrigen peripheren Venendruckes
- Verminderung des herzwärts gerichteten Blutstromes.

Auch die Aufgabe der Hautvenen, nämlich die *Temperaturregulation*, wird nur noch unzureichend erfüllt.

Gelingt es nicht, die Ursache einer Abflußstörung gleich zu Beginn ihres Auftretens zu beheben, etwa durch Lyse einer frischen Thrombose oder durch gefäßchirurgische Eingriffe, dann beginnt die Venenkrankheit chronisch zu werden. Spontan kann sie sich nun nicht mehr zurückbilden. Nach und nach stellen sich die sekundären Folgen ein. Charakteristisch für die Venenkrankheit ist also ihr chronischer Verlauf.

Die Therapie erfolgt zunächst vorwiegend konservativ und symptomatisch. Das Fortschreiten des Leidens soll nach Möglichkeit gestoppt, die Folgen müssen gelindert werden. Die drei Gruppen von Pharmaka, *venenkontrahierende Substanzen*, *Ödemprotektiva* und *Diuretika*, können hierbei hilfreich sein, wenn sie richtig angewandt werden. Die medikamentöse Therapie richtet sich gegen die Folgen, nicht gegen die Ursachen der Venenkrankheit. Mit ihr wird keine Varize zum Verschwinden gebracht. Dennoch kann sie in leichten Fällen ausreichen, in mittleren und schwereren unterstützt sie die anderen therapeutischen Maßnahmen.

Bevor auf die Wirkungsweise der Pharmaka eingegangen wird, seien die pathophysiologischen Mechanismen kurz skizziert, gegen welche die Pharmaka gerichtet sind.

12.1 Latentes und manifestes Ödem

Im Frühstadium venöser Abflußstörungen ist die Struktur von Venen und Gewebe noch ganz normal. Nur der Druck in den Venen und, retrograd fortgepflanzt, der in der Endstrombahn sind ständig oder intermittierend zu hoch. Der *Kapillardruck* und mit ihm der *Filtrationsdruck* steigen. Solange diese höher sind als die *hydrostatischen interstitiellen Drücke*, strömt mehr Flüssigkeit in das Gewebe ein, als aus ihm forttransportiert wird. Bei erhöhten intravasalen und interstitiellen Drücken und bei gleichzeitig erhöhtem Wassergehalt des Gewebes stellt sich schließlich ein neues Fließgleichgewicht ein. Ab wann ein erhöhter Wassergehalt im Gewebe Ödem zu nennen ist, bleibt dem Urteil und der Erfahrung des Arztes überlassen. Jedenfalls hat es sich als nützlich erwiesen, bei den Ödemen zu differenzieren: Das latente oder *reversible Ödem* bildet sich während der Nachtruhe zurück, das manifeste oder *irreversible* dagegen nicht. Wenn des Nachts bzw. bei horizontaler Lage die intravasalen Drücke wieder sinken, fließt die Flüssigkeit ab. Das reversible Ödem, das sich tagsüber bildet, wird nachts mehr oder weniger vollständig wieder ausgeschwemmt. Dieses hämodynamisch oder orthostatisch entstehende Ödem ist dadurch gekennzeichnet, daß es eine *eiweißarme Flüssigkeit* enthält.

In dem abflußgestörten Gebiet leidet im Lauf der Zeit die nutritive Durchblutung. Das führt zu morphologischen Veränderungen am Endothel wie auch an anderen Strukturen. Durch den chronischen Sauerstoffmangel sinkt der pH, das Gewebe „versumpft" (Fischer). Die Stützelemente werden vermehrt durch lysosomale Proteasen (Lysenzyme) abgebaut. Diese Vorgänge führen zu krankhaften Veränderungen vor allem in der Haut und zu subjektiven Beschwerden. Das Endothel ist für Makromoleküle durchlässig geworden. Wenn die Lymphe mit deren Abtransport nicht mehr nachkommt, bildet sich ein eiweißreiches Ödem, das im Gegensatz zum hämodynamischen irreversibel bzw. manifest ist (sog. *sekundäres Lymphödem*, im Gegensatz zum primären, bei dem das Lymphsystem trotz normalen venösen Abflusses nicht funktioniert.) Irreversibel bedeutet hier, daß sich das Ödem nicht mehr spontan – etwa bei horizontaler Lage – zurückbildet, nicht aber, daß es therapeutisch unbeeinflußbar wäre.

Wenn von Endothel die Rede ist, so ist das der Arterien und Venen ebenso gemeint wie das der Endstrombahn. Bei venöser Stauung entsteht das hämodynamische Ödem durch *vermehrte Filtration* nicht nur in Kapillaren und Venulen, sondern auch in den kapazitativen und vielleicht sogar in den großen Venen. Die Venen sind durchaus nicht so „dicht", daß bei erhöhtem Druck keine Flüssigkeit durch sie hindurchtreten könnte. Es bildet sich ein Ödem in der Gefäßwand und im perivaskulären Raum, das sich weiter ausbreitet. Die gleichen pathologischen Vorgänge, die das Endothel der Endstrombahn für Eiweiß durchlässig machen, laufen auch am Endothel der Venen ab.

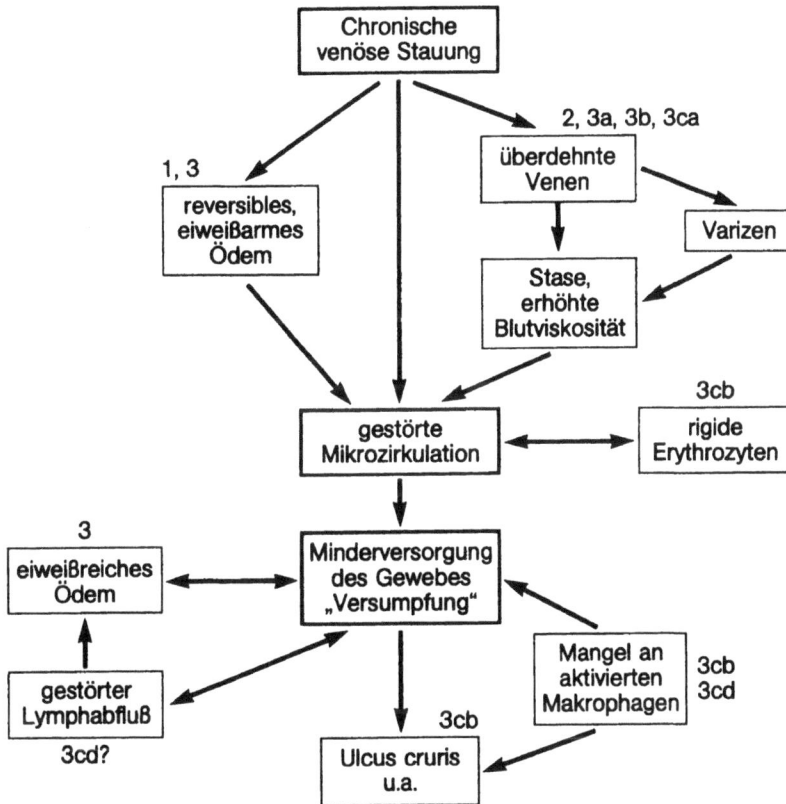

Chronische
venöse Stauung

2, 3a, 3b, 3ca
überdehnte
Venen

1, 3
reversibles,
eiweißarmes
Ödem

Varizen

Stase,
erhöhte
Blutviskosität

gestörte
Mikrozirkulation

3cb
rigide
Erythrozyten

3
eiweißreiches
Ödem

Minderversorgung
des Gewebes
„Versumpfung"

Mangel an
aktivierten
Makrophagen

3cb
3cd

gestörter
Lymphabfluß

3cd?

Ulcus cruris
u.a.

3cb

1 Diuretika

2 Venentonisierende Pharmaka

3 Ödemprotektiva   3a Aescin (Roßkastanie)
                    3b Ruscus-Glykoside
                    3c Flavonoide   3ca Diosmin
                                      3cb Hydroxyäthylrutoside
                                      3cc Trimethylhesperidinchalkon
                                      (3cd Cumarin)

Abb. 12-1: Chronische Veneninsuffizienz: Pathophysiologie und Möglichkeiten der medikamentösen Beeinflussung.

Die *nutritive Durchblutung* wird primär durch die Abflußstörung, sekundär durch deren Folgen beeinträchtigt: Es entsteht ein Circulus vitiosus. Im sauren Milieu nimmt die *Verformbarkeit der Erythrozyten* ab, was die Mikrozirkulation weiter erschwert. In den überdehnten Venen fließt das Blut so langsam, daß seine Viskosität zunimmt. Auch das wirkt sich negativ auf die Durchblutung aus. Das im Gewebe *angesammelte Eiweiß*, das von der Lymphe nicht mehr eliminiert wird, kann zwar von Makrophagen zu leichter abtransportierbaren Bruchstücken abgebaut werden, aber die Aktivierung der Makrophagen reicht meist nicht aus.

Abbildung 12-1 faßt die Pathologie, den therapeutischen Ansatz und indizierte Medikamente zusammen. Diuretika, venenkontrahierende und ödemprotektive Pharmaka können einander ergänzen, zum Teil auch ersetzen. Das beruht mitunter darauf, daß Angriffsorte und Wirkungsweisen der Ödemprotektiva und der venenkontrahierenden Substanzen nicht immer scharf voneinander getrennt sind. Einige Ödemprotektiva sind zugleich vasoaktiv. Aber auch innerhalb einer Gruppe gibt es nicht nur pharmakodynamische, sondern auch pharmakokinetische Unterschiede. Dagegen bestehen keine Übergänge von den Diuretika zu den Ödemprotektiva oder venenkontrahierenden Pharmaka. Die Diuretika unterscheiden sich auch hinsichtlich der Dauer der Therapie von den beiden anderen Gruppen. Soweit sie indiziert sind, sollen sie immer nur kurzzeitig gegeben werden. Die Therapie der Venenkrankheiten mit venenkontrahierenden und ödemprotektiven Wirkstoffen ist immer chronisch. Die Pharmaka werden hierzu systemisch angewandt.

Im folgenden werden zuerst die pharmakologischen Grundlagen und dann die Konsequenzen für die Praxis bei systemischer Anwendung besprochen. Auf die Probleme der topischen Applikation wird in einem eigenen Kapitel eingegangen.

12.2 Diuretika

12.2.1 Pharmakologische Grundlagen

Diuretika, die durch Hemmung der Reabsorption von Na- und Cl-Ionen wirken, werden auch *Saluretika* genannt. Ihr Wirkungsmechanismus wird hier nicht erörtert. Er ist ohnehin noch nicht lückenlos aufgeklärt. Wichtiger ist zu wissen, an welchem Abschnitt des Tubulus die Wirkung abläuft (Abb. 12-2). Na- und Chlor-Ionen werden an den proximalen Tubulusabschnitten unter isoosmotischen Bedingungen reabsorbiert. Die Ionen nehmen also immer eine entsprechende Menge Wasser mit. Von den 170 l Primärharn, welche die Nieren während eines Tages bilden, werden etwa 90 % im proximalen Tubulus und in der Henleschen Schleife reabsorbiert. Die

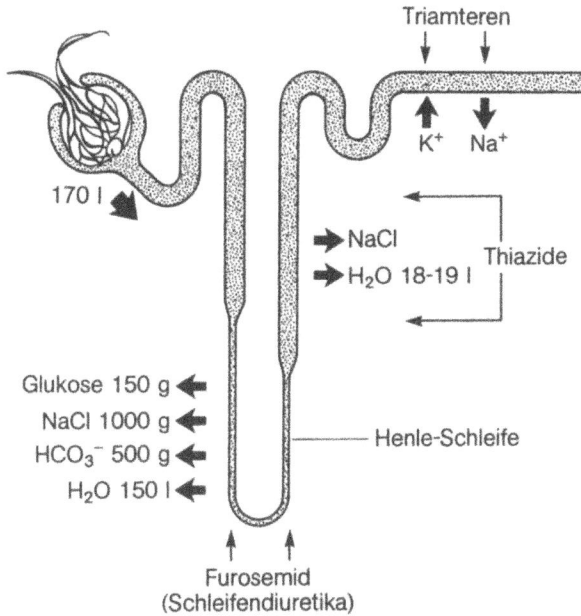

Abb. 12-2: Angriffsorte der Diuretika am Nephron.

restlichen 10 % werden im distalen Tubulus zurückgeholt, allerdings nicht vollständig. 1–2 l Endharn gelangen in die Blase. Wichtig ist noch ein weiterer Vorgang, der
sich im Endabschnitt des Tubulus abspielt. Unter hormoneller Steuerung (Aldo-
steron) werden Natrium- gegen Kalium-Ionen ausgetauscht, wenn die Natrium-
Konzentration zu hoch ist. Um Na^+ zurückzugewinnen, wird K^+ geopfert. Dies
kann zu einer *Hypokaliämie* führen.

Folgerungen:

– Ein Diuretikum, das am proximalen Tubulus und in der Henleschen Schleife angreift, löst eine extrem starke, u.U. *bedrohliche Diurese* aus, wenn es maximal dosiert wird. (Organische Quecksilberverbindungen, für welche dies zutrifft, sind
  auch aus diesem Grund heute obsolet.)
– Ein Diuretikum wie Furosemid, das vorwiegend an der Henleschen Schleife angreift („*Schleifendiuretikum*"), gehört immer noch zu den stark wirkenden Diuretika. Nach maximalen Dosen können über 40 % der filtrierten Na-Ionen ausgeschieden werden!
– Substanzen, welche die Reabsorption erst im distalen Tubulus hemmen, lösen
  auch nach maximalen Dosen keine starke Diurese mehr aus. Denn der größte Teil
  des Primärharns ist zuvor schon reabsorbiert worden. Maximale Dosen bewirken
  noch die Ausscheidung von etwa 10 % der filtrierten Na-Ionen. Am distalen

Tubulus greifen die *Benzothiadiazine* (+) an. In der Phlebologie werden meist *Bemetizid* und *Hydrochlorothiazid* verwendet.

- Die Hemmung der Transportmechanismen in den Endabschnitten des Tubulus führt nur noch zu einer schwachen Diurese. Dennoch sind Pharmaka, die hier angreifen, von therapeutischem Interesse. Sie hemmen nämlich den Austausch von Na^+ gegen K^+ und wirken demzufolge *kaliumsparend.* Eine der meistangewandten Substanzen mit dieser Wirkung ist das *Triamteren.* Zu nennen ist auch das Amilorid. Die Antagonisten des Aldosterons, die *Spironolactone*, wirken zwar auch kaliumsparend, hemmen aber die übrigen Funktionen des Aldosterons. Sie sind deshalb bei venösen Abflußstörungen *kontraindiziert.*

Die Ausschwemmung lokaler Ödeme durch eine gesteigerte Diurese beruht auf der Erhöhung der Konzentration der Plasmaproteine, das heißt, der kolloidosmotischen Druckes des Plasmas nimmt als Folge der vermehrten renalen Ausscheidung niedrigmolekularer Flüssigkeit zu. Da das normale Endothel für Eiweiß weitgehend undurchlässig ist, saugen die Plasmaproteine vermehrt Wasser aus dem Gewebe an (Nettoabsorption), bis sich wieder ein Gleichgewicht einstellt. Dieses ist erreicht, wenn der kolloidosmotische Druck im Interstitium so weit angestiegen ist, daß er die Nettoabsorption beendet. Ein solcher Zustand stellt sich im normalen früher als im ödematösen Gewebe ein. Nur dadurch ist es möglich, ein lokales Ödem auszuschwemmen, ohne daß das übrige Gewebe zuviel Flüssigkeit verliert (Abb. 12-3).

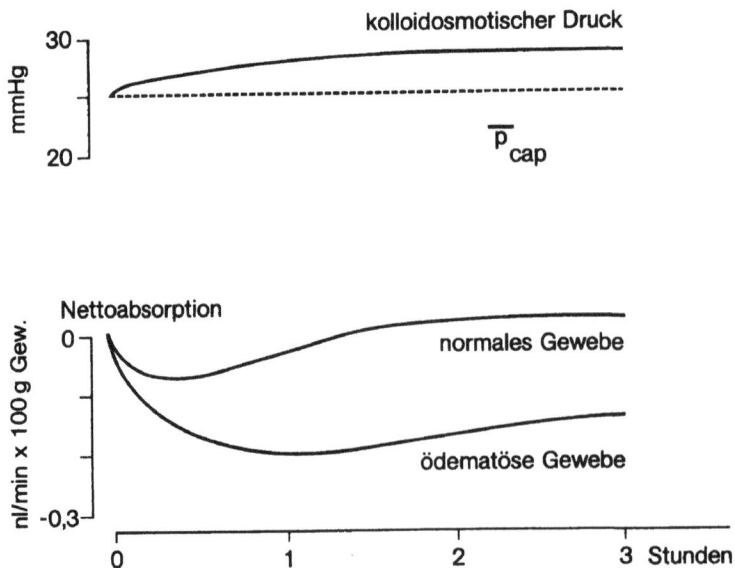

Abb. 12-3: Mechanismus der Ausschwemmung eines lokalen Ödems durch Diuretika.

Dieser Mechanismus funktioniert nicht mehr befriedigend, wenn die Kapillaren für Eiweiß durchlässig geworden sind, wenn also das reversible hämodynamische Ödem mehr und mehr in ein schlecht reversibles eiweißreiches Ödem übergeht. Die erhöhte Konzentration an Plasmaproteinen wird nun nicht mehr allein durch vermehrte Absorption von Wasser aus dem ödematösen Gewebe, sondern auch durch Übertritt von Proteinen in das Gewebe ausgeglichen. Der diuretische Effekt richtet jetzt Schaden an, indem er das Ödem verstärkt und zugleich dessen Zustand verschlechtert.

12.2.2 Indikationen

In der Phlebologie gibt es *keine vitale Indikation* für Diuretika, wie sie sonst, etwa bei Lungen- oder Hirnödem, gegeben ist. Auch eine chronische Medikation ist hier nicht zwingend indiziert. Deshalb sollte man sich nicht zu schnell zur Anwendung von Diuretika entschließen. Auch die an sich „milde" wirkenden Thiazide sind chronisch gegeben nicht ohne Gefahren.

Ein reversibles, also eiweißarmes Ödem läßt sich mit Diuretika ausschwemmen. Die kurzzeitige, d. h. etwa einwöchige Anwendung kann indiziert sein, wenn z. B. das Bein zum Anmessen eines Kompressionsstrumpfes entstaut werden muß. Es ist auch verständlich, wenn der Patient im Sommer ungern einen Kompressionsverband oder -strumpf trägt und gegen ein Hitzeödem lieber eine „Wassertablette" einnimmt.

Das Diuretikum ist allerdings nur für das Ausschwemmen und nicht für die Prophylaxe eines Ödem indiziert!

Keinesfalls darf ein starker diuretischer Effekt provoziert werden. Das Gewebe muß sich auf den geringeren Wassergehalt einstellen können. Ein Thrombus, der sich vielleicht im abflußgestörten Gebiet einer chronischen Veneninsuffizienz frisch gebildet hat, könnte sich ablösen. Er wird nämlich u. U. nicht mehr durch den Gewebedruck festgehalten, weil dieser mit dem Entwässern zu schnell gesunken ist.

Bei einem mäßigen diuretischen Effekt, wie er durch die üblichen Dosen von Thiaziden hervorgerufen wird, steigen *Hämatokrit, kolloidosmotischer Druck* sowie *Blut- oder Plasmaviskosität* nicht signifikant an. Das Thromboserisiko ist daher zu vernachlässigen.

12.2.3 Kontraindikationen und unerwünschte Wirkungen

Auf die Elektrolytverschiebung in Richtung einer *Hypokaliämie* wurde schon hingewiesen. Selbst wenn man ihr mit dem kaliumsparenden Triamteren begegnet, muß
man nach längerer Anwendung doch überprüfen, ob die Dosierung richtig gewählt
wurde.

Viele Patienten nehmen pflanzliche *Abführmittel* täglich ein. Dieser Abusus führt
ebenfalls zu einer Kaliumverarmung. Eine solche wird auch durch Mineralokor-
tikoide hervorgerufen. *Diuretika, Laxantien und Kortikoide* können also einander additiv verstärken. Eine Hypokaliämie senkt die *Digitalistoleranz!*

Eine weitere Gefahr der chronischen Anwendung von Diuretika besteht darin, daß
sich ein *Mangel an Magnesium* einstellen kann. Ferner sind unerwünschte Auswirkungen auf den Kohlenhydratstoffwechsel beschrieben. Die *Glukosetoleranz* kann
nach fünfwöchiger Therapie zurückgehen, ein latenter Diabetes manifest werden.
Auch der Fettstoffwechsel wird u. U. beeinflußt. Die *LDL* nehmen zu, die *HDL* ab.

*Triamteren kann, allein gegeben, eine Hyperkaliämie erzeugen, mit Störungen des
Herzrhythmus* und *der Magen/Darm-Motorik*, mit Schwindel und *Wadenkrämpfen.* Da
letztere ohnedies bei Krampfadern auftreten, sei auf diese Komplikation besonders
hingewiesen.

Diuretika verschlechtern den Zustand eiweißreicher Ödeme. Der durch die Diurese erhöhte kolloidosmotische Druck (Sog) im Plasma mag zwar immer noch eine geringe Ausschwemmung von Ödemwasser bewirken. Doch tritt sicherlich aufgrund des
Konzentrationsgefälles vermehrt Eiweiß in das Gewebe über, wenn das Endothel
durchlässig geworden ist. Eine Erhöhung des Eiweißgehaltes im Gewebe ist aber
unter allen Umständen zu vermeiden. Diuretika sind deshalb bei eiweißreichen Ödemen, vor allem bei Lymphödemen, *kontraindiziert.* Wie eingangs erwähnt, ist ein
Ödem dann eiweißreich, wenn es sich nachts bzw. bei horizontaler Lage nicht zurückbildet, wenn es also „irreversibel" geworden ist.

12.2.4 Anwendung in der Praxis

Zur Behandlung reversibler Ödeme bei chronischer Veneninsuffizienz sind eigens di-
uretisch wirkende Medikamente für die systemische Anwendung entwickelt worden.
Es handelt sich dabei um Kombinationen von Bemetizid oder Hydrochlorothiazid
mit Triamteren oder Kaliumsalzen. (Grundsätzlich können auch andere thiazidhal-
tige Präparate verwendet werden.) Tabelle 1 enthält eine Auswahl.

Tab. 12–1: Speziell entwickelte Diuretika für die Behandlung reversibler Ödeme bei chronischer Veneninsuffizienz

Wirkstoff	Präparat®
Bemetizid 5 mg, Triamteren 10 mg	dehydro tri mite (Drag.)
Bemetizid 10 mg, Triamteren 20 mg	dehydro sanol tri (Drag.)
	Diu Venostasin

Diu Venostasin enthält Diuretika und Aescin in getrennter Arzneiform:
a) Triamteren 50 mg, Hydrochlorothiazid 25 mg pro Tablette
b) Roßkastanienextrakt (Samen) 300 mg (stand. auf 50 mg Aescin) pro Kapsel

12.3 Venenkontrahierende Pharmaka

Die Bezeichnungen Venentonisierung, Venentonika, venentonisierende Pharmaka usw. werden hier nicht mehr verwendet, weil sich der Ausdruck „Venentonisierung" nicht definieren läßt. Man nimmt im allgemeinen an, daß bei gleichem Druck die Wandspannung (Tonus) einer Vene im kontrahierten verengten Zustand größer sei als im weiten schlaffen. Nur unter dieser Bedingung wäre es sprachlich richtig, von einer Tonisierung, d.h. von einer Zunahme der Wandspannung zu sprechen.

Tatsächlich verhält es sich umgekehrt. Bei gleichem Druck ist die Wandspannung der kontrahierten engen Vene geringer als die der weiten schlaffen. Dies sei an einem Beispiel verdeutlicht: Ein enger und ein weiter Schlauch seien aus dem gleichem Material mit der gleichen Wandstärke hergestellt. Unten seien sie verschlossen, senkrecht angebracht und gleich hoch mit Wasser gefüllt. In beiden Schläuchen herrscht folglich auf gleicher Höhe immer der gleiche Druck. Behauptete man jetzt, die Wandspannung sei im engen Schlauch größer als im weiten, so würde dies wohl kaum überzeugen. Bei weiter steigendem Druck würde zuerst der weite Schlauch platzen, weil seine Wand stets unter einer stärkeren Spannung steht als die des engen Schlauches. Nach dem Laplaceschen Gesetz ist nämlich die tangentiale Wandspannung einer Röhre gleich Druck mal Umfang ($\pi \cdot 2r$), die Spannung nimmt also mit dem Radius zu. Obgleich der Tonus der erschlafften weiten Vene größer ist als der Tonus der kontrahierten engen, muß eine dilatierte Vene zunächst an Spannung etwas zulegen, um sich verengen zu können. Der Tonus einer sich verengenden Vene ist folglich immer etwas größer als im jeweiligen stationären Zustand. Auch die krankhaft veränderte Muskulatur einer varikösen Vene vermag sich fast immer noch zu kontrahieren (Partsch). Ob die Vene dabei enger wird, hängt allerdings noch von anderen Faktoren ab, auf die im folgenden Abschnitt eingegangen wird.

12.3.1 Physiologische, pathophysiologische und pharmakologische Grundlagen

Die Viskosität des Blutes ist keine konstante Größe. Wenn es langsam fließt oder
u. U. ganz stillsteht, wird es zähflüssig, weil sich Erythrozyten und Thrombozyten an-
einander lagern. Eine Thrombose kann sich entwickeln. In einer weiten varikösen
Vene ist folglich die Viskosität des Blutes erhöht und es besteht Thrombosegefahr.
Das wesentliche Ziel der venenkontrahierenden Therapie besteht deshalb darin, den
Querschnitt der varikösen Gefäße zu vermindern, damit in ihnen das Blut wieder
schneller, vielleicht sogar mit normaler Geschwindigkeit fließt und somit seine
Viskosität abnimmt. Daß mit der Abnahme des Querschnitts auch eine insuffiziente Klappe wieder verschlußfähig werden kann, ist zwar ein wünschenswerter Begleit-
effekt, kommt aber wohl nur selten vor.

Auf die Venulen, die ersten venösen Gefäße nach den Kapillaren, folgen jene kleinen
Venen (Kapazitätsgefäße), die durch ihre Vielzahl einen großen Gesamtquerschnitt
bilden und damit ein großes Volumen fassen. Das Blut, das die Endstrombahn pas-
siert hat, strömt in sie wie in einen Raum mit großem Querschnitt ein. Dies gewährleistet, daß das Blut in ihnen unter einem geringen Druck fließt. Damit der
Druck niedrig bleibt, bedarf es allerdings noch der funktionstüchtigen Muskel/
Gelenk-Pumpe und suffizienter Klappen. Wenn diese Bedingungen nicht erfüllt
sind, entsteht, wie eingangs dargelegt, ein Ödem.

Auf die kapazitativen folgen die ableitenden Venen. Zu ihnen gehören auch jene
Venen unter der Haut, die bei Abflußstörungen überdehnt werden und varikös ent-
arten. Nur an deren Verengung ist man interessiert. Eine Verengung der übrigen großen Venen und der kapazitativen Venen nimmt man dabei in Kauf. Deren Querschnitt bleibt immer noch so groß, daß der Strömungswiderstand kaum meßbar
ansteigt.

Obgleich variköse Venen fast immer noch eine einigermaßen funktionstüchtige
Muskulatur besitzen, könnte doch ihre angestrebte Verengung ausbleiben, wenn
man venenkontrahierende Pharmaka systemisch anwendet. Pharmakologisch läßt
sich nicht zwischen kranken und gesunden Venen unterscheiden. Ebenso wenig ist
es möglich, epifasziale Venen anders zu beeinflussen als subfasziale. Bei systemischer
Anwendung entfalten die meisten venenkontrahierenden Pharmaka ihre Wirkung an
allen Venen gleich stark. Das gesamte Venenvolumen ändert sich dabei nicht, d.h. es
wird kein Blut in den kleinen Kreislauf oder gar in den arteriellen Schenkel des
großen Kreislaufs verschoben. Das Blutvolumen verteilt sich lediglich innerhalb des
Venensystems anders. Die Peripherie gibt etwas Volumen ab, das die größeren Venen
in Abdomen und Thorax aufnehmen. Unter dem systemischen kontrahierenden
Effektes wird nämlich nur ein Teil der Venen enger, ein anderer Teil dagegen weiter.
Was von beidem zutrifft, hängt vor allem von dem Querschnitt ab.

Im Verhältnis zu ihrem Querschnitt besitzen die kleinen peripheren Venen eine starke Muskulatur. Hinzu kommt, daß bei gleichem Druck ihre Wandspannung erheblich geringer ist als die der großen Venen (Laplacesches Gesetz). Sie befinden sich folglich im Vorteil gegenüber diesen, deren Muskulatur im Verhältnis zum Querschnitt schwach ist und deren Wand unter einer höheren Spannung steht. Während einer systemisch ausgebreiteten kontrahierenden Wirkung verengen sich deshalb die kleinen Venen auf Kosten der großen. Sie verschieben Blut herzwärts in diese Venen, die nun trotz des kontrahierenden Effektes gedehnt werden. Zwischen Peripherie und Herz befindet sich eine indifferente Zone mit unverändertem Venenquerschnitt. Stromaufwärts von dieser Zone verengen sich die Venen, in der Peripherie stärker und gegen die indifferente Zone hin immer schwächer. Stromabwärts (herzwärts) von dieser werden sie gedehnt, zunächst wenig und gegen das Herz hin stärker. Weil die variкösen Venen weit sind, müßte man erwarten, daß sie ebenfalls gedehnt werden, wenn ein systemisch ausgebreiteter venenkontrahierender Effekt besteht. Dies ist gelegentlich, aber durchaus nicht immer der Fall.

Die Venen des großen Kreislaufs stellen nämlich nur zum Teil ein einheitliches System im Sinne kommunizierender Röhren dar. Nicht nur der Pfortaderkreislauf ist davon ausgeschlossen, auch die Hautvenen bilden eine Ausnahme, der sie verdanken, daß sie sich trotz ihres großen Querschnitts verengen können, statt daß sie, wie man erwarten möchte, passiv gedehnt werden, wenn ein kontrahierender Effekt alle Venen erfaßt.

Das venöse Blut verläßt die Extremität fast vollständig durch die tiefen Leitvenen und das Blut aus den Hautvenen wird in diese durch die Perforantes drainiert. Die epifaszialen Venen befinden sich folglich im Nebenschluß zu den subfaszialen Venen und ein Druckanstieg in diesen breitet sich nicht ohne weiteres in die Hautvenen aus, wenn die Muskel-Gelenk-Pumpe funktioniert und die Klappen der Perforantes suffizient sind. So können sich variköse Hautvenen durchaus verengen, wenn sie ein systemisch ausgedehnter kontrahierender Effekt erfaßt. Hat ihr Querschnitt erst einmal auf normale Werte abgenommen, so hat ihre Wandspannung (Laplacesches Gesetz) nachgelassen und die variköse Vene widersteht dann auch einem steigenden Druck, jedenfalls bis zu einem gewissen Wert. Das Einzugsgebiet einer insuffizienten Perforans ist dagegen einem Druckanstieg in den subfaszialen Venen ungeschützt ausgesetzt. Hier kann dann der verengende Effekt ausbleiben. Solchen Bedingungen unterliegen stets die varikösen Venen, die sich nicht im Nebenschluß wie die Hautvenen, sondern im Hauptstrom befinden wie z.B. Beckenvenenvarizen. Hier kann die Anwendung venenkontrahierender Pharmaka problematisch werden. Sie sollte einschleichend durchgeführt werden; denn die geschilderten Vorgänge, die zur Volumenverschiebung führen, gelten nur für die ersten Tage bis 1–2 Wochen einer venenkontrahierenden Therapie. Als sicher kann jedenfalls gelten, daß der zentrale

Venendruck bei chronischer Venenkontraktion höchstens während der ersten Tage erhöht ist und dann wieder normale Werte erreicht. Dies ist zumindest im Tierversuch nachgewiesen worden.

Der Organismus reagiert nämlich auf die Zunahme des intrathorakalen Blutvolumens mit einer vermehrten Diurese, durch die das Blutvolumen abnimmt. Volumenrezeptoren in den herznahen großen Venen werden durch die Dehnung erregt und lösen reflektorisch eine gesteigerte Diurese aus (Gauer-Henry-Reflex). Mit der Zeit, das heißt, wenn es denn gelingt, den kontrahierenden Effekt wochenlang aufrecht zu erhalten, nimmt die Blutmenge ab. Die Konzentration an Plasmaproteinen bleibt dabei auf den Sollwert eingestellt. Mit dem Verlust an Wasser und Elektrolyt geht demzufolge auch die Menge an Plasmaproteinen zurück. Auch der Hämatokrit, der anfänglich zunehmen kann, erreicht wieder seinen ursprünglichen Wert. Die Zahl der Erythrozyten hat abgenommen. Solche Vorgänge kann man jedenfalls aus den Studien von Gauer, Henry, Miller und anderen Luftfahrtphysiologen ableiten. Die Autoren haben allerdings keine Untersuchungen mit chronischer Anwendung venenkontrahierender Pharmaka durchgeführt, sondern – sehr viel einfacher – gesunde junge Versuchspersonen über Wochen einer strengen Bettruhe unterworfen. Durch die horizontale Lage wird, ähnlich wie bei einem venenkontrahierenden Effekt, Blutvolumen aus der Peripherie in Richtung Thorax verschoben, so daß die herznahen Volumenrezeptoren erregt werden. Bei solchen Studien nahm die Blutmenge innerhalb von vier Wochen um einen Liter ab. Der Hämatokrit stieg vorübergehend an, weil die Mauserung der Erythrozyten nicht Schritt hielt, doch nach spätestens vier Wochen hatte er sich wieder normalisiert (Abb. 12-4). Ein effizienter venenkontrahierender Effekt sollte gleiches leisten. Wenn dies der Fall ist, kann es beim plötzlichen Absetzen der Therapie zu orthostatischen Störungen kom-

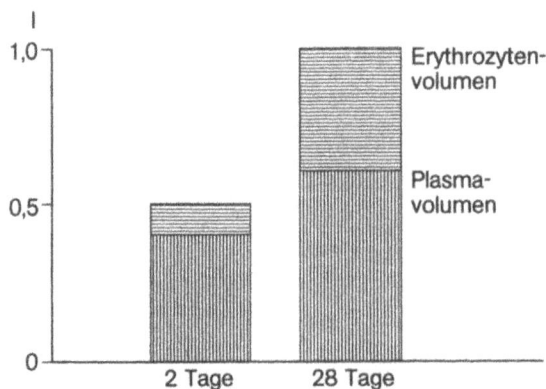

Abb. 12-4: Abnahme des Blutvolumens bei strenger Bettruhe. Erwachsene von etwa 70 kg. (nach Miller et al., 1965).

men, wenn die Venen ihre alte Weite erreichen. Dann fehlt nämlich etwa ein Liter Blut, um sie zu füllen! Wenn man eine erfolgreiche venenkontrahierende Therapie beenden möchte, so sollte dies langsam geschehen (Reduktion der Dosis auf Null während 1–2 Wochen).

Für phlebologische Zwecke würden sich am besten solche Pharmaka eignen, die nur an Venen angreifen. Doch sie gibt es nicht. Der einzige Wirkstoff, der dieser Vorstellung nahe kommt, ist das Dihydroergotamin. Bei allen übrigen Pharmaka ist auch mit einer mehr oder weniger starken Wirkung an den Arterien zu rechnen. Die Wirkungsstärken an Arterien und Venen können nicht direkt miteinander verglichen werden, weil mit verschiedenen Parametern gemessen wird (Druck und Stromstärke bei den Arterien, Druck und Volumen bei den Venen). Man kann sich aber so behelfen, daß man die Wirkungen mit denen eines Standards in Beziehung setzt, von dem man annimmt, daß er Arterien und Venen gleich stark beeinflußt, wie z. B. Noradrenalin. Mißt man an isolierten Gefäßpräparaten die Wirkungsstärken in Prozent der maximal erreichbaren Wirkung, dann gleichen sich die Konzentrations-/Wirkungs-Kurven des Noradrenalins an Arterien und Venen. Die Wirkungen setzten bei denselben niedrigen Konzentrationen ein und erreichen bei denselben hohen Konzentrationen ihr Maximum.

An isolierten Gefäßen, die man Tieren entnommen und in ein Organbad gebracht hat, mißt man stets die periphere bzw. lokale Wirkung in „reiner" Form. Bei systemischer Anwendung im Organismus ist dies nicht der Fall. Die systemische Wirkung eines gefäßaktiven Pharmakons, auch wenn es nur peripher angreift, ist nicht der Summe seiner peripheren Wirkungen gleichzusetzen. Sie resultiert aus diesen und aus den Reaktionen des Kreislaufs darauf. Ein kontrahierender Effekt an Arterien und Venen erhöht den peripheren Widerstand und das venöse Angebot an das Herz, so daß der systemische Blutdruck steigt. Die Barorezeptorenreflexe wirken dem Blutdruckanstieg entgegen, indem sie die Herztätigkeit (reflektorische bradykarde und negativ inotrope Impulse) hemmen und den kontraktilen Tonus der Widerstandsgefäße (reflektorische Vasodilatation) senken. So wird der Blutdruck weitgehend auf seinen Sollwert gesenkt – bei geringfügig erhöhtem peripheren Widerstand und unveränderter peripherer Durchblutung. Die Barorezeptoren senden dilatierende Impulse über den Sympathikus nur zu den Arteriolen, nicht aber zu den Venen, obgleich auch diese sympathisch innerviert sind. Die sympathische Innervation der Venen dient den orthostatischen Regulationen und nicht den Baroreceptorenreflexen. Diesem Umstand ist zu verdanken, daß bei systemischer Anwendung eines gefäßkontrahierenden Pharmakons die glatte Muskulatur der Arterien und die der Venen unterschiedlich beeinflußt werden: Der kontrahierende Effekt an den Venen bleibt weitgehend erhalten, der an den Arterien wird weitgehend aufgehoben. So können also α-Sympathomimetika oder indirekt wirkende Sympathomimetika zur venen-

kontrahierenden Therapie systemisch angewandt werden, weil der Effekt an den
Arterien zum großen Teil wegreguliert wird. Bei Hypertonikern sollte man aber diese
Substanzen nicht anwenden.

12.3.2 Anwendung in der Praxis

Dihydroergotamin (DHE)

DHE ist eines der wenigen Pharmaka, das tatsächlich vorwiegend an den Venen kontrahierend wirkt. Die anderen dihydrierten Secalealkaloide, Dihydroergocristin,
-kryptin und -kornin wirken nicht venenkontrahierend.

DHE hat sowohl α-sympathomimetische als auch α-sympatholytische Eigenschaften.
An den kapazitativen und ableitenden Venen überwiegt der mimetische Effekt. Die
Venulen scheint DHE nicht zu beeinflussen. Bei den Arterien hängt seine Wirkung
von deren Sympathotonus ab. Ist er erhöht, dann resultiert ein dilatierender, ist er erniedrigt, ein kontrahierender Effekt, der aber in der Regel nicht stark ist. Meist
heben an den Arteriolen beide Einflüsse einander weitgehend auf. Der arterielle
Sympathotonus wird nämlich zum großen Teil über die Barorezeptorenreflexe ge-
steuert. Diese beeinflussen indes die Venenmuskulatur kaum, denn deren sympathische Innervation steht nur im Dienst orthostatischer Regulationen. So bleibt von der
DHE-Wirkung im wesentlichen der kontrahierende Effekt an den Venen übrig.

DHE wird bei oraler Anwendung aus dem Magen-/Darm-Trakt zu 10 % absorbiert.
Hiervon werden bei der ersten Passage, von der Mucosa bis zur Leber, weitere 9 % abgebaut, so daß insgesamt nur 1 % der oral gegebenen Dosis systemisch verfügbar ist.
Biochemische Untersuchungen haben aber ergeben, daß die zunächst entstehenden
Metaboliten ebenfalls vasoaktiv sind, so daß die Verfügbarkeit an Wirkstoffen immerhin 10 % beträgt und damit eine gewisse vorhersehbare Wirkung gewährleistet
ist. Die Halbwertzeit des DHE mit seinen Metaboliten beträgt 24 Stunden. Das bedeutet, daß bei einer chronischen Therapie, die nicht mit erhöhter Initialdosis beginnt, nach vier Tagen die Aufsättigung erreicht ist. (Faustregel: Aufsättigung zu
über 90 % nach 4 Halbwertzeiten erreicht.)

Mit unerwünschten Nebenwirkungen ist auch bei lange dauernder oraler Anwendung kaum zu rechnen. Allerdings sollte DHE während der Schwangerschaft, bei
ernsteren Herzkrankheiten, hypertonen Zuständen und ischämischen Gefäß-
krankheiten nicht gegeben werden. Eine Gefahr von Gefäßspasmen (Ergotismus) besteht bei oraler Anwendung wahrscheinlich nicht. Jedenfalls sind bis jetzt solche
Fälle noch nicht beschrieben worden. Das könnte darauf beruhen, daß nach der er-

sten Leberpassage die beiden wirksamen Metaboliten weitaus überwiegen, von denen dieser spastische Effekt offensichtlich nicht ausgeht.

Gelegentlich kann DHE durch Erregung zentraler Dopamin-Rezeptoren Übelkeit mit Erbrechen hervorrufen, allerdings meist erst in höheren Dosen. Man muß darauf achten, daß auch Herzglykoside und Opioide eine solche Übelkeit auslösen. Die Pharmaka können darin einander additiv verstärken. Gibt man z. B. einem digitalisierten Patienten DHE, so kann dies zum Erbrechen führen.

Schließlich ist noch auf eine weitere Wechselwirkung hinzuweisen. Makrolid-Antibiotika (Erythromycin, evtl. auch Clindamycin) und Tetracycline vermögen die gefäßkonstriktorische Wirkung des DHEs zu verstärken, so daß Gefäßspasmen auftreten können.

Sympathomimetika

Der kontrahierende Effekt der Sympathomimetika beruht auf einer Erregung der Noradrenalinreceptoren (α-Rezeptoren) an der glatten Muskelzelle des Gefäßes. Entweder greifen diese Substanzen direkt an den α-Rezeptoren an wie Noradrenalin (α-Sympathomimetika), oder sie wirken indirekt, indem sie Noradrenalin aus seinen Speichern in den peripheren sympathischen Nerven freisetzen (indirekte Sympathomimetika). Manche Substanzen wirken sowohl direkt als auch indirekt.

Von den α-Sympathomimetika eignen sich nur wenige für die chronische orale Therapie, weil sie schlecht aus dem Magen-Darm-Kanal aufgenommen werden und das wenige, das in das Mesenterial-Blut gelangt, wird während der ersten Leberpassage (first-pass-effect) abgebaut.

Demgegenüber sind die indirekten Sympathomimetika auch bei oraler Anwendung gut wirksam. Bei manchen von ihnen muß allerdings mit einem zentralnervösen erregenden Effekt gerechnet werden, so daß sie abends nicht eingenommen werden sollen.

Sie sind vor allem dann indiziert, wenn neben der Veneninsuffizienz ein Hypotonus besteht, der behandelt werden muß, können aber auch bei normalem Blutdruck gegeben werden. Wie oben erwähnt, wird bei systemischer Anwendung der kontrahierende Effekt an den Arterien durch die Barorezeptorenreflexe stark gehemmt, so daß er an den Venen dominiert.

Bei indirekt wirkenden Sympathomimetika kann sich eine Tachyphylaxie (Wirkungsverlust) entwickeln, wenn sich nämlich die Noradrenalinspeicher in den peripheren sympathischen Nerven entleeren, die Wirkung damit schwächer wird und schließlich erlischt. Dies erfordert aber wiederholte hohe Dosen.

Nicht alle Sympathomimetika werden gut aus dem Magen-/Darm-Trakt aufgenommen. Für die orale Therapie haben sich Norfenefrin, Etilefrin, Oxilofrin und Heptaminol bewährt. Etwa 50 % einer Dosis gelangen in den großen Kreislauf. Der größte Teil wird in der Leber abgebaut. Die Halbwertzeit beträgt nur einige Stunden. Diese kurzdauernde Wirkung erlaubt, den venenkontrahierenden Effekt während der Nachtruhe auszusetzen, denn während dieser Zeit wird ohnehin durch die horizontale Lage vermehrt Blut aus den Beinen herzwärts verschoben. Hinzu kommt, daß eventuelle zentral erregende Wirkungen der Sympathomimetika nachts nicht erwünscht sind. Dies gilt für die indirekt wirkenden Sympathomimetika wie Ephedrin und dessen Derivate. Abends sollen diese Substanzen deshalb nicht mehr gegeben werden. Erhöhte Initialdosen sind zu vermeiden, weil die Venenkontraktion langsam einsetzen soll.

Die genannten Sympathomimetika sind kontraindiziert bei hypertonen und tachykarden Zuständen, Hyperthyreose, Prostataadenom und Engwinkelglaukom. Sie könnten sonst durch Erhöhung des Sympathotonus Herzklopfen, u. U. Tachyarrhythmien und pektanginöse Zustände hervorrufen.

Vasoaktive Glykoside

Einige pflanzliche Glykoside sind auch vasoaktiv. Es handelt sich vor allem um Steroidglykoside, um Triterpenglykoside und gewisse Flavonglykoside. Bei venösen Abflußstörungen sind nur solche von Bedeutung, die zugleich ödemprotektiv wirken:

– Aescin, ein Triterpenglykosid aus dem Samen der Roßkastanie
– Diosmin, ein Flavonoid
– Ein Wirkstoff aus Ruscus aculeatus (Mäusedorn). Nach neueren Untersuchungen sind für den vasoaktiven Effekt des Ruscusextraktes nicht die ödemprotektiven Steroidglykoside verantwortlich, sondern eine andere, noch nicht identifizierte Substanz. Ob es sich hierbei auch um ein Glykosid handelt, ist ebenfalls noch unbekannt.

Aescin und die Ruscusglykoside sind Saponine, Diosmin gehört zu den Flavonoiden. Man diskutiert, ob die Roßkastanie neben dem Aescin noch einen weiteren vasoaktiven Wirkstoff enthält. Bis jetzt wurde aber ein solcher noch nicht isoliert. Ähnlich wie für DHE und Sympathomimetika gilt auch für die vasoaktiven Glykoside, daß der venenkontrahierende Effekt nur Teil einer allgemeinen Gefäßwirkung ist. Der Effekt des Ruscusextraktes ist an den Arterien allerdings erheblich schwächer als an den Venen.

Aescin muß für solche Effekte höher dosiert werden als für die ödemprotektive Wirkung. Bei chronischer Anwendung ödemprotektiv wirksamer Dosen können aber durch Kumulation durchaus vasoaktive Konzentrationen erreicht werden. Der Wirkungsmechanismus ist nicht geklärt. Aescin beeinflußt auch die Arteriolen. Hier ist sein Effekt biphasisch: Einer vorübergehenden Dilatation folgt eine Konstriktion. Der Effekt ist schwächer als an den Venen. Durch Gegenregulationen wird er zudem stark gehemmt, so daß der Blutdruck nicht ansteigt.

Vasoaktive Eigenschaften des Diosmins sind wiederholt beschrieben worden. Danach wirkt es über eine Freisetzung von Noradrenalin und wahrscheinlich auch über eine Hemmung von dessen Abbau. Vergleichende Untersuchungen über die Diosmin-Wirkungen an Arterien und Venen liegen nicht vor.

Die vasoaktive Substanz aus Ruscus wirkt indirekt über eine Verstärkung und vermutlich auch Freisetzung von Noradrenalin (Vanhoutte). Dieser Mechanismus läuft vor allem an den Venen und offensichtlich kaum an den Arterien ab. Die Ursache hierfür ist nicht geklärt. Möglicherweise sind hierfür pharmakokinetische Gegebenheiten verantwortlich.

12.4 Ödemprotektiva

12.4.1 Pharmakologische Grundlagen

Die Glykoside lassen sich in zwei Gruppen einteilen: solche mit einer starken Grenzflächenaktivität und andere ohne diese Eigenschaft. Im ersten Fall handelt es sich um Saponine, im zweiten Fall um Flavonoide, auch Bioflavonoide genannt. Es gibt mehrere Tausend Saponine und Flavonoide. Weniger als zehn sind phlebologisch interessant. Wenn im folgenden von Saponinen und Flavonoiden die Rede ist, so sind nur diese wenigen gemeint. Über sie liegen genügend Veröffentlichungen vor. Dahingestellt bleibt, ob es vielleicht darüber hinaus noch einige weitere ödemprotektiv wirkende Glykoside gibt.

12.4.2 Substanzen: Saponine, Flavonoide

Saponine

Aescin. Mit Aescin wird ein Gemisch von chemisch sehr ähnlichen und pharmakologisch gleichwertigen Triterpenglykosiden aus dem Samen der Roßkastanie bezeichnet. Man hat zwischen α- und β-Aescin unterschieden, doch scheint dies mehr von chemischer, weniger von pharmakologischer Bedeutung zu sein. Aescin hat sauren Charakter und ist als Natriumsalz sehr gut wasserlöslich. Im alkalischen Milieu des Dünndarms liegt Aescin in ionisierter, d.h. wasserlöslicher Form vor. Es steht als Reinsubstanz oder als standardisierter Roßkastanienextrakt zur Verfügung. Man nahm an, der Samen der Roßkastanie enthielte neben Aescin noch einen anderen, nur vasoaktiven Wirkstoff. Ein solcher konnte bis jetzt nicht isoliert werden.

Steroidglykoside aus Ruscus aculeatus. Ruscus aculeatus, der Mäusedorn, enthält Steroidglykoside, die bis jetzt nur als Extrakt, nicht aber in reiner Form vorliegen. Bei der Aufarbeitung zum Trockenextrakt wird der Zucker zum Teil abgespalten. Der Extrakt ist auf einen bestimmten Gehalt an Ruscogenin eingestellt. Ähnlich wie beim Samen der Roßkastanie dürfte auch hier ein Gemisch chemisch und pharmakologisch ähnlicher Steroidglykoside für den ödemprotektiven Effekt verantwortlich sein. Wie erwähnt, enthält Ruscusextrakt neben den ödemprotektiven Steroidglykosiden wahrscheinlich noch einen anderen Wirkstoff oder ein anderes Wirkstoffgemisch, das an den Venen kontrahierend wirkt.

Flavonoide

Die gelben Pflanzenfarbstoffe werden vor allem aus den Schalen von Zitrusfrüchten gewonnen. Wie erwähnt, gibt es einige Tausend Flavonoide, von denen nur wenige therapeutische Bedeutung haben: Derivate des Rutins, des Hesperidins und das Diosmine.

Rutin-Derivate – Hydroxyethylrutoside

Das natürliche Rutin und verwandte Flavonoide lösen sich schlecht in Wasser und Fett und werden folglich kaum aus dem Magen-Darm-Trakt aufgenommen. Durch Hydroxyäthylierung des Rutin hat man die Löslichkeit verbessert und dadurch die Absorptionsquote gesteigert. Therapeutische Bedeutung haben heute nur noch diese halbsynthetischen Derivate des Rutins, die Hydroxyäthylrutoside.

Rutosid. Einige Handelspräparate enthalten noch genuine Flavonglykoside, die „Rutosid" genannt werden. Nicht deklariert wird, welches Rutosid vorliegt, ob z. B. Rutin, Kämpferol oder ein anderes natürliches Glykosid gemeint ist. Sicher ist nur, daß es sich nicht um Hydroxyäthylrutoside handelt. Auf Präparate mit Rutin oder „Rutosid" als Inhaltsstoff kann man verzichten. Die Absorptionsquote ist mit höchstens 1 % für eine chronische Anwendung ungeeignet. Auch wenn es gelingen sollte, durch galenische Maßnahmen die Absorptionsquote etwas zu verbessern, ist von diesen Präparaten abzuraten, da sie mutagene Eigenschaften besitzen. Demgegenüber haben Hydroxyäthylrutoside nachweislich keine mutagene Eigenschaften.

Hydroxyethylrutoside stehen in zwei verschiedenen Formen zur Verfügung: Bei der einen handelt es sich um ein Gemisch aus Mono-, Di-, Tri- und Tetrahydroxyäthyl-rutosiden. Sie werden O-(β-Hydroxyäthyl)-rutoside, meist kurz HR oder neuerdings Oxerutin genannt. Bei der anderen handelt es sich um das Toxerutin, das zu über 90 % aus Trihydroxyäthylrutosid besteht. Der Anteil des HR an Mono- und Tetrahydroxyäthylrutosid beträgt nur einige Prozent, die wesentlichen Bestandteile sind Dihydroxyäthylrutoside mit nicht ganz 40 % und Trihydroxyäthylrutoside mit etwas unter 60 %. Dies ist für die Pharmakokinetik des Gemisches von Bedeutung. Mit zunehmender Zahl an Hydroxyäthylgruppen lösen sich nämlich die hydroxyäthylierten Rutoside besser in Wasser und schlechter in Fett. Zwischen den Hauptbestandteilen des Gemisches, den beiden Di- und dem Trihydroxyäthylrutosid, bestehen also Unterschiede in der Löslichkeit. Dies wirkt sich auf die Absorption aus dem Magen-/Darm-Trakt und möglicherweise auf die Verteilung aus und erklärt vielleicht auch gewisse Unterschiede in der Pharmakodynamik zwischen HR und Troxerutin.

Hesperidinkomplex. Der therapeutisch wesentliche Vertreter ist das halbsynthetisch umgewandelte Trimethylhesperidinchalkon (TMHC). Auch TMHC ist sehr gut wasser- und schlecht fettlöslich.

Diosmin. Dieses Flavonoid wird unverändert verwendet.

Cumarin. Cumarin, das aus dem Steinklee stammt, ist ein Außenseiter in dieser Gruppe. Es ist nämlich kein Glykosid, sondern nur noch das Genin eines solchen. Die glykosidische Bindung ist offensichtlich locker, so daß sie sich bei der Extraktion leicht spaltet. Cumarin gleicht chemisch den Geninen der Flavonoide. Deshalb wird es hier eingeordnet, obgleich es auch pharmakologisch etwas anders zu beurteilen ist als die Flavonoide. In jüngerer Zeit sind nach chronischer Anwendung des Cumarins vereinzelt leberschädigende Effekte aufgetreten. (Cumarin ist kein Vitamin-K-Antagonist wie Dicumarol, wirkt also nicht wie ein orales Antikoagulans. Dicumarol entsteht aus Cumarin erst durch die Fäulnis des Steinklees.)

Vollsynthetische Substanzen

Handelspräparate mit den vollsynthetischen Ödemprotektiva stehen nicht mehr zur Verfügung. Präparate mit Tribenosid oder Benzaron wurden aus dem Handel gezogen.

12.4.3 Unspezifische Membranstabilisierung

Wenn man im Tierversuch mit einer Noxe das Gefäßendothel in der Haut oder in der Muskulatur schädigt, bildet sich ein Ödem, das viel Wasser und Eiweiß enthält.

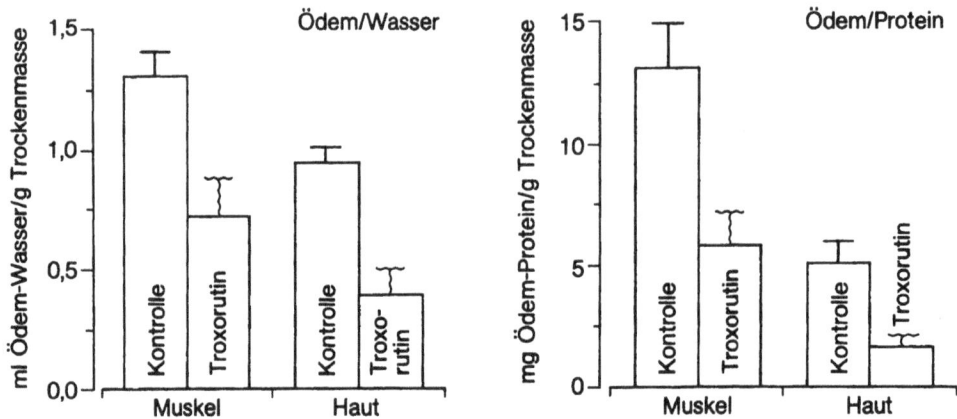

Abb. 12-5: Polidocanol-Ödem am Hinterlauf der Katze (Chloralosenarkose), Hemmung durch Troxerutin (Trox.) 50 mg/kg i. v.

Durch Vorbehandlung mit einem der oben genannten Saponine oder Flavonoide vermag man die Wirkung der Noxe zu hemmen, u. U. sogar zu unterdrücken. Deshalb spricht man von einem ödemprotektiven Effekt und nennt die schützenden Substanzen Ödemprotektiva. Abbildung 12-5 gibt ein Beispiel für die Ödemprotektion an solch einem Modell. Im Tierexperiment hat man an zahlreichen Ödemmodellen gezeigt, daß ein Schutz des Endothels gegenüber ganz unterschiedlichen Noxen besteht. Man extrapolierte, daß angesichts dieser Unspezifität auch jene Vorgänge gehemmt werden, welche bei chronischen Venenkrankheiten das Endothel schädigen.

Kennzeichnend für den ödemprotektiven Effekt ist folglich seine Unspezifität, weil sich die Wirkung der Ödemprotektiva gegen alle möglichen Arten von Noxen richtet. Eine Unspezifität besteht aber nicht nur gegenüber der Art der Noxe, sondern auch gegenüber der zu schützenden Struktur. Ein vergleichbarer Schutz läßt sich z.B. mit den Saponinen, Hydroxyäthylrutosiden und TMHC auch an der glatten Muskelzelle der Gefäße oder der inneren Organe nachweisen. Demzufolge ist der ödemprotektive Effekt nur Teil einer allgemeinen protektiven Wirkung. Doch bestehen bei systemischer Anwendung Unterschiede zwischen Saponinen und Flavonoiden. Dank ihrer Grenzflächenaktivität treten die Saponine nicht in dem Ausmaß in das Gewebe über wie die Flavonoide, so daß sie dort ihren protektiven Effekt kaum entfalten können. Ob Diosmin ebenfalls andere Strukturen als die der Endothelzelle schützt, ist nicht untersucht.

Man erklärt den Mechanismus der protektiven Wirkung damit, daß sich die Ödemprotektiva in biologische Membranen integrieren und sie stabilisieren. Wie eine sol-

che Stabilisierung im einzelnen abläuft, ist noch nicht geklärt. Man könnte diese
Pharmaka zutreffender membranstabilisierende Substanzen nennen. Doch ist die
Bezeichnung schon an eine Gruppe von Antiarrhythmika bzw. Lokalanästhetika ver-
geben. Im Unterschied zu diesen greifen die Ödemprotektiva weniger an erregbaren
als vor allem an nicht erregbaren Membranen an. Die Wand der Endothelzelle ist nur
eine unter diesen Membranen. Auch Membranen von Zellbestandteilen werden be-
setzt. So mißt man der Stabilisierung von Membranen der Lysosomen große
Bedeutung im Mechanismus des ödemprotektiven Effektes bei. Es werden nämlich
weniger proteolytische Enzyme freigesetzt und dadurch eiweißhaltige Strukturen
vor dem Zerfall geschützt. Man hat eine solche Wirkung für den Roßkastanienextrakt
bzw. das Aescin und für einige Hydroxyäthylrutoside nachgewiesen.

Die Integration des Ödemprotektivums in die Membran braucht Zeit. Eine einmalige Dosis Aescin, auch wenn sie i.v. gegeben wird, entfaltet ihre volle Wirkung erst
nach 15–20 Stunden! Will man einen gleich starken Effekt schon nach einer Stunde
erzielen, muß man dreimal so stark dosieren. Ähnlich verhält es sich bei den
Hydroxyäthylrutosiden. Cumarin erreicht seine volle Wirkung erst nach 2–3 Tagen.

Cumarin ist kein Glykosid, sondern ein Genin und Benzaron (nicht mehr im
Handel) ist ebenfalls kein Glykosid, sondern eine voll synthetische Substanz mit fla-
vonähnlicher Struktur. Beide wirken ödemprotektiv wie Saponine und Flavonoide.
So fragt sich, ob auch Saponine und Flavonoide (spätestens) beim Eintritt in die biologische Membran ihren Zucker abspalten und die Wirkung nur von den Geninen
abhängt. Von Ruscusglykosiden ist ohnehin bekannt, daß sie ihren Zuckeranteil
leicht abspalten.

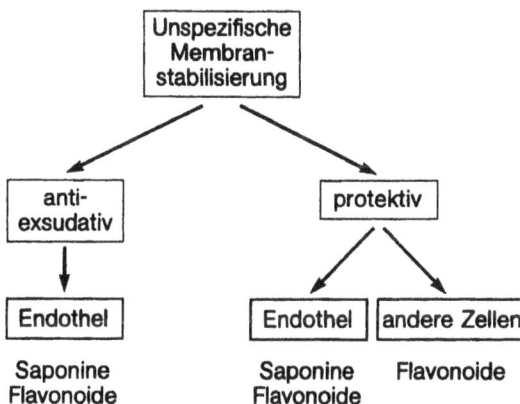

Abb. 12-6: In einer unspezifischen Stabilisierung biologischer Membranen sieht man den
Wirkungsmechnismus der Ödemprotektiva. Mit ihr sind die antiexsudative und
die protektive komponente der Wirkung zu erklären. Flavonoide treten im
Gegensatz zu den Saponinen in wirksamen konzentrationen in das Gewebe über.

Die unspezifische Stabilisierung der Endothelzelle hat zwei Auswirkungen, den antiexsudativen und den ödemprotektiven Effekt (Abb. 12-6). Die Exsudation von niedrig- und hochmolekularer Flüssigkeit aus dem Blut in das Gewebe wird eingeschränkt. Der ödemprotektive Effekt besteht in der Hemmung pathologischer Vorgänge, welche die Durchlässigkeit des Endothels zunächst für Wasser, dann auch für Eiweiß erhöhen. Der antiexsudative Effekt tritt auch an bereits morphologisch veränderten Gefäßen auf. Der protektive ist am wirksamsten, wenn die Gefäße noch nicht oder nur wenig geschädigt sind. Von ihm ist deshalb in den leichten Stadien einer Venenkrankheit mehr zu erwarten als in den fortgeschrittenen. Das Ödemprotektivum macht den schon vorhandenen Schaden nicht rückgängig. Es kann aber ein Fortschreiten der Krankheit verlangsamen und evtl. noch gesundes Gewebe schützen.

12.4.4 Weitere Wirkungen

Einige Ödemprotektiva entfalten weitere Wirkungen, die sich wahrscheinlich nicht auf eine Membranstabilisation zurückführen lassen. Ihnen liegen andere Mechanismen zugrunde.

Hier sei an die vasoaktiven Eigenschaften erinnert, auf die im vorigen Kapitel schon eingegangen wurde. Aescin, Ruscusglykoside und Diosmin sind auch vasoaktiv. Sie kontrahieren die Venen, ein Effekt, der bei Ruscus intensiver ist als bei den beiden anderen Substanzen.

Hydroxyäthylrutoside schützen vor ionisierenden Strahlen und UV-Licht. Diese Wirkung kann ebenfalls eine Folge der Membranstabilisierung sein. Möglicherweise kommt aber noch ein weiterer Mechanismus hinzu: Lichtempfindliche Pharmaka werden auch in wässrigen Lösungen durch Rutoside vor dem Zerfall bewahrt. Der Schutz vor ionisierenden Strahlen ist intensiv. Man hat im Tierexperiment Strahlenschäden im ZNS (Hammersen et al.) oder in Lebermitochondrien (Fritz-Niggli) durch prophylaktische Gabe von Oxerutin fast vollständig verhindern können. Angesichts der Gefahr von Störfällen in Kernkraftwerken könnte dieser Wirkung eine vitale Bedeutung zukommen.

Hydroxyäthylrutoside hemmen das Enzym Catecholamin-O-Methyltransferase (COMT), das Noradrenalin und Adrenalin abbaut. Aus der Hemmung des Enzyms resultiert ein gewisser indirekter sympathomimetischer Effekt. Die sympathische Aktivität wird dadurch verstärkt, was u.a. auch eine Venenkontraktion begünstigen würde. Ob diesem Effekt therapeutische Bedeutung zukommt, ist allerdings fraglich.

Cumarin und Oxerutin stimulieren die Aktivität von Makrophagen, die das interstitielle Eiweiß abbauen (Casley-Smith; Földi). Möglicherweise werden noch weitere Vorgänge, welche die Spaltung von Eiweiß im Interstitium begünstigen, aktiviert. Zumindest wird der Abbau von Ödemproteinen zu Polypeptiden beschleunigt. Die Proteine verlieren ihre Hydrathülle, und ihre Spaltprodukte, die Polypeptide, lassen sich dann leichter mit der Lymphe abtransportieren, so daß eiweißreiche Ödeme (darunter auch primäre Lymphödeme) abgebaut werden. Da die Polypeptide nur Bruchteile der Proteine sind, gelangen sie zusätzlich in die venöse Strombahn, werden also auch auf diesem Weg entsorgt. Ein solcher Effekt soll auch bei der Rückbildung eines Ulcus cruris nützlich sein. Das Ulcus cruris ist zwar gut durchblutet, doch wird der Stoffaustausch durch einen Fibrinmantel, der sich um die Kapillaren bildet, stark eingeschränkt. Dieser Fibrinmantel wird ebenfalls durch die aktivierten Makrophagen aufgelöst. Jedenfalls heilen diese Ulcera unter der Wirkung der Hydroxyäthylrutoside und des Cumarins schneller ab. Der therapeutische Wert des Cumarins beruht vor allem auf dieser Wirkung. (Es sei allerdings darauf hingewiesen, daß eine Lyse mit Streptokinase wirksamer ist, vorausgesetzt, die Streptokinase gelangt in das Ulcusgewebe.)

In entzündlichem und in schlecht durchblutetem Gewebe ist der pH sauer. Das saure Milieu setzt die Verformbarkeit der Erythrozyten herab. Weniger flexibel geworden, passen sich die roten Blutzellen weniger gut an die engen Kapillaren an und beeinträchtigen dadurch die Mikrozirkulation. O-(β-Hydroxyäthyl)-rutoside normalisieren die im sauren pH verminderte Verformbarkeit oder machen die Erythrozyten zumindest flexibler.

In vielen Untersuchungen wird eine Verminderung der Kapillarfragilität durch Ödemprotektiva beschrieben. Mit Hilfe eines bestimmten Unterdrucks über einem Hautareal werden petechiale Blutungen erzeugt. Die Zahl der Petechien geht unter dem Einfluß des Ödemprotektivums zurück. Solche Untersuchungen müssen aber unter sehr konstanten Bedingungen (Tageszeit, Temperatur, Luftfeuchtigkeit u.a.) durchgeführt werden, um einigermaßen aussagekräftig zu sein. Fraglich bleibt trotz allem, ob hier wirklich eine Brüchigkeit der Kapillaren und nicht die durch den antiödematösen Effekt veränderte Struktur der Haut gemessen wird.

12.4.5 Aufnahme – Verteilung – Ausscheidung

Zur Behandlung von Venenkrankheiten müssen die Ödemprotektiva monatelang gegeben werden. Die kurzzeitige Einnahme ist wenig effizient.

Eine Ausnahme besteht nur, wenn zu befürchten ist, daß akut ein Ödem entsteht. Dies gilt z.B. für traumatische Ödeme nach Sportverletzungen, Operationen, auch

nach kleinen Eingriffen, wie etwa nach einer Zahnextraktion. Zu erwähnen sind darüber hinaus Ödeme, die bei lange anhaltender unbequemer Körperhaltung auftreten
(z. B. Omnibus- oder Flugreisen). Man nutzt hier sowohl den antiexsudativen als auch
den ödemprotektiven Effekt. In diesen Fällen empfiehlt sich die prophylaktische orale
Einnahme eines Ödemprotektivums, die einige Tage vor dem Ereignis beginnen
sollte. In Ausnahmefällen, wenn das Trauma schon gesetzt ist, kann auch i.v. injiziert
werden. Hierfür steht allerdings nur ein Medikament zur Verfügung: Reparil®.

Ödemprotektiva, ob kurz- oder langzeitig gegeben, sollten in der Regel oral verabreicht werden. Sie werden dabei im allgemeinen gut vertragen. Selbst nach hohen
Dosen ist kaum mit unerwünschten Wirkungen zu rechnen. Eine Ausnahme machen
indes die Saponine. Sie reizen mitunter die Magenschleimhaut. Doch gibt es ma-
gensaftresistente Zubereitungen, bei denen der Wirkstoff erst im Dünndarm freige-
geben wird.

Diosmin wird aus dem Magen-Darm-Trakt sehr gut aufgenommen. Seine Absorptionsquote beträgt annähernd 100%.

Demgegenüber ist die Absorption aus dem Magen/Darm-Kanal bei solchen Ödemprotektiva, die sich gut in Wasser und schlecht in Fett lösen, nicht sehr gut. (Zur
Erinnerung: Im Gegensatz zu fettlöslichen dringen rein wasserlösliche Stoffe schlecht
durch biologische Membranen und damit auch durch die Darm-Mucosa. Es sei
denn, ein aktiver Transport hilft nach.) Dies gilt für Aescin, Ruscusglykoside,
Hydroxyäthylrutoside und TMHC. Es handelt sich gerade um die Substanzen, die
mit Abstand am meisten angewandt werden. Aescin als schwache Säure ist zwar in
der freien, nicht ionisierten Form fettlöslich, im alkalischen Milieu des Darmes liegt
es aber in der ionisierten Form vor und ist damit gut wasser- und schlecht fettlöslich.

Trotz der Lösungsverhältnisse werden von diesen Substanzen immerhin 10–15%
einer therapeutischen Dosis absorbiert. Die langsame Elimination der Ödemprotektiva erklärt, warum trotz dieser mäßigen Absorptionsquote eine wirksame orale
Therapie durchgeführt werden kann. Bei oraler Anwendung entstehen keine hohen
Plasmakonzentrationen, und der Anteil einer Dosis, der an den Wirkort gelangt, ist
anscheinend größer. Tierversuche haben jedenfalls gezeigt, daß z. B. Hydroxyäthylrutoside bei i.v.-Injektion hoch dosiert werden müssen, weil der größte Teil der ap-
plizierten Dosis infolge der hohen Plasmakonzentration renal schnell ausgeschieden
wird, ohne gewirkt zu haben. Werden sie nicht injiziert, sondern i.v. infundiert, läßt
sich ein gleich starker Effekt mit einer geringeren Dosis erzielen. Bei oraler
Anwendung kann die Tagesdosis noch weiter reduziert werden (Abb. 12-7).

Außer beim Cumarin spielt ein First-pass-effect keine wesentliche Rolle. Dieser
Effekt besagt, wieviel Prozent von einer absorbierten Menge bei der ersten Passage des
Mensenterialkreislaufes von den Enzymen der Mucosazellen und der Leber abgebaut

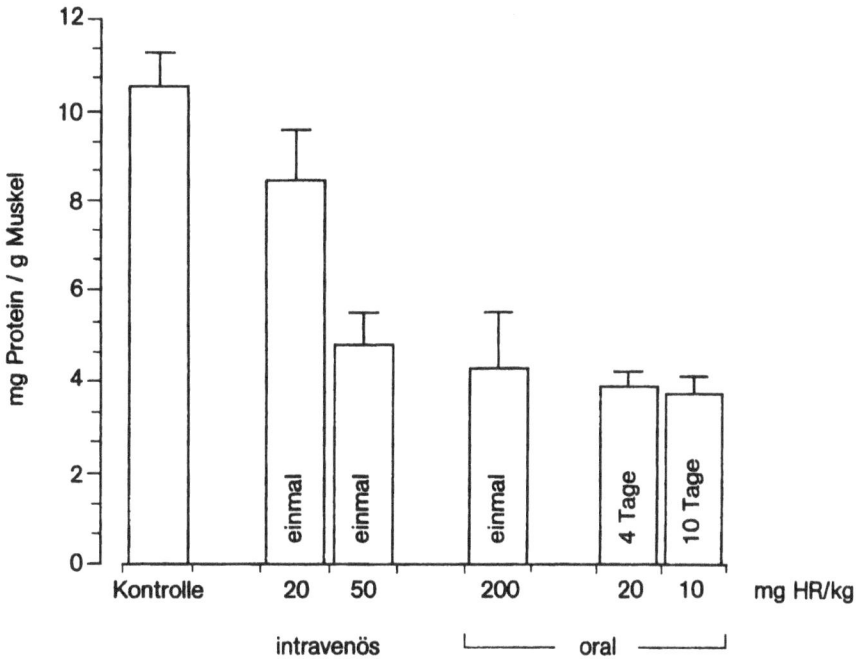

Abb. 12-7: Die Plasmahalbwertzeit der Rutoside ist wegen deren guter Wasserlöslichkeit geringer als 1 Stunde. Am Wirkort haften die Rutoside länger. Die Halbwertzeit ihrer Wirkung beträgt mehr als 24 Stunden, die von Aescin vermutlich einige Tage.

werden. Die Glykoside, die ein Molekulargewicht von > 700 Dalton haben, werden in größerem Umfang – unverändert oder als Glukuronid – in die Galle ausgeschieden. Im Dünndarm wird die Glukuronsäure teilweise abgespalten und das Glykosid reabsorbiert oder mit den Faeces ausgeschieden. Die Glykoside durchlaufen also einen enterohepatischen Kreislauf. Die gut wasserlöslichen Verbindungen werden zum großen Teil auch durch die Nieren ausgeschieden. Ihre Plasmahalbwertzeit ist kurz (< 1h), die der gut fett- und schlecht wasserlöslichen Substanzen beträgt wenigstens einige Stunden. Die kurze Plasmahalbwertzeit ist für die Dosierung bei chronischer Anwendung indes nur von untergeordneter Bedeutung. Dagegen ist hierfür die Elimination vom Wirkort entscheidend, und hierin unterscheiden sich die Ödemprotektiva von den übrigen Pharmaka.

Fast alle in Medikamenten angewandten Pharmaka werden konzentrationsabhängig ausgeschieden, d.h. nach einer sogenannten Kinetik 1. Ordnung. Die extra- und/oder intrazelluläre Konzentration im Gewebe und damit auch die Konzentration am Rezeptor hängen von der Konzentration im Plasma ab. Nimmt diese zu, dann steigt

die Konzentration im Gewebe. Wenn umgekehrt die Plasmakonzentration sinkt, weil
das Pharmakon unverändert ausgeschieden oder durch den Stoffwechsel eliminiert
wird, dann diffundiert Pharmakon aus dem Gewebe in das Plasma zurück. Nach
Absetzen der Therapie verstreicht bei einer Kinetik 1. Ordnung immer die gleiche
Zeit, bis die Konzentration von einem beliebigen Wert auf dessen Hälfte abgesunken
ist. Es besteht also eine Halbwertzeit. Der große Vorteil einer Elimination 1. Ordnung für die chronische Therapie besteht darin, daß der Wirkspiegel durch Erhöhung
oder Senkung der Dosis, zu- oder abnimmt. Die Therapie ist also gut steuerbar. Die
Höhe der Erhaltungsdosis einer chronischen Therapie richtet sich nur nach der
Kapazität der Eliminationsvorgänge und nicht nach dem Körpergewicht. Ein dicker
und ein magerer Patient brauchen die gleiche Erhaltungsdosis, wenn sie das
Pharmakon gleich schnell in unveränderter Form oder/und durch den Stoffwechsel
eliminieren. Das Körpergewicht spielt nur eine Rolle zu Beginn oder nach Absetzen
der Therapie bzw. bei einer Erhöhung oder Verminderung der Erhaltungsdosis. Die
neuen Gleichgewichte stellen sich beim Mageren schneller ein als beim Schwer-
gewichtigen. Deshalb kann bei letzteren eine erhöhte Initialdosis indiziert sein.

Diese für die chronische Therapie so günstigen Bedingungen bei einer Elimination
1. Ordnung bestehen bei den Ödemprotektiva leider nicht. Zwar werden auch sie aus
dem Plasma konzentrationsabhängig eliminiert, doch nimmt mit der Konzentration
im Plasma nicht im gleichen Maße die Konzentration am Wirkort, d.h. in der bio-
logischen Membran ab. Ist das Ödemprotektivum erst einmal in die Membran inte-
griert, dann diffundiert es aus dieser nicht wieder in dem Maße in das Plasma zurück,
in dem dort die Konzentration sinkt. Stattdessen wird es – unabhängig von der
Konzentration im Plasma – nur sehr langsam aus der Membran entfernt. Es handelt
sich um eine Elimination 0. Ordnung. Das Ödemprotektivum wirkt folglich noch
zu einer Zeit, zu der eine Konzentration im Plasma schon lange nicht mehr nachgewiesen werden kann. Bei einer Elimination 0. Ordnung nimmt der Wirkspiegel
nicht durch Erhöhung oder Senkung der Dosis ohne weiteres zu oder ab wie bei einer
Elimination 1. Ordnung. Wenn also ein Pharmakon nach einer Kinetik 0. Ordnung
eliminiert wird, dann ist seine chronische Anwendung schlecht steuerbar. Dies bringt
Probleme für die Therapie mit Ödemprotektiva, die – von wenigen Ausnahmen abgesehen – stets chronisch sein soll.

Wenn bei einer Elimination 0. Ordnung die Tagesdosis eines Pharmakons größer ist
als seine pro Tag eliminierte Menge, dann nimmt der Wirkspiegel stetig zu, bis man
in den Bereich der Überdosierung gerät und damit unerwünschte Wirkungen riskiert.
Ist die Tagesdosis niedriger als die pro Tag mögliche Elimination, dann wird ein
Wirkspiegel u. U. nicht erreicht. Die richtige Dosierung bei einer chronischen Therapie zu finden, wenn das Pharmakon nach einer Kinetik 0. Ordnung eliminiert wird
und zugleich in höheren Dosen unerwünschte Wirkungen entfaltet, gestaltet sich also

außerordentlich schwierig. Seine chronische Anwendung ist nur möglich, wenn ein exakter Wirkungsnachweis zur Verfügung steht.

Daß die Ödemprotektiva trotzdem chronisch angewandt werden können, ist lediglich der Tatsache zu verdanken, daß sie nahezu atoxisch sind. Das darf aber nicht dazu verleiten, sie vorsorglich immer genügend hoch zu dosieren, weil sie ja doch nicht schaden. Eine weitere Gegebenheit zwingt nämlich dazu, die Dosierung in dem Bereich einer guten Wirkung zu halten und diesen nicht zu überschreiten: Die besondere Art der Abhängigkeit ihrer Wirkung von der Dosis.

12.4.6 Dosis-/Wirkungs-Beziehungen

Normalerweise nimmt mit steigenden Dosen die Wirkung eines Pharmakons bis zu einem Maximum zu. Die Wirkung bleibt maximal, auch wenn die Dosis weiter erhöht wird. Dies ist bei den Ödemprotektiva nicht der Fall. Überschreitet man deren maximale Dosis, dann läßt die Wirkung wieder nach bis zum Verschwinden (Abb. 12-8). Eine solche Dosis-/Wirkungs-Beziehung konnte im Tierversuch bei allen untersuchten Ödemprotektiva (Saponine, Hydroxyethylrutoside, TMHC, Benzaron) nachgewiesen werden, wenn sie parenteral, meist intravenös, gegeben wurden. Man kann vermuten, daß es sich bei den nicht untersuchten, z.B. Diosmin, nicht anders verhält.

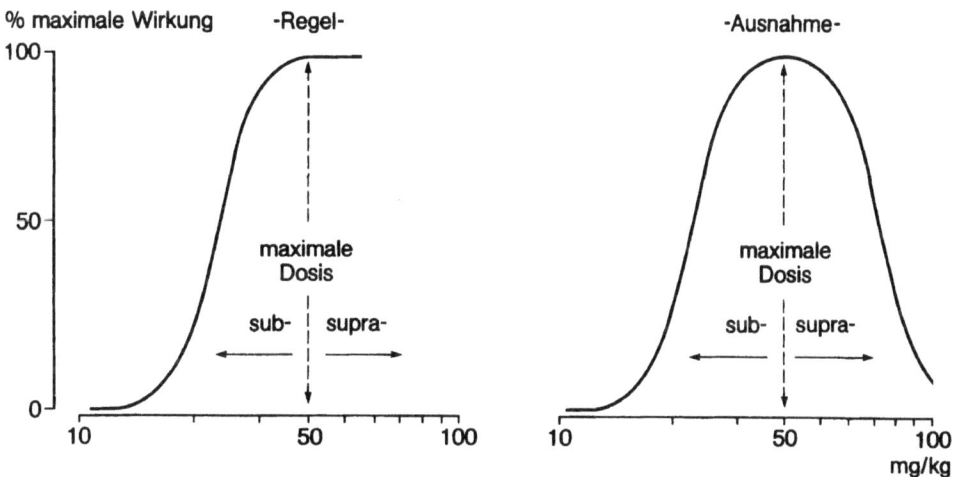

Abb. 12-8: O-(β-Hydroxyäthyl)-rutoside (HR), i.v. und per os. Etacrynsäure-Ödem am
          Hinterlauf der Katze (Chloralosenarkose).

Diese besondere Dosis-/Wirkungs-Beziehung gilt für die orale Anwendung möglicherweise nur bedingt. Tierversuche mit Aescin haben nämlich gezeigt, daß supramaximale Dosen immer noch stark, wenn auch nicht mehr maximal wirken. Vielleicht ist der Unterschied zur i.v.-Anwendung pharmakokinetisch zu erklären. Die Absorptionsmechanismen könnten sich bei höheren Dosen schon im Sättigungsbereich befinden. Sie vermögen dann immer nur noch die gleiche Menge aufzunehmen, unabhängig davon, wie stark die Dosis erhöht wurde (Invasion nach einer Kinetik 0. Ordnung). Ob für die anderen Ödemprotektiva ähnliches gilt, ist noch ungewiß. Untersuchungen mit Oxerutin am Menschen haben allerdings ergeben, daß die Wirkung supramaximaler oraler Dosen wieder schwächer wird.

Für die chronische Therapie dürfen die Ödemprotektiva also nicht unbesorgt dosiert werden. Sonst kann der therapeutische Erfolg ausbleiben, weil sie zu hoch oder zu niedrig dosiert wurden. Hinzu kommt, daß manche Substanzen in hohen Dosen doch unerwünschte Wirkungen auslösen, weil sie doch nicht ganz so atoxisch sind, wie z.B. Benzaron und neuerdings auch Cumarin. Benzaron wurde bereits aus dem Handel gezogen.

Therapieschema

Akute Anwendung. Durch die langsame Aufsättigung am Wirkort zu Beginn einer chronischen Therapie vergehen 2–3 Tage, bis eine volle Wirkung erreicht ist. Auch wenn man nur einen kurzfristigen Effekt anstrebt, etwa zur Ödemprophylaxe während einer Flugreise, muß mit der Einnahme des Ödemprotektivums 2–3 Tage vor dem Flug begonnen und kann am Flugtag beendet werden. Die Dosierung ist die gleiche wie bei der chronischen Therapie.

Chronische Anwendung. Die sehr langsame Elimination (0. Ordnung!) vom Wirkort führt dazu, daß die Wirkung nach Absetzen der Therapie nur allmählich (u.U. innerhalb 2 Wochen) abklingt. In Studien mit dreimonatigen Anwendung von Oxerutin konnte man z.B. noch drei Wochen nach Absetzen der Medikation eine Wirkung nachweisen. Man kann nur vermuten, daß es sich bei den anderen Ödemprotektiva ähnlich verhält. Als Anhaltspunkt für eine chronische Therapie mag folgendes Schema geeignet sein:

1. Monat die volle Dosis (s. Tabelle 12-2),
2. Monat die Dosis um 1/3 bis um 1/2 reduzieren,
3. Monat die Dosis erneut um 1/3 bis um 1/2 reduzieren,
4. Monat: Pause.
Dann evtl. nach dem gleichen Schema verfahren.

Entscheidend für die Dosis ist aber der Wirkungsnachweis.

Tab. 12–2: Tagesdosen von Ödemprotektiva in mg, für die ersten vier Wochen

Saponine	Aescin	35–100
	Roßkastaniensamenextrakt (17% Aescin)	200–600
	Extr. aus Ruscus acul.	300–800
Flavonoide	Diosmin	400–700
	Oxerutin	600–1.200
	Troxerutin	600–1.200
	TMHC	300–800

12.5 Wirkungsnachweis

12.5.1 Diuretika und venenkontrahierende Pharmaka

Der Nachweis eines diuretischen Effektes bereitet keine Schwierigkeiten. Auch der Erfolg einer Venenkontraktion läßt sich am Durchmesser der epifaszialen Venen feststellen. Will man sich davon überzeugen, ob die varikösen Venen noch kontraktionsfähig sind, kann man 0,5–1 mg DHE i.v. injizieren. Innerhalb einer Viertelstunde muß der Querschnitt sichtbar abgenommen haben.

12.5.2 Ödemprotektiva

Die unspezifische Membranstabilisierung am Endothel hat, wie erwähnt, zwei Auswirkungen, den antiexsudativen und den ödemprotektiven Effekt. Der ödemprotektive Effekt ist für die Therapiekontrolle ungeeignet. Denn er äußert sich vor allem darin, daß die Venenkrankheit nicht oder langsamer fortschreitet. Vielleicht verbessert sich auch der Zustand. Dies läßt sich aber erst feststellen, wenn die Therapie schon wenigstens? Wochen gedauert hat. Außerdem bedarf es hierzu des Urteils eines erfahrenen Phlebologen.

Anders verhält es sich bei der antiexsudativen Wirkung. Abgesehen davon, daß der Patient selbst empfindet, ob die Beine im Verlauf des Tages weniger schwer werden, läßt sich diese subjektive Aussage über eine verzögerte Ödementwicklung an der Volumenzunahme objektiv erkennen. Es gibt vorzügliche Methoden zur Volumenmessung, die sich in wissenschaftlichen Studien bewährt haben. Sie erfordern aber einigen apparativen Aufwand mit entsprechenden Kosten, und sie erfordern Zeit, nicht nur die Zeit des Arztes und seines Personals, sondern auch die des Patienten.

Für die Aussage, daß sich ein Ödem durch den antiexsudativen Effekt langsamer entwickelt, genügt indes das altbewährte Maßband vollkommen, sofern es richtig angewandt wird. Wichtig ist, daß die Messungen unter konstanten Bedingungen durchgeführt werden:

– Es soll immer dieselbe Person, am besten der Patient selbst, messen. Die Werte müssen notiert werden.
– Der Umfang muß stets an derselben Stelle (Knöchel, Wade) gemessen werden.
– Es muß morgens und abends gemessen werden.
– Die Bedingungen müssen konstant sein. Sie sind am günstigsten, wenn der Patient seiner Tätigkeit nachgeht, bei der sich die Stauungsödeme bilden.

In der ersten Woche sollten die Messungen während der ersten vier Tage täglich morgens und abends erfolgen. Bis dahin muß sich eine Wirkung nachweisen lassen. Ist dies nicht der Fall, dann war entweder die Dosis zu niedrig oder es liegt kein Stauungsödem vor. Ließ sich eine Wirkung nachweisen, so muß erst am 7. Tag wieder gemessen werden. Ab der zweiten Woche genügen dann zwei Messungen wöchentlich. Läßt die Wirkung nach, so muß die Dosis reduziert werden.

12.6 Anwendung in der Praxis – Wahl des Präparates

Die venenkontrahierende und die ödemprotektive Therapie sind immer chronisch, ausgenommen zur Prophylaxe von Ödemen, die durch Zwangshaltung oder durch Traumen hervorgerufen werden. Die diuretische Therapie soll, wie erwähnt, kurzzeitig sein, deshalb werden Diuretika hier nicht mehr genannt. Unter den zahlreichen „Venenmitteln" sollte man Monopräparate (Tab. 12-3 und 12-4) bevorzugen, oder solche, die nicht mehr als drei Wirkstoffe (Tab. 12-5) enthalten. Diese bieten die Gewähr, daß die Einzelstoffe richtig dosiert sind.

Wenn in diesem Zusammenhang von Monopräparaten gesprochen wird, dann ist dies nicht immer im strengen chemischen Sinne zu verstehen. Vielmehr werden hierunter auch Präparate mit einem glykosidhaltigen Extrakt als alleinigem Wirkstoff verstanden. Selbst die aus Pflanzenextrakten gewonnenen und häufig halbsynthetisch umgewandelten Reinsubstanzen sind mitunter noch Gemische chemisch und pharmakologisch eng verwandter Glykoside (z. B. Aescin). Eine Sonderstellung nimmt hierbei das Oxerutin ein, bei dem es sich, wie dargelegt, um ein Gemisch aus Mono-, Di-, Tri- und Tetrahydroxyäthylrutosiden handelt. Zwischen Oxerutin und Troxerutin (Trihydroxyäthylrutosid) bestehen gewisse pharmakokinetische Unterschiede.

Tab. 12–3: Vasoaktive Pharmaka – Monopräparate (Auswahl)

Wirkstoff	Präparat®
DHE	Dihydergot (Amp., Tabl. je 1 mg) forte und retard (Tabl. 2,5 mg)
Etilefrin	Circupon RR (Kaps. 25 mg)
Norfenefrin	Energona (Rezt.-Tabl. 50 mg) Esbufon (Kaps. 15 mg) Novadral retard (Drag. 15 mg, forte 45 mg)
Oxilofrin	Carnigen (Mono) (Drag. 16 mg, forte 32 mg)

Tab. 12–4: Ödemprotektiva – Monopräparate* (Auswahl)

Wirkstoff	Präparat®
Saponine	
Aescin	Proveno (Drag. 15 mg)
Aescin	opino retard N (Drag. 40 mg)
Roßkastanienextrakt (Samen)	Venostasin retard (Kaps. 300 mg) (stand. auf 50 mg Aescin)
Roßkastanienextrakt (Samen)	Vasotonin (Kaps. 62,5 mg) (stand. auf 16% Aescin)
Roßkastanienextrakt (Samen)	Venalot novo Depot (Kaps. 240-290 mg) (stand. auf 50 mg Aescin)
Ruscusextrakt	Rhenus med (Drag. 122,5 mg)
Flavonoide	
Diosmin	Tovene (Tabl. 150 mg)
O-(β-Hydroxyäthyl)-rutoside (Oxerutin)	Venoruton-retard (Kaps. 300 mg) Venoruton-intens (Drag. 500 mg)
Troxerutin	Troxerutin-ratiopharm (Kaps. 300 mg)
Troxerutin	Troxeven (Tabl. 300 mg)
Troxerutin	Vastribil (Kaps. 300 mg)

*) Die Bezeichnung „Monopräparat" sei hier großzügig ausgelegt. Sie schließt Präparate mit nur einem Extrakt ein und auch das Gemisch Oxerutin aus vier chemisch wie pharmakologisch eng verwandten Bestandteilen.

Tab. 12–5: Ödemprotektiva, vasoaktive Pharmaka – Kombinationspräparate (Auswahl)

Präparat®	Wirkstoffe
Essaven ultra (Kaps)	Roßkast.samenextr. 270 mg entspr. 50 mg Aescin TMHC 65 mg
Phlebodril (Kaps.)	Ruscusextrakt 75 mg entspr. Ruscogenin 1,86 mg TMHC 75 mg Ascorbinsäure 50 mg
Perivar / forte (Tabl.)	Troxerutin 150 mg / 300 mg, Heptaminol HCl 200 mg / 300 mg Ginkgo biloba Trock.extr. 7 mg / 14 mg
Venelbin Tabs	DHE 2,5 mg, Troxerutin 300 mg

Nicht selten ist es sinnvoll, venenkontrahierende und ödemprotektive Substanzen zu kombinieren, sei es durch Gabe zweier Monopräparate (Tab. 12-3 und 12-4), die sich unabhängig voneinander dosieren lassen, sei es in fixer Kombination. Letztere stehen als Kombinationen von DHE und Sympathomimetika mit Ödemprotektiva zur Verfügung. Bei den fixen Kombinationen besteht allerdings das Problem, daß die Sympathomimetika nach einer Kinetik 1. Ordnung, die Ödemprotektiva nach einer Kinetik 0. Ordnung eliminiert werden. Wenn also die Dosis der Ödemprotektiva im 2. und 3. Monat der Therapie vermindert werden muß, nimmt auch damit die Dosis des vasoaktiven Pharmakons ab, so daß dieses dann nicht mehr wirkt.

12.7 Externa

Die äußerliche Anwendung der venenkontrahierenden und ödemprotektiven Pharmaka mag sinnvoll erscheinen, weil der erkrankte Bezirk häufig direkt zugänglich ist. Doch ist die perkutane Applikation in Form von Salben, Gels, Lotionen nicht ohne Probleme:

– Das Pharmakon muß die äußere Haut penetrieren.
– Es muß dann in der Subcutis haften bleiben und dort an die Gefäße gelangen, und zwar eine venentonisierende Substanz an die Media der Venen, eine ödemprotektive an das Endothel der Endstrombahn und der Venen.

Die Permeation der Haut hängt vor allem von der Fettlöslichkeit und der Molekülgröße ab. Niedrigmolekulare Substanzen (< 400 Dalton), die sich gut in Fett lösen,

dringen leicht in und durch die Haut, werden dann aber auf dem Blutweg fortge-
schafft. Nicotin beispielsweise, eine niedrigmolekulare Substanz, ist nicht nur gut fettlöslich, sondern auch in jedem Verhältnis mit Wasser mischbar. Es durchdringt die
Haut mühelos und geht sogleich in das Blut über. Die ödemprotektiven Glykoside
haben ein Molekulargewicht von 700–1.400 Dalton und sind häufig schlecht fett-,
aber gut wasserlöslich. Die Bedingungen für eine gute Permeation der Haut sind also
ungünstig. Man hat sich indes bemüht, galenische Zubereitungen mit Schlepper-
substanzen zu entwickeln, welche die Glykoside durch die Haut bringen. Dort wäre
ein schneller Abtransport auf dem Blutweg nicht zu befürchten. Denn ähnlich wie
bei der systemischen Anwendung würden die Glykoside auch jetzt am Wirkort bzw.
in der Subscutis haften und könnten hier ihre Wirkung entfalten. Als sicher kann allerdings gelten, daß sie nicht in die Skelettmuskulatur eindringen.

Bei DHE und Sympathomimetika ist, auch wenn sie in die Subcutis gelangen soll-
ten, kaum mit einer lokalen Wirkung zu rechnen, da sie in die Blutbahn übertreten.
Ein lokaler Effekt wäre, vor allem bei den Sympathomimetika, unerwünscht. Die
Gefäßwirkung käme nicht nur an den Venen, sondern auch an den Arterien voll zur
Entwicklung, denn zentrale Gegenregulationen, welche die Konstriktion der Arte-
riolen abschwächen, treten bei lokaler Anwendung nicht auf. Man würde also eine
Minderdurchblutung riskieren. Ebenso problematisch wäre die lokale Anwendung
vasodilatierender Pharmaka.

Viele Externa enthalten Heparin oder Heparinoide, Substanzen mit großem Molekulargewicht. Man hat zwar durch entsprechende Galenik erreicht, daß sie durch die
Haut geschleppt werden, der Nachweis, daß dort wirksame Konzentrationen erreicht werden, steht indes noch aus.

Es gibt Untersuchungen, nach denen Aescin durch die äußere Haut penetriert. Trotz
allem ist wohl noch verfrüht, eine gesicherte Wirkung am venenkranken Patienten
als erwiesen anzusehen.

Man sollte Publikationen, in denen eine überraschend starke Wirkung von lokal ap-
plizierten venenkontrahierenden Pharmaka und Ödemprotektiva beschrieben wird,
mit Zurückhaltung aufnehmen.

www.ingramcontent.com/pod-product-compliance
Lightning Source LLC
Chambersburg PA
CBHW051928190326
41458CB00026B/6440

9783110168754